HAYMON taschenbuch **171**

W0049161

MIX
Papier aus verantwor-
tungsvollen Quellen
FSC® C017859
www.fsc.org

Auflage:
4   3   2   1
2017 2016 2015 2014

HAYMON tb 171

Originalausgabe
© Haymon Taschenbuch, Innsbruck-Wien 2014
www.haymonverlag.at

Alle Rechte vorbehalten. Kein Teil des Werkes darf in
irgendeiner Form (Druck, Fotokopie, Mikrofilm oder in einem
anderen Verfahren) ohne schriftliche Genehmigung des Verlages
reproduziert oder unter Verwendung elektronischer Systeme
verarbeitet, vervielfältigt oder verbreitet werden.

ISBN 978-3-85218-971-0

Umschlag- und Buchgestaltung, Satz:
hœretzeder grafische gestaltung, Scheffau/Tirol
Coverabbildung: www.shutterstock.com / Sergiy Telesh
Autorenfoto: pixelkinder

Gedruckt auf umweltfreundlichem,
chlor- und säurefrei gebleichtem Papier.

Dr. med. Günther Loewit
Sterben

Zwischen Würde und Geschäft

Death must be so beautiful. To lie in the soft brown earth, with the grasses waving above one's head, and listen to silence. To have no yesterday, and no tomorrow. To forget time, to forgive life, to be at peace.
Oscar Wilde

Dr. med. Günther Loewit
Sterben

Inhalt

Mitleid ▪ Die „Bad Bank" der Medizin ▪ Tod auf
Krankenschein? ▪ Sterbehilfe – beim Sterben helfen

Vorwort

Nicht den Tod sollte man fürchten,
sondern dass man nie beginnen wird zu leben.

Marcus Aurelius

Herr P. liegt im Sterben. Er ist 90 Jahre alt. Seit 2 Tagen gelingt es der Krankenpflegerin nicht mehr, das künstliche Gebiss in Ober- und Unterkiefer zu platzieren. Zu starr und unbeweglich ist die Muskulatur des senilen Gesichts. Die blassgelbe Hautfarbe, Schweißperlen auf der Stirn, das zugespitzte Kinn und die eingefallenen Augen ohne Glanz geben ihm das typische Aussehen eines Sterbenden. Kinder und Enkelkinder stehen um sein Bett.

Seit 24 Stunden ist er nicht mehr erweckbar. Nicht mehr ansprechbar. Nicht mehr erreichbar. Niemand weiß, wo er ist, niemand weiß, ob er Schmerzen leidet. Ob und wie er noch fühlt. Sein Gesichtsausdruck ist ernst, gefasst. Aber nicht schmerzverzerrt. Die Lunge rasselt bei jedem Atemzug. Die Brust hebt und senkt sich unwirklich und maschinenhaft.

Immer wieder setzt der Atem für längere Zeit aus. In diesen Sekunden kehrt absolute Entspannung, ja Frieden in sein Antlitz. Vorübergehend. Dann beginnt der Brustkorb wieder, sich wie wild auf und ab zu bewegen. Das Gesicht wirkt während dieses Ringens um Luft angespannt, Herr P. kneift die Lippen zusammen. Kurz öffnet er die Augenlider ein wenig, ohne den Blick auf irgendeinen Punkt zu richten. Die Pupillen bleiben starr und trüb. Auch jetzt reagiert er weder auf Worte, noch auf die vorsichtigen Berührungen seiner Nächsten. Aber das heftige Atmen scheint eine Last, eine enorme Anstrengung zu bedeuten.

Nach zehn bis fünfzehn solcher Atemzüge fällt er wieder zurück, in eine totenähnliche Stille. Das Gesicht erholt sich von den Strapazen des scheinbar verzweifelten Kampfes um Luft. Ruhe. Erneute Entspannung. Ein letztes Kräftesammeln für ein vorletztes, für ein letztes Atemringen.

Etliche Stunden führt er diese Auseinandersetzung mit dem Tod. Er tut es konsequent, ohne Pausen, ohne zu rasten, ohne zu klagen. Es wirkt wie eine letzte große Arbeit, die noch getan werden muss. Man hat das Gefühl, dass Herr P. dabei nicht gestört werden möchte.

Dann, irgendwann, bleibt die Ruhe. Verschwindet die letzte Anspannung aus dem Gesicht. Hebt sich die Brust nicht mehr. Bleiben die Augen geschlossen, der Mund leicht geöffnet.

Herr P. bewegt sich nicht mehr. Nie mehr.

Herr P. ist gestorben.

Immer noch der gleiche Mensch im selben Bett wie vor wenigen Sekunden, aber nicht mehr am Leben.

Und doch noch nicht tot.

Denn auch der Tod braucht seine Zeit, um gänzlich Besitz vom leblosen Körper Herrn P.s zu ergreifen.

Meine ersten Erinnerungen überhaupt handeln von zu Hause, von Mutter und Vater, den Geschwistern, in der Reihenfolge ihres Auftretens im gemeinsamen Leben, und von Erlebnissen mit heute längst verstorbenen Menschen. Es sind Erinnerungen, die vom Entdecken des Lebens und der Welt handeln. Der Tod kommt in ihnen aber nicht vor.

Irgendwann, mitten in meinem 12. Lebensjahr, ist die Mutter eines Mitschülers im Alter von 42 Jahren an einem Herzinfarkt verstorben. Im ganzen Wohnblock – die Familie wohnte in der Nähe – herrschten blankes Entsetzen und Aufregung. Tagelang wurde von nichts anderem gesprochen. Wie konnte eine so junge Frau plötzlich sterben und nicht mehr da sein? Vom armen Witwer und von den unversorgten Kindern war die Rede. Dabei wurden die zwei Buben von allen anderen Müttern, so schien es, mit mehr Gefühl, Nascherein und Kuchen verwöhnt, als mir damals logisch erscheinen wollte.

Der ganze Rummel, die ganze Erregung um den Tod der angeblich so jungen Mutter war mir unverständlich. Wie konnten die Menschen ringsum eine 42-jährige Frau als jung bezeichnen? In den Augen eines 12-Jährigen war man mit 42 alt und konnte ruhig sterben, ohne dass deshalb die Welt zusammenbrechen müsste. So, wie die Welt im Wohnblock für einige Zeit zusammengebrochen ist. Lediglich die Tatsache, dass ein gleichaltriger Mitschüler seine Mutter verloren hatte, berührte mich insofern, als eine Welt ohne die eigene Mutter einfach unvorstellbar gewesen wäre.

Meine erste persönliche Begegnung mit dem Tod fand Jahre später im ersten anatomischen Sezierkurs zu Beginn des Medizinstudiums statt. Wir wurden einander weder vorgestellt noch auf die Begegnung vorbereitet. Unvermittelt trat er in mein Leben. Er reichte mir eine kalte, steife Hand.

Eine Hand mit Unter-, Oberarm und Schulter. Aber ohne Körper. Auf einem blank gescheuerten Blechtisch in einem nach Formaldehyd riechenden Raum. Die berührten, blassen Gesichter der drei Mitstudenten sind mir bis heute in Erinnerung geblieben.

Die weißen Mäntel, die wir nicht ohne Stolz trugen, mahnten in dem Augenblick ein, dass die Berufswahl getroffen war. Wessen Hand sollte da mit Pinzette und

Skalpell zerteilt und in all ihren Funktionen verstanden werden? War es eine Frauen- oder eine Männerhand? Was hatte dieser Arm alles umfangen, wen hatten die Finger berührt? Zu welchem Körper gehörte sie? Woran und warum war der Körper dieses Menschen gestorben? Wie würde sich die kalte Haut anfühlen? Viele Minuten lang irritierte und lähmte uns der leblose Arm. Unsicher und schweigsam verlief der erste Kontakt mit der Hand eines toten Menschen. Erschrocken und ergriffen zugleich.

So wurde mir mit 19 Jahren zum ersten Mal bewusst, was der lebenslang gehegte Wunsch, Arzt zu werden, noch alles mit sich bringen würde. Der tote Körperteil bewegte und berührte jeden von uns Studenten auf seine Art. Und erst heute erkenne ich im Rückblick, wie wichtig es ist, werdende Mediziner so früh wie möglich mit dem Tod zu konfrontieren.

Nach Jahrzehnten, mitten im Berufsleben als Land- und Notarzt, begegnete mir noch einmal ein abgetrennter Arm. Der Tod hat zu diesem Zeitpunkt schon viele seiner Formen und Gesichter gezeigt.

Ich wurde während eines Sommergewitters zu einem Verkehrsunfall gerufen. Als ich mit Blaulicht am Unfallort eintraf, hatte die Polizei die Straße bereits abgesperrt. Die Ruhe war gespenstisch. Man hörte nur den Wind im reifen Korn auf den Feldern ringsum. Der in der Schulter des Opfers abgetrennte Arm lag 150 Meter weit von der Unfallstelle entfernt mitten auf der Fahrbahn. Vom Rückspiegel eines Autos mitgerissen. Ganz alleine am regennassen Asphalt, erinnerte er mich an die Extremität am Blechtisch. Der junge Motorradfahrer muss auf der Stelle tot gewesen sein. Die Brutalität des Unglücks und die grausame Schnelligkeit dieses Todes berührten mich noch einmal ähnlich tief wie der erste tote Arm, 20 Jahre zuvor.

Gegen Ende des Medizinstudiums, ich famulierte zu dem Zeitpunkt auf der Herzchirurgie, stellte mir der Tod zum ersten Mal eine Art Gretchenfrage. Jeden Abend begleitete ich – nicht ohne Stolz – den Abteilungsleiter bei der Visite. Und wie bei jedem Stationsrundgang kamen wir auch an jenem Tag wieder zum Zimmer einer langzeit-beatmeten Patientin. Während ihrer Herz-OP hatte sie einen Schlaganfall erlitten. Sie war nie mehr aus der Narkose aufgewacht, sondern für immer ins Koma gefallen. Nach ein paar Tagen wurde sie als hoffnungsloser Fall samt ihrer Beatmungsmaschine von der Intensivstation auf die Bettenstation verlegt. Die Angehörigen hofften immer noch auf ein Wunder. Aber die Situation verschlimmerte sich nur von Tag zu Tag. Und da standen wir vor ihr, mein Lehrer und ich. Ich sehe ihr aufgedunsenes Gesicht noch vor mir und habe ihren Namen bis heute nicht vergessen. Die Abendsonne schien ins Zimmer. In einem Glaszylinder sah man den Kolben auf und ab laufen, der ihr die Luft in die Lunge presste. Dieses Bild eines reduzierten menschlichen Lebens berührte und beschäftigte mich. Entsetzt und entrüstet stellte ich an jenem Abend meinem Begleiter die Frage, was das noch für ein Leben sein sollte. Eine Zeit lang schwieg und überlegte der Dozent. Dann sah er mir ruhig in die Augen und sagte: „Wenn du willst, darfst du die Maschine abstellen." Dabei zeigte er mit einer knappen Geste auf den Ein/Aus-Schalter. Für den Bruchteil einer Sekunde war ich mir sicher, den Schalter betätigen zu wollen. Aber dann setzte ein Nachdenkprozess ein, der bis heute noch nicht abgeschlossen ist.

Als jungen Arzt berührte mich der Tod älterer Patienten lediglich in Form der betroffenen Angehörigen. Der eigene Tod war aus meinem Blickfeld verschwunden, die Zeit bis dahin schien noch unendlich lang zu sein. Als Arzt arbeitete ich dem Tod zu, begleitete Patienten und dachte nicht ans eigene Sterben. Inzwischen sterben aber schon immer häufiger Patienten, denen deutlich weniger Lebensjahre als mir vergönnt waren. Der Tod kommt also näher und näher. Zieht seine immer engeren Kreise, nicht nur um Patienten, Familie und Freunde, sondern auch um das eigene Leben. Dieses Wissen macht die verbleibende Zeit zunehmend wertvoll.

32 Jahre Arztsein haben dem Tod ein schärferes und genaueres Gesicht gezeichnet. Er wurde ein nicht abweisbarer und nicht abzuschüttelnder Weggefährte. Wir teilen uns die Patienten, sozusagen. Zuerst überlässt er sie uns Ärzten, dann müssen wir sie ihm überlassen. Gegen ihn zu kämpfen, wie es immer als oberste Pflicht eines Arztes angesehen wird, erscheint mir heute in einem etwas anderen Licht. Denn der Kampf gegen den Tod ist immer nur vorübergehend zu gewinnen. Und das Blaulicht als Symbol für die ärztliche Dringlichkeit ist schon längst vom Dach meines Autos verschwunden.

Den Tod als notwendiges Ende des Lebens zuzulassen ist für mich Bestandteil unendlich vieler Patientengespräche geworden. Erst das Integrieren des Todes in die gemeinsamen medizinischen Bemühungen nimmt manchem Patienten den Druck, um jeden Preis gesund und jung bleiben zu müssen.

Immer wieder höre ich, wie erfüllend und befriedigend der Beruf des Landarztes doch sein muss. Die

Antwort darauf lautet seit einiger Zeit monoton, aber wohlüberlegt und abgewogen: „Ja, der Beruf ist erfüllend ... und das eigene Lebenswerk kann jederzeit am Ortsfriedhof bewundert werden." Allerdings gibt es auf keinem einzigen Grabstein eine Inschrift, die „ohne meinen Arzt könnte ich hier nicht ruhen" lauten würde.

Als älter werdender Hausarzt überblicke ich in vielen Häusern drei, vier und sogar fünf Generationen von Menschen. Gegen diesen Aspekt der Lebensbetrachtung, und das wird mir erst in den letzten Jahren richtig bewusst, hat der Tod allerdings keine Chance. Das egozentrische Weltbild, das sich nur mit dem eigenen Leben und auch nur mit dem eigenen Tod beschäftigt, weicht zunehmend einem breiteren Blickwinkel, in dem es auch um die Menschheit an sich geht.

Der Apple-Gründer Steve Jobs hat den bevorstehenden eigenen Tod sehr beeindruckend mit den Worten „Der Tod ist vielleicht die beste Erfindung des Lebens. Er ist der Unternehmensberater des Lebens. Er mistet das Alte aus, um Platz für das Neue zu schaffen" kommentiert. Der Satz hat mich in seiner Reife berührt.

Die Vorstellung, dass ich nach einem Leben voller medizinischer Aktivität und intensiver Beschäftigung mit Menschen in allen Lebenslagen selbst dem Tod ausgeliefert sein werde, ist manchmal bedrückend, manchmal aber auch tröstlich. Bewusst geworden ist mir im Lauf der Jahre aber, dass der Mensch nicht die Art des eigenen Todes, sondern nur die Art des eigenen Lebens selbst bestimmen oder zumindest mitbestimmen kann.

Sehr treffend hat der Evangelist Matthäus das Dilemma unserer Zeit vorweggenommen: „Denn wer sein Leben erhalten will, der wird es verlieren." Das angstvolle Klammern an einem Leben um jeden medizinischen Preis lässt viele von uns schon lange vor dem Tod sterben. Denn ein Leben, das nur noch um seiner selbst willen erhalten wird, verliert Inhalt und Lebendigkeit.

Sich vor dem Tod zu fürchten ist vermutlich genauso wenig sinnvoll, wie den nächsten Winter verhindern zu wollen. Fürchten sollte man sich nur vor vergeudeten Lebenstagen. Letztlich sollte also im Verlauf des Lebens in jedem Menschen der Gedanke reifen, dass es nur eine Frage der Zeit ist, bis der Tod auch dem eigenen Leben ein Ende setzen wird. Die Medizin spielt dabei lediglich eine untergeordnete Rolle. Denn sterben muss jeder Mensch alleine, und für sich selbst. Und prinzipiell nur ein Mal.

Ein Ärzte-Sprichwort, das gerne im Zusammenhang mit dem Stellen von Diagnosen verwendet wird, lautet: „Erstens gibt es nichts, was es nicht gibt, und zweitens ist das Häufigere das Häufigere." Das bedeutet, dass man als Arzt zwar an alle Eventualitäten denken sollte, sich aber auch darauf verlassen kann, dass – statistisch gesehen – die meisten Krankheiten harmlos sind und so, wie sie gekommen sind, auch wieder von selbst gehen werden.

Ähnlich verhält es sich mit Einzelfall und Statistik.

Wenn von 100 Patienten, die erfolgreich reanimiert werden, bei denen die Reanimation aber länger als zehn Minuten gedauert hat, nur einer ein einigermaßen normales Leben weiterführen kann und die restlichen 99 als Wachkomapatienten enden, so wird diese statistische Aussage dem einen geretteten Menschen belanglos erscheinen. Weil die Statistik im Einzelfall nicht gilt.

Aber trotzdem lügt die Statistik nicht.

So soll in diesem Buch trotz der häufigen Beschreibung von Einzelfällen immer das größere Ganze im Blick behalten werden. Es muss tragfähigen Arzt-Patient-Beziehungen überlassen werden, individuelle Entscheidungen zu treffen. Jeder Mensch, jeder Patient ist eine Besonderheit. Jede schwere Krankheit eine individuelle Tragödie. Jeder Tod so einzigartig wie das ihm vorausgegangene Leben.

Mein ganzer ärztlicher Respekt gilt in jeder Situation stets dem einzelnen Patienten. Trotzdem wähle ich in diesem Buch immer wieder auch den übergeordneten Blick auf die medizinisch-gesellschaftlichen Eigenheiten unserer Zeit im Umgang mit dem Sterben und dem Tod. Manche der getätigten Aussagen mögen hart klingen, vielleicht auch im Moment unannehmbar sein, wenn sie ein betroffener Leser auf den individuellen Einzelfall bezieht. Aber nur, wenn man den Blick vom Einzelfall weg auf die großen Zusammenhänge lenkt, lässt sich verstehen, warum unsere Gesellschaft den natürlichen Umgang mit dem Tod verlernt und sich in ein Netz aus ökonomischen Abhängigkeiten, medizinischer Illusionen und unrealistischen Erwartungen gegenüber dem Leben und Sterben verstrickt hat.

Sterben und Tod I:
Das Leben

Menschen sterben nicht, weil sie nicht mehr
essen und trinken, sondern Menschen essen und
trinken nicht mehr, weil sie sterben.

Das Versprechen vom ewigen Leben

Die modernen Medien suggerieren ewige Jugend, Gewinn und laufend steigenden Lebensstandard als einzig erstrebenswerte Güter. Das Covergirl ist immer jung, faltenfrei und makellos gekleidet. Unsere permanenten virtuellen Begleiter sind entweder ohnehin unsterblich oder altern zumindest nicht. Die Auflösung unserer Bildschirme übertrifft die Möglichkeiten des menschlichen Auges. Selbst vergrößert bleibt auf ihnen das virtuelle Leben fehlerfrei. Nur das eigene Gesicht im Spiegel altert. Unaufhörlich, unaufhaltsam.

Der westliche Lebensstandard unserer Tage wäre früheren Generationen wie die vorzeitige Erfüllung aller biblischen Versprechen auf das Paradies erschienen. Aus einer solchen Sicht verwundert es nicht, dass wir nicht mehr sterben wollen. Wer möchte schon freiwillig alle materiellen Güter und glitzernden Versprechungen dieser Welt für einen ungewissen Begriff vom Jenseits hinter sich lassen?

Studien belegen allerdings, dass uns das Paradies der westlichen Wohlstandsgesellschaft auch unglücklich und depressiv macht. Aus dem biblisch-symbolischen Fegefeuer ist oftmals das Burn-out zu Lebzeiten geworden. Der Glaube an ein erstrebenswertes Jenseits ist mit zunehmender materieller Sättigung deutlich geschwunden. Im Sterben liegt kein Trost mehr. Und eine überhebliche Medizin macht glauben, dass Sterben im Grunde gar nicht mehr notwendig wäre. Oder zumindest, dass bis zur Stunde des Todes alle Organe reparabel oder austauschbar wären.

„Die Augenmedizin hat sehr große Fortschritte gemacht: Rechtzeitige Diagnose und Vorsorge können die Sehkraft bis ins hohe Alter erhalten, betonen Mediziner." So zitierte der „Kurier" im März 2013 die Sichtweise der Augenärzte. Was der zitierte Augenmediziner allerdings nicht sagt, ist, dass ein hoher Prozentsatz der alten und hochbetagten Menschen auch trotz der Fortschritte in der Ophtalmologie (Augenheilkunde) nur schlecht oder nichts sieht. Eben weil alte Menschen immer noch älter werden und die mit jeder erreichten Altersstufe zunehmenden Verschleiß- und Abbauprozesse nicht ewig korrigiert werden können.

Die Orthopäden wiederum betonen, dass sie in der Lage seien, bis ins ebenso hohe Alter Hüft-, Knie-, Sprung- und allerlei andere Gelenke durch künstliche Implantate ersetzen zu können. Dank der minimalinvasiven Chirurgie, die derartige Eingriffe wie z.B. bei einer Arthroskopie mit kleinsten Verletzungen an der Hautoberfläche und oft nur mit lokaler Betäubung durchführen kann, würden die perioperativen Risiken – also die Risiken auf Komplikationen während und unmittelbar nach der Operation – auch für hochbetagte Patienten ständig weiter sinken.

Auch Gefäß- und Herzspezialisten machen auf ihren jährlichen Mega-Event-Kongressen ähnliche Aussagen. Die Auflistung solcher und ähnlicher medizinischer Versprechungen könnte beliebig fortgesetzt werden. Kurz zusammengefasst: Niemand muss leiden, niemand muss sterben. Oder besser: Niemand müsste sterben. Wäre da nicht noch der Tod. Der Tod als medizinisch-gesellschaftliches Versagen. Als unausweichliche Hürde knapp vor dem ersehntesten aller Ziele, der Unsterblichkeit.

Schon längst ist der moderne Medizinbetrieb mit all seinen lebensbegleitenden Ritualen zu einer festen gesellschaftlichen Größe geworden. Von der Zeugung an über die Schwangerschaft und die Geburt, während des ganzen Lebens bis zum letzten Atemzug gibt es keinen Schritt mehr, der nicht von der Medizin begleitet oder gar autorisiert werden müsste. Das ärztliche Attest ist ein lebensbegleitender Bestandteil von Beruf und Freizeit geworden. Kein Kinderfußball, kein Judo-Kurs, keine Ausbildung zur Krankenschwester, Kindergärtnerin oder Lehrerin, keine Anstellung im Lebensmittelhandel, bei Bund oder Land kommt ohne „körperlich und geistig gesund und frei von ansteckenden Krankheiten" aus.

Ein 18-jähriger junger Mann wird bei seiner Einberufung zur Musterung einer gründlichen medizinischen Untersuchung unterzogen: Lungenröntgen, eine augenärztliche, eine internistische und eine orthopädische Untersuchung, Harnanalyse und Blutabnahme. Der leicht erhöhte Blutdruck wird auf die Nervosität des Probanden zurückgeführt. Dass der junge Brillenträger fehlsichtig ist, ist offensichtlich und bedarf keiner eigenen Untersuchung. In der Harnprobe wird eine leicht erhöhte Eiweißmenge festgestellt. Der junge Mann wird erstens für tauglich zum Dienst mit der Waffe befunden und zweitens gebeten, die beanstandeten Befunde bei seinem Hausarzt einer weiteren Abklärung unterziehen zu lassen.

Dort ist der Blutdruck dann im Normbereich, der Harn in Ordnung. „Vermutlich", sagt der Hausarzt, „haben Sie beim Heer keinen reinen Mittelstrahlurin abgege-

ben, das wird die Ursache für den falschen Befund gewesen sein."

Acht Monate später tritt der inzwischen 19-Jährige seinen Zivildienst beim Roten Kreuz an. Der erste Tag der Grundschulung ist einer weiteren eingehenden medizinischen Untersuchung gewidmet. Wieder wird dem jungen Mann Blut abgenommen. Diesmal sind zwei Leberwerte leicht erhöht. Wieder wird der Proband in schriftlicher Form ersucht, die krankhaften Befunde beim Hausarzt weiter abklären zu lassen.

Dem Hausarzt erklärt der Zivildiener während der neuerlichen Blutabnahme in einem Nebensatz: „Wissen Sie, Herr Doktor, das war interessant, beim Roten Kreuz, da haben fast alle einen Zettel für den Hausarzt wegen der Leberwerte bekommen." Da dämmert dem Arzt, dass offensichtlich ein Analysegerät nicht korrekt kalibriert oder gar defekt war. Und wirklich, die zwei beanstandeten Leberwerte sind jetzt unauffällig.

Nach einem Monat Ausbildung zum Hilfssanitäter wird der Zivildiener der Rettungsstelle in seinem Heimatort zugeteilt. Er staunt nicht schlecht, als er erfährt, dass der erste Arbeitstag wieder mit einer medizinischen Untersuchung beginnen wird.

Etwas überspitzt könnte man formulieren: Die Medizin hat sich in so gut wie alle Bereiche des Lebens eingenistet wie eine Religion und bemüht in ihren Verhaltensweisen auch einen Großteil der kirchentypischen Strukturen. An die Stelle der einzelnen Götter in Weiß ist der Götze Medizin als übergeordnete Gottheit getreten.

Und wie überall, wo es um Götter geht, geht es um Macht. Daher darf es auch nicht verwundern, dass die Medizin den behandelnden Händen der Ärzte entwunden und in die Fänge der Politik übergegangen ist. Wo sich der Kreis auch schließt. Denn an die Stelle von freier Arztwahl – seitens der Patienten – und freier Wahl diagnostischer und therapeutischer Schritte – seitens der Ärzte – ist ein von der Politik festgelegtes enges Korsett in Form einer juridisch überprüfbaren, evidenz-basierten Einheitsmedizin getreten. Wehe den Ärzten, und wehe den Patienten, die sich nicht an diese Vorgaben halten wollen. Den einen könnte der berufliche Tod, den anderen der leibliche Tod drohen.

Kurz: Wer sich nicht ein Leben lang medizinisch kontrollieren und behandeln lassen will, dem blüht der Tod. Alle anderen Menschen sterben entweder medizinisch versehentlich, oder, aus juristischer Sicht noch besser, weil jemand aus dem Bereich der Gesundheitsindustrie schuld ist.

Die Medizin verspricht jede Krankheit schon lange vor ihrem Ausbruch entdecken und heilen zu können.

Scheinwissenschaftliche Aussagen, dass eine Lebenserwartung von 125 Jahren theoretisch möglich sei, klingen in Anbetracht des Alltags in modernen Pflegeanstalten wie Spott und Hohn. Und doch verfallen die Menschen unserer Tage solchen Versprechungen im gleichen Maß, in dem sie früher an ein ewiges Leben im Himmel geglaubt haben. Wozu sollte also noch jemand freiwillig sterben wollen?

Aber unsere Kultur hat nicht nur das Sterben verlernt, sondern auch den Tod aus ihrer Wirklichkeit verbannt. Sterben passt nicht zur Erfolgsgesellschaft. Sterben passt nicht in die allgegenwärtige virtuelle Parallelwelt. Sterben ist Versagen, Sterben ist Schwäche, Sterben ist eine Schande. Sterben ist das Eingeständnis der Endlichkeit in einer unendlich globalisierten Welt.

Wir sterben nur noch unter Protest. Von der Schulmedizin im letzten Augenblick – wenn eine Heilung nicht mehr möglich erscheint – fallengelassen wie die sprichwörtliche heiße Kartoffel. Wir sterben versehentlich. Wir sterben abgesondert und abgeschoben im Hospiz. Wir sterben palliativ. Wir sterben während einer letzten OP. Wir sterben auf der Intensivstation. Wir sterben einsam. Wir sterben im Pflegeheim. Wir sterben im Geheimen. Wir sterben unsichtbar für die Welt außerhalb des Geriatrie-, Medizin- und Pflegesystems.

Wann und warum ist uns die Vertrautheit des Sterbens abhandengekommen? Ist die Freude am Leben in den letzten Jahrzehnten derart gewachsen, dass wir nicht mehr sterben wollen?

Gegen diesen Gedanken sprechen die Statistiken, die unseren westlichen Gesellschaften mehr kranke, depressive und ausgebrannte Mitglieder bescheinigen, als es je zuvor gegeben hat. Warum verbannt unsere Gesellschaft also den Tod aus ihrer Wirklichkeit? Warum wird der Tod nicht als Erlösung von Depression und Langeweile gesehen? Warum hat die Betrachtung „Jetzt und in der Stunde unseres Todes" dermaßen an Bedeutung für unsere Lebensführung verloren?

Und warum ist unsere Gesellschaft nicht mehr imstande, den Tod als notwendigen Schlusspunkt des Lebens anzunehmen? Gibt es eine Parallelität zwischen den immer komplexer werdenden medizinischen Vorgängen um Zeugung, Schwangerschaft und Geburt des Menschen und der abhandengekommenen „Selbst-Verständlichkeit" des Sterbens?

Wann und wo immer von sterbenden Menschen gesprochen wird, werden diese als „Patienten" bezeichnet, was aus dem Lateinischen übersetzt „Leidender" bedeutet. Aber nicht jeder sterbende Mensch ist zugleich ein leidender Mensch. Wir müssen wieder lernen, dass Menschen dann und wann auch gesund sterben können. Und dass selbst die beste medizinische Behandlung über das ganze Leben hinweg den Tod nicht verhindern kann.

Aber die Medizin spielt schon lange eine zwielichtige Rolle: Die Maxime moderner Heilkunst scheint zu lauten, so viele Untersuchungen wie nötig zu veranlassen, um aus einem unauffälligen Menschen einen Patienten zu kreieren (ganz nach der Devise: Es gibt keine gesunden Menschen, sondern nur schlecht untersuchte) und daraufhin so viel Therapie wie nötig durchzuführen, um aus dem künstlich erkrankten Individuum wieder einen gesunden „Patienten" zu machen.

Nur wer sich konsequent von medizinischen Reihenuntersuchungen fernhält, hat eine Chance, gesund zu bleiben. Während in Österreich und Deutschland zum Beispiel bei Frauen ab dem gebärfähigen Alter jährlich Gebärmutterhalsabstriche als Krebsvorsorge durchgeführt werden, wird diese Untersuchung in Finnland zum einen erst ab dem 30. Lebensjahr und zum anderen nur alle fünf Jahre angeboten. Trotzdem gibt es in Finnland weit weniger Fälle von Gebärmutterhalskrebs. Die wissenschaftliche Erklärung für dieses Phänomen ist verblüffend und ernüchternd.

Nicht jeder pathologische PAP (krankhafter Abstrich) deutet auch tatsächlich auf ein invasives Karzinom (in die Tiefe wachsender Krebs) hin. Trotzdem werden bei österreichischen und deutschen Frauen bei Auftreten von krebsverdächtigen Zellen im Abstrich sofort sogenannte Konisationen – das sind kegelförmige Ausschneidungen aus dem Gebärmutterhals –

durchgeführt und die so behandelten Patientinnen als Krebsfälle gewertet. Betroffen sind jährlich ca. 5.000 bis 6.000 Österreicherinnen und zehnmal so viele deutsche Frauen. Langzeitbeobachtungen zeigen jedoch, dass sich, vor allem bei jungen Patientinnen, die krankhaften Veränderungen in den allermeisten Fällen wieder spontan zurückbilden und die operierten Frauen nicht ernsthaft an Krebs erkrankt wären. Für die Fälle, in denen sich tatsächlich ein Karzinom entwickelt, genügt im Allgemeinen aber auch ein fünfjähriges Untersuchungsintervall, um noch rechtzeitig eine erfolgreiche Behandlung durchführen zu können.

So werden als Folge eines Vorsorgeuntersuchungsprogramms Krebsfälle produziert, die eigentlich gar keine wären. Von den Kosten, der psychischen Belastung für die Patientinnen, von den Komplikationen, die die durchgeführten Konisationen im Rahmen von Schwangerschaft und Geburt mit sich bringen, und dem dadurch verursachten volkswirtschaftlichen Schaden soll gar nicht geredet werden.

Aber selbstverständlich erhöht im Einzelfall eine nicht durchgeführte Reihenuntersuchung dann und wann auch das Risiko, eine ernste Erkrankung nicht frühzeitig entdecken zu können. Das Dilemma ist, dass die Statistik an sich nicht lügt, dass sie aber im Einzelfall bedeutungslos ist.

Eine hoffnungslose Situation?

Ja, könnte man sagen, für verunsicherte Menschen auf jeden Fall. Für die institutionalisierte Medizin aber keineswegs. Im Gegenteil: In der Wirtschaft stellt diese Konstellation eine klassische Win-Win-Situation dar. Denn offensichtlich hat die moderne Medizin in jedem lebenden Individuum einen Patienten erkannt. Kinder kommen als Patienten zur Welt, werden sogar schon als Patienten im Reagenzglas gezeugt. Durch permanente, lebensbegleitende Untersuchungen und Therapien wird aus dem freudig erwarteten Baby ein dauernder Patient. Das beginnt bei den orthopädischen Einlagen, der obligaten Zahnspange, setzt sich in wahren Impforgien fort, dem medizinischen Kampf gegen jede Unreinheit der Haut, der medizinisch-psychologischen Betreuung nicht normgerechter Kinder und den andauernden Reihenuntersuchungen.

Schwangere Frauen oder Säuglinge sind aber an sich keine Patienten. Ein Plattfuß mit drei Jahren ist keine Krankheit, nicht jeder schräg stehende Zahn ist korrekturbedürftig, und eine Impfung gegen Feuchtblattern (Varizellen) ist genauso wenig notwendig wie die Behandlung einzelner Aknepusteln mit nebenwirkungsreichen Medikamenten.

Und genauso wenig ist ein an Altersschwäche sterbender Mensch ein Patient.

Erst durch das Allmachtstreben der modernen Medizin werden auch die natürlichen physiologischen Vorgänge zu Beginn und am Ende des Lebens zu medizinisch-wissenschaftlichen Prozessen. Die Ethik unserer Gesellschaft ist von wissenschaftlichem Denken und kapitalistisch-säkularen Betrachtungen geprägt. Religiöse Aspekte haben zurzeit wenig Einfluss auf den gelebten Zeitgeist. Damit übernimmt die Medizin jene übergreifende, lebenslange Begleitung des einzelnen Menschen, die früher die Religion innehatte.

Ein Irrweg? Zumindest ein Paradigmenwechsel im Vergleich zu den vergangenen Jahrhunderten.

Im Verlauf des letzten Jahrhunderts hat sich der Zeitpunkt des individuellen Sterbens dank des medizinischen Fortschritts konsequent immer weiter ins hohe Lebensalter verschoben.

1865 erlebte die Hälfte aller in Berlin geborenen Kinder das fünfte Lebensjahr nicht. Und noch 1910 verstarben 20 % der Neugeborenen innerhalb der ersten Lebensjahre. Heute sind Säuglings-, Kinder- und Jugendsterblichkeit in den OECD-Ländern äußerst gering. Allerdings haben die Todesfälle die Zahl der Geburten schon längst überholt. Es gibt weit mehr über 65-Jährige, als es Kinder unter fünf Lebensjahren gibt. Ein Ungleichgewicht, das der Gesellschaft noch zu schaffen machen wird.

Viele Krankheiten werden durch den ständigen Ausbau der Vorsorgemedizin in früheren und damit besser heilbaren Stadien entdeckt. Die statistisch häufigsten Krebsarten konnten durch regelmäßige Screeninguntersuchungen der betroffenen Altersgruppen deutlich zurückgedrängt werden. Kardiologische Problempatienten werden schon in jungen Lebensjahren mit unter die Haut verpflanzten Defibrillatoren versorgt. Das Sterben „mitten im Leben" ist seltener geworden.

Andererseits findet das Sterben nach der Ablösung der Großfamilie durch kleinere soziale Einheiten isoliert vom gesellschaftlichen Alltag statt. Damit wird der Tod in der heutigen Gesellschaft unwirklicher und schemenhafter wahrgenommen als früher. Genau genommen wird er als natürliches Phänomen gar nicht mehr wahrgenommen. Die Zahl der erwachsenen Menschen, die – außerhalb der virtuellen Medien – noch nie einen sterbenden oder einen toten Menschen von Angesicht zu Angesicht gesehen haben, wird von Jahrzehnt zu Jahrzehnt größer. In Zeiten mit hoher Säuglings- und Kindersterblichkeit, einer erhöhten Sterblichkeit nach Unfällen oder gar in Kriegszeiten war der

Tod weit präsenter und damit integrativer Bestandteil des alltäglichen Lebens.

Aufschlussreich darüber, wie wir den Tod heute wahrnehmen, ist ein Blick auf eine Floskel, die man immer wieder auf Todesanzeigen oder Partezetteln liest: „plötzlich und unerwartet von uns gegangen" steht da anlässlich des Todes eines 94-Jährigen geschrieben. Wie kann so eine Formulierung zustandekommen? Denn niemand stirbt mit 94 oder mehr Jahren unerwartet. Im Gegenteil muss in einem Alter weit über der statistischen Lebenserwartung immer mit dem Tod gerechnet werden. So kann der Tod vielleicht noch plötzlich eintreten, unerwartet auf keinen Fall. Es wird schließlich nach neun Monaten der Schwangerschaft auch kein Baby unerwartet und plötzlich zur Welt gebracht. Der sogenannte „unerwartete Tod" hochbetagter Menschen spricht eher für mangelndes Reflexionsvermögen der weniger betagten Hinterbliebenen. Und in Gegenwart von Gedankenlosigkeit muss Würde immer kapitulieren.

Aber auch ein Paradigmenwechsel in der Medizin trägt zu dieser veränderten Wahrnehmung des Todes bei. Längst gibt sich die Medizin nicht mehr mit der kurativen Rolle zufrieden. Krankheiten sollen entweder rechtzeitig entdeckt oder gar schon lange vor ihrer Entstehung verhindert werden. Die moderne Reparatur- und Transplantationsmedizin lässt fast jede Krankheit, jedes Organversagen als heilbar erscheinen. Der Tod des Individuums wird zunehmend als Versagen dieser Medizin gesehen. Für kein anderes Lebensalter wird in der Medizin so viel Geld ausgegeben wie für das letzte Lebensjahrzehnt. Der Tod soll in immer noch höhere Altersgruppen verschoben, der Gedanke an den Tod als biologische Notwendigkeit vollkommen verdrängt werden.

Damit hat auch die Überlebenswahrscheinlichkeit im hohen Alter deutlich zugenommen. Das bedeutet nicht nur, dass es mehr alte Menschen gibt als je zuvor, sondern auch, dass sich immer mehr Menschen das Erleben eines hohen Alters erwarten dürfen. Vor 100 Jahren starben noch zwei Drittel der Deutschen vor ihrem 60. Lebensjahr. Heute macht diese Gruppe weniger als 10 % aus.

Aus diesem Blickwinkel ist es nicht weiter verwunderlich, wenn die Einsicht, sterben zu müssen, und die Bereitschaft, sterben zu wollen, laufend geringer wird. Ganz einfach, weil Sterben im öffentlichen Leben immer seltener vorkommt und statistisch gesehen fast nicht mehr notwendig erscheint.

Eine ältere Hausärztin, seit Jahrzehnten auf Schritt und Tritt mit dem Tod konfrontiert, hat es sich zur Angewohnheit gemacht, ihre Patienten bei passender Gelegenheit immer wieder auf den Tod und dessen Notwendigkeit hinzuweisen.

Immer dann, wenn ein Patient im Zusammenhang mit einer an sich eher harmlosen Diagnose die scherzhafte Frage stellt: „Frau Doktor, muss ich jetzt sterben?", antwortet sie mit ernster Miene: „Ja, Sie müssen sterben", und macht an dieser Stelle stets eine längere Pause, um den Gesichtsausdruck der verunsicherten und oft auch verängstigten Fragesteller zu erforschen. Und fährt, wenn sie glaubt, den Patienten lange genug auf die Folter gespannt zu haben, fort: „Aber jetzt müssen Sie noch nicht sterben, und wegen dieser Krankheit werden Sie auch nicht sterben müssen." Immer wieder ist sie verwundert,

wie tief ihre – nicht weniger scherzhaft als die Frage ge-
meinte – Antwort Patienten berührt und verunsichert.

Wem gehört der Tod?

Will man die Frage beantworten, warum es so schwer geworden ist, zu sterben, kommt man an der Rolle der Naturwissenschaften nicht vorbei.

Solange die Erde eine Scheibe und das Zentrum des Universums war, schienen die Dinge rund ums Sterben einfacher gelagert gewesen zu sein. Die Kirche gab nicht nur die Grundstruktur des gesellschaftlichen Lebens vor, sie hütete auch das Wissen der Zeit, sie bestimmte, welche Literatur geschrieben und gelesen wurde, sie gab den Gang von Wissenschaft und Forschung vor. Der Himmel, und das war alles jenseits des Endes der Scheibe, konnte als Projektionsfläche für alle offengebliebenen Wünsche und Sehnsüchte nach einem entbehrungsreichen irdischen Leben herangezogen werden. Alternativen zu diesem Glauben gab es nicht. Wir waren Gottes Geschöpfe, er allein bestimmte Zeitpunkt und Art des Todes. Und der Tod gab uns die Möglichkeit, zum Schöpfer heimzukehren und ein weit besseres Leben als auf Erden zu führen. Es war einfacher, gläubig zu sein, weil der vergleichsweise niedrige Stand der Wissenschaft die Verheißungen der Kirche durchaus im Bereich des Möglichen erscheinen ließ.

Es ist nicht weiter verwunderlich, dass die Erkenntnisse von Johannes Kepler oder Galileo Galilei von der offiziellen Kirche als Kriegserklärung aufgefasst wurden. Wo sollte sich Gott aufhalten, wenn die Erde lediglich ein Planet unter Millionen, inmitten eines unendlichen Universums war? Wie sollte man den Gläubigen die immer größer werdende Diskrepanz zwischen kirchlichem und weltlichem Erkennen erklären? Wie sollte man das „per omnia saecula saeculorum", das „von Ewigkeit zu Ewigkeit" in Anbetracht von Einsteins Relativitätstheorie weiter verantworten?

Der Raumfahrt verdanken wir das Bild des verletzlichen blauen Planeten mitten in einem unendlichen Weltall. Schon längst kreist die Erde um die Sonne und die Sonne selbst auf ihrer vorgeschriebenen Route innerhalb der Galaxie. Für den kirchlichen Himmel ist es eng geworden. Der Schöpfer ist unsichtbar geworden und hat sich hinter den Grenzen des grenzenlosen Universums versteckt.

Und je mehr ein übergeordneter Gott verschwindet, umso göttlicher wird der Mensch selbst. Er übernimmt des Schöpfers Kompetenzen und lernt im Lauf seiner Entwicklung unter anderem Feuer, Atomkraft und sogar die Fortpflanzung des Menschen zu beherrschen. Was früher einmal ein sterbliches Ebenbild Gottes auf Erden war, ist heute, zumindest in den Augen der modernen Wissenschaft, die lebende Summe von unzähligen Organfunktionen. Und die können ausgetauscht oder maschinell ersetzt werden. Damit hat auch das Sterben in seiner früheren Notwendigkeit und Unabdingbarkeit an Stellenwert verloren.

In Umkehrung der Frage „Wozu vor dem Tod leben, wenn es ein Leben nach dem Tod gibt?" muss man in Anbetracht der scheinbaren Möglichkeiten der modernen Medizin die Gegenfrage stellen: „Wozu sterben, wenn das Leben nicht mehr mit dem Tod enden muss?"

Jahrhundertelang spielte die Religion die wesentliche Rolle im Zusammenhang mit dem Sterben. Krankenölung, die Spende des Sterbesakraments und die spirituelle und rituelle Begleitung des Sterbeprozesses waren Teil der kirchlichen Kompetenz. Geburts-

und Sterberegister wurden einzig und alleine von den Pfarren geführt und verwaltet. Wer sich fügte, durfte sich ein verkürztes Fegefeuer und die Aufnahme in den Himmel erhoffen.

Ähnlich agiert heute die Schulmedizin, die im gesellschaftlichen Wandel weitgehend die Rolle eines Glaubens angenommen hat. Nur wer sich den Segnungen moderner Medizin anvertraut, darf sich ein optimales Leben erwarten. Die Lebenserwartung wird einzig und alleine in Jahren gemessen. Dabei bietet die Medizin aber lediglich körperliche Gesundheit an.

Wer sich ungläubig zeigt, dem wird nicht mehr mit dem Fegefeuer oder der Hölle, sondern mit dem vorzeitigen Tod gedroht. Wer nicht bereit ist, ein Leben lang auf seinen Cholesterinspiegel zu achten, wird einem Herzinfarkt oder Schlaganfall zum Opfer fallen.

„Frau Doktor, könnten Sie bitte kommen, ich möchte mit Ihnen über den Zustand meiner Mutter sprechen.“ Eine etwas unsichere und verzweifelte Frau Mitte fünfzig wendet sich mit diesen Worten an eine am Gang vorbeieilende Ärztin. Immerhin bleibt diese stehen, gibt aber durch ihre Körperhaltung zu verstehen, dass sie nicht viel Zeit für die Fragestellerin erübrigen möchte oder kann.

„Was kann ich für Sie tun? Was ist mit Ihrer Mutter? Ich kenne Ihre Mutter ja nicht besonders gut.“

Zaghaft erwidert die leicht korpulente Frau: „Aber Sie sind doch die Stationsärztin, und Sie wissen ja, meine Mama ist wegen Leberkrebs bei Ihnen in Behandlung.“

Die so angesprochene junge Ärztin wendet sich jetzt schroff an die Bittstellerin: „Ach ja, aber Ihre Mutter ist eigentlich wegen Darmkrebs bei uns. Nur hat der jetzt leider auch die Leber befallen. Aber das ist deswegen noch lange kein Leberkrebs. Und wir behandeln das jetzt ohnehin mit einer neuen Chemotherapie. Glauben Sie mir, wir versuchen wirklich alles. Mehr können wir für Ihre Mutter im Moment auch nicht tun." Der Tonfall der Stationsärztin gibt dabei klar zu verstehen, dass jetzt alle Fragen beantwortet sein müssten.

Verunsichert wagt die Tochter der Patientin noch einen Versuch, ihr Anliegen zur Sprache zu bringen: „Frau Doktor, wenn ich mir die Mama so anschaue, sie wird doch von Tag zu Tag weniger, und essen tut sie auch nicht mehr, und ich hab mir gedacht, ob ich die Mama nicht mit nach Hause nehmen soll, wissen Sie, die Mama hat immer gesagt, dass sie einmal zu Hause sterben möchte."

Noch einmal verändert sich der angestrengte Gesichtsausdruck der Frau Doktor. Streng blickt sie in das Gesicht der Angehörigen: „Aber eines sage ich jetzt ganz klar und deutlich. Wenn Sie Ihre Mutter jetzt mit nach Hause nehmen, wird sie nicht mehr gesund werden können. Das muss Ihnen klar sein. Hilfe für Ihre Mutter gibt es nur bei uns. Aber wenn Sie meinen, ich will Ihrer Entscheidung nicht im Wege stehen." Dann schweigt die Ärztin eine Weile, offensichtlich wägt sie den folgenden Satz und seine Folgen noch kurz ab, um ihn dann doch zu sagen: „Sagen Sie einmal, wollen Sie wirklich schuld am Tod Ihrer Mutter sein?"

Die so gemaßregelte Tochter der schwer krebskranken Patientin beginnt zu weinen und schluchzt: „Ja, Frau Doktor, wir danken Ihnen für alles, was Sie für die Mama getan haben, aber ich hab das auch mit meinem Mann so besprochen, wir werden die Mama heute noch mit nach Hause nehmen."

Die Ärztin ruft in Richtung Schwesternstützpunkt, dass man sich um die Entlassung der Patientin kümmern und einen Heimtransport organisieren solle. Dann

dreht sie sich wortlos um und marschiert mit schnellen
Schritten den Gang weiter.

Es ist Nachmittag, 16:30.

Am nächsten Tag um 11:15 verstirbt die 76-jährige
Chemotherapiepatientin zu Hause in ihrem Bett.

Anfang und Ende

Ins Leben zu treten und aus dem Leben zu scheiden
sind zwei – prinzipiell natürliche – Vorgänge, die zwar
in entgegengesetzter Richtung ablaufen, aber dennoch
viele gemeinsame Eigenheiten aufweisen. Beide sind
unserem Willen entzogen, und genauso wenig, wie uns
im späteren Leben eine Erinnerung an den Geburtsvorgang begleitet, haben wir eine lebenslange Ahnung
oder Vorahnung vom Sterben. Beides scheint sich im
Lauf der Evolution als zweckmäßig erwiesen zu haben.
Wie sollten auch die traumatische Erfahrung der eigenen Geburt bzw. eine dauernde, belastende Angst vor
dem Lebensende bei der Erfüllung der reproduktiven
Aufgabe hilfreich sein?

Der zunehmenden Ent-Wicklung des neuen Erden-
bürgers steht das Zusammen-Wickeln des sterbenden
Menschen gegenüber. Dem ersten Schrei nach dem
Verlassen des Geburtskanals könnte in dieser Analogie der letzte Seufzer, der letzte Atemzug entgegenge-
halten werden, dem ersten Augenblick der letzte Blick
der Augen. Beim Durchtrennen der Nabelschnur verliert der neue Mensch endgültig und unwiderruflich
die Verbindung zu seiner Mutter, die ihn aus dem ver-
meintlichen Nichts ins Leben hinaus-, ausgetragen hat.
Mit dem eingetretenen Tod ist der Mensch ebenso unwiderruflich die endgültige Verbindung mit dem Tod
eingegangen. Metaphorisch gesehen ist er wieder im

Nichts angelangt, aus dem er gekommen ist. Es gibt in beiden Fällen kein Zurück.

Schon wenn wir die Dauer der beiden entgegengesetzten Prozesse betrachten, fällt auf, dass zwar Geburt und Sterben beide einen Anfang und ein Ende haben, dass die dazwischen liegende Zeitspanne aber von Fall zu Fall verschieden lange dauern kann. Unkomplizierte Geburten kann man mit unkomplizierten Sterbefällen vergleichen, und beide stellen die jeweils überwiegende Mehrheit dar. Aber es gibt auch Geburtsvorgänge, die durchaus ein Äquivalent zum sogenannten Todeskampf darstellen. Manche Babys werden erst nach stundenlangem Geburtsringen, mit medikamentöser und mechanischer Hilfe (Wehentropf und Saugglocke), andere dagegen schon nach der ersten Presswehe zur Welt gebracht. Dementsprechend benötigt manch alter Mensch Monate und sogar Jahre zum Sterben, ein anderer schläft einfach friedlich ein und wacht nicht mehr auf. Und selbst dem Kaiserschnitt, der in den westlichen Industrieländern statistisch inzwischen mit einem Drittel aller Geburten zu Buche schlägt, kann man in einer solchen Betrachtung den Tod auf der Intensivstation gegenüberstellen.

Das bei Sterbenden typische Abwechseln von Ruhephasen und heftigem Atmen, um dem sterbenden Gehirn noch einmal ausreichend Sauerstoff zur Verfügung zu stellen, erinnert immer wieder an die Austreibungswehen einer gebärenden Frau. Auf die enormen Anstrengungen einer Wehe kehrt wieder Ruhe ein. Vorübergehende Entspannung für Mutter und Kind. Ein Kräftesammeln für die nächsten Zentimeter. Einmal in die Welt, einmal aus der Welt.

Geburt und Tod sind die zwei Gesichter der Medaille Leben. Das hat die Natur so eingerichtet.

Während die ersten Stunden des Lebens mit dem Herstellen erster Beziehungen, der endgültigen In-Funktion-Nahme aller Organe außerhalb des Mutterleibes, der ersten Nahrungsaufnahme und dem geistigen Verarbeiten erster – lebenslang gültiger – Impressionen ausgefüllt sind, laufen diese Prozesse in den letzten Stunden des Sterbenden in verkehrter Reihenfolge ab. Die Reduktion der Körperfunktionen wird von einer zunehmenden psycho-sensorischen Abflachung begleitet. Die Reflexe werden schwächer, zielgerichtete Reaktionen seltener. Essen und Trinken sind keine vorrangigen Bedürfnisse mehr, denn sie dienen ja der Aufrechterhaltung der Lebensfunktionen. Wenn der Prozess des Sterbens aber einmal eingesetzt hat, ist die weitere Zufuhr von Energie nicht nur unnötig, sondern auch kontraproduktiv.

Aber auch die ersten Wochen des Menschen, wenn man den Blickwinkel weiter fassen möchte, sind den letzten nicht unähnlich. Der ständigen Erweiterung des menschlichen Sensoriums steht der unaufhaltsame sinnliche Rückzug des sterbenden Menschen gegenüber. Die geäußerten Worte werden seltener, Sätze immer knapper, das wenige Gesprochene ist oft verwaschen und schwer verständlich, so wie die ersten verbalen Kundgebungen des sich entwickelnden Kindes. Für sich genommen, und aus dem gesamtmenschlichen Zusammenhang herausdestilliert, klingen das erste Lallen und das letzte Aneinanderreihen von Silben verblüffend ähnlich. Das Zuhören wird immer schwieriger. Einen Sterbenden anzusprechen ist der versuchten Kontaktaufnahme mit einem Neugeborenen nicht unähnlich. Mit häufig wiederholten, einsilbigen Worten, konzentriert und eindringlich gesprochen, den eigenen Kopf oft nahe an das Baby oder den Sterbenden herangerückt, gelingt oftmals eine erste oder eben eine letzte Kontaktaufnahme. Ein erstes kognitives Begegnen, ein letztes menschliches Verabschieden.

Auch bei der Art der Nahrungsaufnahme gibt es deutliche Parallelen. Sowohl die erste als auch die letzte Nahrung ist meist flüssig. In der jeweiligen Reihenfolge folgt breiige Nahrung vor festen Nahrungsmitteln. Wenn man Babys breiige Kost schmackhaft machen möchte, führt man am besten einen angehäuften Löffel an die Lippen und unter die Nase, um das Kind neugierig zu machen, Appetit zu erregen und den Schluckreflex auszulösen. Nicht anders geschieht die Fütterung dementer Patienten, die aufgrund ihrer Krankheit auf Essen, Trinken und Schlucken einfach vergessen würden. Wenn es aber gelingt, die Lippen mit Speisebrei zu benetzen, beginnen sonst apathische Patienten plötzlich die Lippen mit der Zunge abzuschlecken und das Eingespeichelte später auch zu schlucken.

Die erste Gehschule ist der letzten nicht unähnlich. Der erste fahrbare Sitz, sei es in Form eines Autos, eines Traktors oder eines Tieres mit Rädern, ist in dieser Analogie durchaus mit dem Rollstuhl am Ende des Lebens vergleichbar. Die letzten Schritte eines Menschen sind ebenso unsicher wie die ersten.

Und noch eine Parallele hat die Natur eingerichtet: Ein gestilltes, angenommenes, in seinen hygienischen Bedürfnissen zufriedengestelltes Baby ist im Grunde seiner Natur zufrieden. Es beschwert sich nicht über seine scheinbaren Defizite im sensomotorischen oder kommunikativen Bereich. Schließlich hat es diese Defizite ja auch nur im Vergleich zu einem Erwachsenen.

Auch in ihren wesentlichen Bedürfnissen ernst genommene Sterbende scheinen ab einem gewissen Punkt ganz gut mit dem Weg von der körperlichen Selbstständigkeit in den Tod zurechtzukommen. Immer wieder sind Ärzte erstaunt, dass selbst schwerstkranke, kaum oder gerade noch ansprechbare Patienten auf die Frage „Geht es für Sie so?" oder „Kommen Sie zurecht?" mit einem gezielten Kopfschütteln oder sogar mit einem schwachen „Ja" antworten.

Auch das Ende der Pubertät und der Beginn der Wechseljahre, die in abgeschwächter Form auch beim Mann stattfinden, dürfen in dieser Betrachtung nicht fehlen. Mit dem Einsetzen der Geschlechtsreife erlebt die körperliche Reifung einen Höhepunkt. Denn aus biologischer Sicht macht nichts das Leben lebendiger als die Fähigkeit, es weiterzugeben. Mit dem Beginn der Wechseljahre geht diese Funktion – zumindest bei den Frauen – wieder verloren. Aber auch Männer durchleben eine hormonelle Umstellung und körperlichen Abbau. Ab diesem Zeitpunkt beginnt der Abstieg vom Gipfel des Berges, wieder hinunter ins Tal. Das nächste große Ziel, das die Natur vorgegeben hat, ist der eigene Tod.

Ein wesentlicher Unterschied besteht jedoch darin, wie diese Prozesse zu Lebensbeginn bzw. zu Lebensende durch die Außenstehenden wahrgenommen werden: Während jeder „Fort-Schritt" des Babys freudig aufgenommen und durch Aufmunterungen unterstützt wird, überwiegen beim Sterben Trauer und resigniertes Zur-Kenntnis-Nehmen oder Nicht-wahrhaben-Wollen der „Rück-Schritte".

Der Palliativmediziner Gian Domenico Borasio sagt: „Es gibt erstaunlich viele Parallelen zwischen Geburts- und Sterbevorgang. Es sind beides physiologische Vorgänge, für welche die Natur Vorkehrungen getroffen hat, damit sie möglichst gut ablaufen. Beide laufen in den meisten Fällen am besten ab, wenn sie durch ärztliche Eingriffe möglichst wenig gestört werden."

Wer den Tod öfter gesehen, das Sterben von alten Menschen öfter begleitet hat, bemerkt, dass die Gesichter von Sterbenden untereinander ebenso Ähnlichkeiten aufweisen, wie es auch die Gesichter von Neugeborenen tun. (Übrigens: Manche erste Ultraschallbilder vom Gesicht des ungeborenen Menschen im Mutterleib erinnern ein wenig an das senile Aussehen, das dasselbe Gesicht Jahrzehnte später im Sterbebett haben wird.) Das spitze Kinn, die eingefallenen Wangen, kaltschweißige Haut, in den allermeisten Fällen Zahnlosigkeit, trübe, nicht mehr reagierende Augen und weitere Merkmale wie ein ganz spezieller Atemgeruch und die typischen Geräusche des schweren Luftschöpfens kennzeichnen den Anblick eines an Altersschwäche oder Auszehrung sterbenden Menschen. Und trotz dieser Ähnlichkeiten erkennt jede Familie, jeder Angehörige, der den Sterbenden auf diesem Weg begleitet, zu jedem Zeitpunkt dieses Prozesses im veränderten Gesicht unzweifelhaft seinen Angehörigen. Wie auch jede Mutter ihr Neugeborenes unter unzähligen anderen immer wiedererkennen wird.

Und in beiden Fällen stehen die Angehörigen – einmal in Freude, das andere Mal in gedämpfter Trauer – am Bettrand. Eine weitere Analogie zwischen Lebensbeginn und Lebensende. Und dazwischen, zwischen Wiege und Totenbett, entsteht und lebt eine neue, einzigartige, eigene Welt, die nach einer endlichen Zahl von Sonnenumkreisungen der Erde wieder zugrunde geht. Dazwischen liegen im besten Fall Jahre des organischen und geistigen Aufbaus, erfüllte und beglückende Lebensjahre bei voller Gesundheit, und die

Zeit des körperlichen Abbaus. (Die aber durchaus auch geistig beglückend sein kann!)

Nachdenklich stimmt in dieser Betrachtung die Beobachtung, dass die materiellen und geistigen Ziele junger Menschen immer nach vorne, also in Richtung der Realität älterer Menschen gerichtet sind, während alte Menschen aus ihrer Wirklichkeit heraus immer wieder wehmütig an die Jugend zurückdenken. Allerdings kennt die Zeit nur eine Richtung. Die Sehnsüchte junger Menschen können einmal Wirklichkeit werden, der Wunsch, noch einmal jung sein zu können, bleibt aber auf ewig eine Illusion. Und irgendwann kreuzen sich Sehnsucht und Erinnerung im Rückblick.

Hochsommer in einer Großstadt. Später Nachmittag. Ein junges Liebespaar sitzt auf einer Bank an einer wenig befahrenen Straßenecke. Er hält sie liebevoll umarmt, sie streichelt zärtlich seinen Oberschenkel. Wange an Wange schauen die beiden jungen Menschen scheinbar gedankenverloren ins Nichts. Fühlen ihre Zuneigung. Blicken in die Zukunft. Vielleicht hat sie die Augen geschlossen, vielleicht haben ihr es die Blumen im Park vis à vis angetan.

Plötzlich fährt ein elegantes Cabrio um die Kurve. Das Verdeck ist geöffnet. Ein älterer Herr mit Kappe und dunkler Sonnenbrille sitzt am Steuer. Man hört gedämpfte Musik.

Der junge Mann auf der Bank hebt seinen Kopf leicht, ohne die Berührung der Wangen aufzulösen. Mit den Augen folgt er, solange er kann, dem dunkel lackierten Wagen. Man kann leicht erahnen, dass seine Gedanken sehnsüchtig dem älteren Herrn und dem kernigen Klang des Motors folgen.

Der Herr im Wagen seinerseits hat schon beim Abbremsen vor der Kurve das junge Liebenpaar bemerkt.

Das Bild hat ihn sofort gefangen genommen. Wehmütig denkt er an seine erste Liebe zurück. Für einen kurzen Moment wäre er sogar bereit, den Wagen für das Glücksgefühl von damals einzutauschen. Dann hat er die Kurve passiert, beschleunigt wieder und denkt an seine Enkelkinder, die er gerade besucht hat.

Zwischen Realität und Sehnsucht, zwischen Anfang und Ende, zwischen gesund und krank spielt sich also unser Leben ab.

Häufig wird das Schlagwort strapaziert, man solle in der Gegenwart leben. Aber auch das ist physikalisch unmöglich. Denn der Verlauf der Zeit kennt kein Jetzt. Alles, was wir im Augenblick erleben, ist im nächsten schon wieder Vergangenheit. Der Rest ist Zukunft. Die Vergangenheit ist ausgefüllt, die Zukunft offen. Wir leben so gesehen an einer Grenze. An der Grenze zwischen Vergangenheit und Zukunft.

Und noch eine Grenze begleitet uns ein Leben lang: Die Grenze zwischen gesund und krank. Diese Grenze ist verschwommen, und die einzige Grunderkrankung, unter der alle Menschen sicher leiden oder litten, ist einzig und alleine das „Leben an sich". Das heißt, der einzig sichere und unbedingte Grund, einmal sterben zu müssen, ist es, am Leben zu sein. Diese Tatsache mag banal klingen, sie stellt aber die einzige hundertprozentig sichere Aussage über unsere Erwartungen an Leben und Sterben dar.

Wer aber am Leben ist, muss einmal gezeugt worden sein, ob in der Petrischale oder auf natürlichem Weg. Damit ergibt sich eine mathematische Schlussfolgerung, deren menschlich-philosophische Tragweite wir gerne ausblenden, nämlich: Die isolierte Zeugung von Leben alleine ist nicht möglich. Der Tod wird stets mitgezeugt. Tod, Liebe und Lust sind Begriffe, die eng miteinander verkettet sind. Keiner von ihnen kann ohne die anderen existieren. Ein Gedankengang, der nicht erschrecken, sondern sensibilisieren soll.

Wer über die medizinischen Aspekte des Lebensendes nachdenkt, kommt nicht umhin, einen Blick zurück auf Zeugung, Schwangerschaft und Geburt zu werfen. Ist die Zeit des Heranreifens des neuen Menschen im Mutterleib von der Gesundheitsindustrie nicht auch schon längst als Krankheit erkannt worden? Zumindest lassen die zahlreichen Untersuchungen und medizinisch-pharmakologischen Vorsichtsmaßnahmen solches vermuten. Auch die Zahlen der mittels künstlicher Befruchtung gezeugter Menschen steigt stetig. Bald werden Schwangerschaften ohne Fortpflanzungsmedizin nicht mehr denkbar sein. Nach Jahrzehnten der hormonellen Kontrazeption wollen sich die Wunschschwangerschaften zu Ende des 4. oder zu Beginn des 5. weiblichen Lebensjahrzehnts wider Erwarten nicht einstellen. Spermien werden gezählt, Zyklen medikamentös wiederhergestellt, Samen zum optimalen Zeitpunkt künstlich in die hormonell perfekt vorbereitete Mutter eingebracht. Kostenintensiv, gut geplant, richtig getimt, aber lustlos. Eher von der Angst des Versagens begleitet. Und plötzlich funktioniert inmitten all des Wohlstandes die scheinbar einfachste Sache der Welt nicht mehr.

Forscher stellen in unserer westlichen Gesellschaft sowohl ein Nachlassen der sexuellen Lust als auch zunehmende medizinische Komplikationen rund um den Zeugungsakt fest. Die Fertilität sinkt permanent. Mit einer Fertilitätsrate von 1,3 (das bedeutet, dass eine Frau im Laufe ihres Lebens statistisch gesehen 1,3 Kinder zur Welt bringt) kann sich eine Gesellschaft aus sich heraus nicht mehr am Leben halten. Neben dem individuellen Tod ist aus diesem Blickwinkel eine ganze Gemeinschaft vom Aussterben bedroht. Denn ohne Zeugung kein Leben, und ohne Leben kein Tod. Und philosophisch-mathematisch betrachtet ist das Zeugen von Nachkommen die einzige Möglichkeit, den Tod an sich zu bekämpfen.

Im Augenblick des Todes

Über den Tod zu schreiben heißt auch, einen Blick in die Zukunft zu wagen. Denn der Tod ist und bleibt für den Einzelnen Zukunft. Immer. Bis zum letzten bewussten Augenblick. Und auch dann noch, wenn der Geist schon von der Welt Abschied genommen hat, aber Herz und Lunge immer noch ihren gewohnten Tätigkeiten nachkommen, bleibt der Tod als Endpunkt des Sterbevorgangs Zukunft.

Und zugleich bedeutet dieser Blick in die Zukunft einen Blick in unsere Vergangenheit. Einen Blick in eine Zeit, in der es uns als Individuum entweder noch nicht gegeben hat oder nicht mehr geben wird.

Diese Betrachtungsweise entspricht auch den physikalischen Gegebenheiten: Wer mit einem Teleskop in die Ferne blickt, wirft immer einen Blick auf die Vergangenheit. Denn die Sonnenscheibe, die jetzt am Himmel leuchtet, zeigt uns den Zustand der Sonne vor genau acht Minuten – so lange benötigt das Licht von der Sonne zur Erde. Die Sonnenscheibe, die wir also „jetzt" zu sehen glauben, ist genau genommen die Sonnenscheibe, wie sie vor acht Minuten existiert hat. Theoretisch könnte die wirkliche Sonne in diesen acht Minuten erloschen sein. Das bedeutet auch, dass „jetzt" ein sehr ungenauer Begriff ist.

Wenn also ein Mensch in der Mitte seines Lebens einen Blick 100 Jahre vorauswirft, wird er feststellen müssen, dass er dann schon so lange Zeit tot sein wird, wie es ihn im Blick zurück in die Vergangenheit noch nicht gegeben hat. In dieser Betrachtungsweise wäre der Tod also unser dauernder Zustand, der durch das Leben einmalig unterbrochen wird.

Aus rein wissenschaftlicher Sicht bedeutet das Eintreten des Todes das Ende des Lebens. Aber wann endet das Leben, wann beginnt das Sterben? Wann endet das Sterben, wann tritt der Tod endgültig ein? Und was ist der Tod? Warum hat der Tod zwar einen Anfangspunkt, aber kein Ende? Wie lange ist ein Mensch tot? Hört der Tod eines Menschen mit dem Ende des Verwesungsprozesses auf, oder gar erst dann, wenn der letzte Mensch, der eine Erinnerung an den Verstorbenen hatte, auch aus dieser Welt gegangen ist? Was ist das ewige Leben, wenn man es dem ewigen Tod gegenüberstellen möchte?

So wie die Geburt des Menschen mit dem ersten Ziehen im Bauch, der ersten leichten Wehe der Mutter einsetzt, könnte man den Beginn des Sterbeprozesses mit dem Ende der Nahrungs- und Flüssigkeitsaufnahme des alten Menschen festsetzen. Ab diesem Zeitpunkt hat der von dieser Welt gehende Mensch das eigentliche Sterben begonnen. Ein Mensch, der nichts mehr isst, könnte zwar noch einige Wochen leben, ein Mensch aber, der auch nichts mehr trinkt, stirbt sicher innerhalb der folgenden 5–10 Tage. Trotzdem ist ein solcher Mensch aber noch nicht tot.

Die Mythologie ist voll von eigenartigen Wesen, die zwischen tot und lebendig angesiedelt sind. In der griechischen Mythologie wacht zum Beispiel der dreiköpfige Höllenhund Kerberos über den Eingang zum Totenreich. Seine Aufgabe ist es, zu verhindern, dass ein Lebender das Totenreich (Hades) betritt, aber ebenso darf kein Toter ins Leben zurückkehren.

Die Frage nach dem Eintreten des Todes ist mit derselben Unschärfe behaftet wie die nach dem Beginn des Lebens. Ist es der Zeugungsakt? Oder schon die Attraktion und Liebe der beiden Elternteile? Soll man den Beginn des Lebens mit dem Verschmelzen von Ei- und Samenzelle festlegen oder mit dem Einnisten der Frucht in der Gebärmutter? Beginnt das Leben mit dem ersten Herzschlag des Ungeborenen, oder beginnt es erst mit der Geburt, auch wenn ein Neugeborenes noch lange nicht alleine überlebensfähig ist?

Die gleichen Fragen stellen sich bezüglich des Todes: Beginnt das Sterben – als der Prozess, an dessen Ende der Tod steht – schon sehr früh im Leben, zum Beispiel, wenn sich die Zellteilungsgeschwindigkeit verlangsamt? Ist die Hautalterung ein sichtbares Zeichen für die Sterblichkeit der Hülle? Oder beginnt das Sterben erst mit dem Versagen einzelner Organe? Beginnt es mit dem Nicht-mehr-essen-Können des schwerkranken Patienten?

Tritt der Tod mit dem letzten Herzschlag ein? (Dabei ist der letzte Herzschlag noch lange nicht gleichbedeutend mit der letzten elektrischen Erregung des Herzmuskels.) Oder mit dem letzten Atemzug? Oder erst mit der letzten elektrophysiologischen Tätigkeit des Gehirns? Mit dem Eintreten eines Null-Linien-EKGS?

Und wie stehen Sterben und der Eintritt des Todes zueinander?

All diese Fragen sind kaum zu beantworten. Wir können nur Konsens über wenige markante Zustände des menschlichen Daseins erreichen. Wir wissen, dass ein Mensch geboren wird, dass er lebt, und wir wissen, dass unsere Vorfahren verstorben sind. Die Übergänge zwischen den einzelnen Zuständen bleiben unscharf. Wie die Dämmerung Abend und Morgen, Tag und Nacht nur unklar voneinander trennt.

Sehr klar hingegen können die Begriffe „Leben" und „Tod" anhand des Beispiels von einzelligen Lebewesen voneinander getrennt und beschrieben werden. Solange sich einzellige Lebewesen teilen können und aus einem Einzeller zwei Individuen entstehen, so lange sind sie am Leben. In dem Augenblick, in dem sich die zellulären Bestandteile auflösen, die Zellwand verschwindet, ist die Zelle als tot zu bezeichnen. Sie kann sich nicht mehr fortpflanzen. Sie kann sich nicht mehr teilen. Ihr Leben nicht mehr weitergeben.

Demnach könnte man „Leben" als die Fähigkeit beschreiben, sich fortzupflanzen, und das „Tot-Sein" mit dem Verlust dieser biologischen Eigenschaft.

Unter diesem Aspekt betrachtet, hätte auch ein Mensch, der aus Alters- oder Krankheitsgründen die Fähigkeit zur Fortpflanzung eingebüßt hat, einen ersten Teil seiner Lebendigkeit verloren. Wenn man den Tod des Individuums gemeinsam mit dem Tod der Art betrachtete, so könnten im Extremfall noch eine große Anzahl von Individuen am Leben, der Tod der Art aber bereits determiniert sein. Nämlich dann, wenn alle einzelnen Lebewesen der Art nicht mehr fortpflanzungsfähig wären.

Diese Betrachtungsweise verliert ihre Absurdität, wenn man analog zur Definition des Todes eine Definition des Lebens erstellen müsste. Dann wäre nämlich die Fähigkeit zur Fortpflanzung das überragende Kriterium des Lebens.

Es zeigt sich also, wie bei den Begriffen „Tag" und „Nacht", dass die Grenzziehung zwischen zwei ineinander übergehenden Phänomenen umso einfacher wird, je weiter man sich gedanklich von der festzulegenden Grenze entfernt. Am klarsten erscheint die Tag-Nacht-Trennlinie auf der Erdkugel, wenn man sie vom Weltall aus betrachtet. Wer aber innerhalb der momentanen Trennlinie lebt, erlebt Stunden der Dämmerung und des Finsterwerdens. So klar, wie aus der Ferne gesehen, ist die Sache bei näherer Betrachtung also nicht.

Und selbst wenn man den halbwissenschaftlichen Begriff eines „intermediären Lebens" zwischen Leben und Tod in die Betrachtung mit einfließen lässt, gelingt es nicht, eine scharfe Grenze zwischen Leben, intermediärem Leben und Tod festzulegen.

Aus schulmedizinischer Sicht kennzeichnen die sogenannten unsicheren Todeszeichen den Beginn der intermediären Phase zwischen Leben und Tod: Das Ende der Atmung und der mit dem Herzstillstand aussetzende Puls sind solche Zeichen des Lebensendes. Unumkehrbare und anhaltende Bewusstlosigkeit sowie die laufende Abkühlung der Körperoberfläche bei gleichbleibender Umgebungstemperatur künden auch vom Eintreten des Todes. Auch die Trübung der Hornhaut und das Auftreten der Leichenblässe sprechen in Kombination mit den anderen Todeszeichen für einen eingetretenen Tod. Diese unsicheren Todeszeichen deuten allerdings lediglich darauf hin, dass sich ein Mensch im Übergang zwischen Leben und Tod befindet. Wann genau der Tod letztendlich eintritt, verraten sie uns nicht.

Damit müssen wir uns mit den sicheren Todeszeichen als Zeichen des Erreichens des anderen Ufers zufriedengeben: Totenflecken können 20 bis 60 Minuten nach dem eingetretenen Tod auftreten. Die Totenstarre tritt je nach Umgebungstemperatur, von der Gesichtsmuskulatur ausgehend, den ganzen Körper von oben nach unten erfassend auf. Sie beginnt nach ein bis zwei Stunden bei den Augenlidern und erreicht nach sechs bis zwölf Stunden ihre volle Ausprägung. Später eintretende Veränderungen wie Zersetzung und bakterielle Fäulnis oder gar die Mumifizierung des Körpers sind sichere Zeichen, dass Leben nicht mehr möglich ist. Aber auch sie verraten uns wenig über den konkreten Zeitpunkt des Todes. Und vermutlich gibt es den auch nicht. Umfassend und für ewige Zeiten tot ist ein Mensch, wenn der letzte Mensch, der eine Erinnerung an den Verstorbenen hatte, selbst von dieser Welt gegangen ist.

Aber was ändert sich konkret im Augenblick des Todes? Sicher ist, dass jede aktive Bewegung – im Sinne von bewusst gesteuerten Muskelkontraktionen – aus dem Körper gewichen ist. Die Willkür des Menschen ist erloschen. Eine Kontaktaufnahme ist unmöglich geworden. Reaktionen sind nicht mehr produzierbar. Aber die Materie des menschlichen Körpers bleibt zunächst erhalten. Niemand hat im Moment des Todes etwas Materiell-Physikalisches vom Menschen weggenommen. Langsam beginnen zwar organische Umbauprozesse, Zellstrukturen verändern sich, Zellwände, Membranen lösen sich auf. Aber die physikalische Gesamtenergie des Organismus bleibt streng genommen erhalten, wie sie ja auch schon vor unserer Geburt vorhanden war. Strahlt in den Kosmos ab, wäre ein möglicher Blickwinkel.

Auch wenn die Psyche bis heute mit wissenschaftlichen Modellen nicht dargestellt werden kann, ist sie ein fester Bestandteil unserer Vorstellungen vom Leben und vom Sterben. Religionen lassen den Geist nicht sterben. Denn auch das „Gedenke Mensch, dass du aus Staub bist und wieder zu Staub wirst" bezieht sich nur auf den Körper. Fast immer findet sich für die Seele eine Weiterverwendung in einem anderen, weiteren Leben. Aber was kann das sein, die Seele?

Aus medizinischer Sicht stellt die Seele schon zu Lebzeiten eine diagnostische und therapeutische Unschärfe dar. Warum sollte sie dann ausgerechnet im Tod fassbar werden? Und wie könnte eine Seele gemeinsam mit dem Körper unter der Erde verrotten, wenn sie keine fassbare Größe ist?

Die Medizin macht im Gegensatz zur Religion zwischen dem Tod des Körpers und dem Tod der Seele keinen Unterschied. Nur manchmal öffnen Krankenschwestern im Krankenhaus – und sogar Notärzte – im Rettungswagen ein Fenster, wenn ein Mensch verstirbt, damit die Seele ins Freie entweichen kann. Eine fast unglaubliche Handlung, wenn man bedenkt, wie wenig Raum für die Seele des Menschen im Laufe der medizinischen Behandlung – vor allem am Lebensende – gewesen ist. Man stelle sich nur all die Apparate einer Intensivstation vor – kein einziger unterstützt die Funktion der Seele.

Sind die Gedanken und Empfindungen eines Menschen seine Seele? Dann würde die Seele tatsächlich mit dem Zerfall der Neurotransmitter und dem Verschwinden der letzten Hormone gestorben sein. Aber sollte das irdische Leben nicht unabhängig davon gelebt werden, was mit dieser Seele nach seinem Ende geschieht? Hat die Zukunft der Seele einen Einfluss auf Wert und Würde des Lebens?

Wer immer über den Tod spricht, denkt oder spekuliert, lebt noch. Niemand kann uns über das Sterben Auskunft geben, denn nur, wer nicht mehr reanimierbar ist, wer unter keinen Umständen mehr ins Leben zurückkehren kann, ist wirklich tot.

Das heißt, dass alle Bilder vom Tot-Sein von Lebenden entworfen worden sind. Niemand weiß, was es bedeutet, tot zu sein: alles Materielle für immer verloren und dafür ewige Freiheit gewonnen zu haben. Und wem dieser Gedanke esoterisch erscheint, dem sei versichert, dass es sich dabei lediglich um eine physikalische Beobachtung handelt. So erstaunlich es auch klingen mag, in dieser Sicht sind die religiösen und physikalischen Perspektiven nicht einmal grundsätzlich verschieden.

Die strikte Trennung von Leben und Tod stellt aus beiden Blickwinkeln ein Paradoxon dar. Denn aus wissenschaftlicher Sicht ist der Tod ein ständiger Begleiter. Das ganze Leben über sterben Körperzellen ab. Jede Hautschuppe stellt ein Quantum Tod mitten im Leben dar.

Und hat nicht oft auch der seelische Tod schon zu Lebzeiten von Menschen Besitz ergriffen, die sterben wollen? Sei es im Rahmen einer depressiven Erkrankung oder einfach, weil die menschliche Vernunft – wie u.a. im Falle von Krebserkrankungen – die Nähe des Todes erkennt und den zu erwartenden Prozess im Vollbesitz der geistigen Kräfte abkürzen will? Inwieweit verändert Todessehnsucht, aus welchem Grund auch immer, menschliche Verhaltensweisen?

Und auch in der Welt unserer Gedanken sind Tod und Wiedergeburt in lebenslangen Prozessen präsent. Wünsche und Sehnsüchte, Lebensentwürfe und Pläne

sterben permanent und werden neu geboren. Trotzdem trauert niemand seinen kindlichen Phantasien
nach, sondern erlebt die geistige Entwicklung als sinnvollen Prozess.

*Herr D., ein 87-jähriger Patient, nach medizinischen
Kriterien kerngesund, möchte, mehr oder weniger aus
heiterem Himmel, sterben. Er beteuert dies immer und
immer wieder. Seinen Kindern, seiner Gattin gegenüber.
Ob er denn Schmerzen habe, fragen die Kinder. Warum
er ausgerechnet jetzt, wo es ihnen so gut gehe, sterben
möchte, will seine Frau wissen. Er gibt keine klaren Antworten, stellt nur fest, keine Freude mehr am Leben zu
haben, dass ohnehin alles nicht mehr so sei wie früher,
und dass es keinen Sinn mehr habe, so weiterzuleben.*

*Anfang September kommt die Familie überein, die Haus-
ärztin zu rufen. Sie wird schon bei der Kontaktaufnahme
vom Sohn über das neu aufgetretene Problem aufgeklärt.*

*„Herr D., wissen Sie, warum ich gerufen worden bin?“,
beginnt sie ein Gespräch. Herr D. antwortet: „Nein, das
weiß ich nicht. Aber ich werde noch im September sterben, und das werden Sie auch nicht ändern können, falls
Sie deswegen kommen.“ Darauf die Ärztin: „Ja, warum
denn ausgerechnet im September?“ Er macht eine längere
Pause und zeigt mit einer Handbewegung zum Fenster.
„Sehen Sie nicht, wie früh es schon wieder finster wird?
Die Blätter sind alle von den Bäumen gefallen. Da hat
das Leben doch keinen Sinn mehr.“*

*Die Hausärztin versucht: „Aber schauen Sie doch,
Herr D., noch scheint ja die Abendsonne, und überhaupt,
Ihre Frau braucht Sie ja auch noch, oder? Da können Sie
doch nicht einfach so sterben wollen.“*

*Herr D. denkt länger nach. Dann zeigt er mit einer
weiteren Handbewegung auf seinen dünnen Körper.*

„Schauen Sie mich doch an, nichts als Knochen. Aber wenn Sie meinen, dann sterbe ich halt erst im Oktober. Dann werden ja alle zufrieden sein. Oder?"

Vorsichtig fragt die Ärztin Herrn D., ob er öfters traurige Gedanken habe. Darauf antwortet er entrüstet: „Ich hab keine traurigen Gedanken, ich sage nur, dass ich eben im Oktober sterben werde."

Da kommt der Ärztin eine Idee. Sie sagt: „Herrr D., warum wollen Sie unbedigt heuer noch sterben? Wenn Sie es genau nehmen, können Sie ja noch die nächsten paar tausend Jahre tot sein. Warum haben Sie es also jetzt mit dem Sterben so eilig?"

Diese Worte stimmen Herrn D. nachdenklich. Eine Weile lang geht er mit Blick aus dem Fenster, auf die letzten Strahlen des Abendrots, im Zimmer auf und ab. Alle warten auf seine Antwort. Dann sagt er lapidar, mit einem leisen Lächeln: „Na gut, da haben Sie auch wieder recht." Und nach einer weiteren kurzen Pause: „Dann sterbe ich eben später. Dann bin ich ja auch tot. Da haben Sie wirklich recht."

Jetzt und in der Stunde unseres Todes

Man mag zur römisch-katholischen Kirche stehen, wie man will, aber die gebetsmühlenartige Wiederholung ihrer Mahnung an die Sterblichkeit allen Lebens während des gesamten Kirchenjahres hat den Tod immer präsent gehalten. Niemand hatte die Chance, den bevorstehenden eigenen Tod so weit von sich zu drängen, wie es heute in unserer zunehmend säkularen Gesellschaft der Fall ist. Denn spätestens beim nächsten Messbesuch war sie wieder laut und deutlich zu vernehmen, die Mahnung, ja nicht zu glauben, dass es ewig so weiterginge. Durch die Verbindung des individuellen Todes mit dem Jüngsten Gericht wurde permanent an Ethik, Moral und Rechtsempfinden appelliert. Das alltägliche Leben sollte stets auf seine Vertretbarkeit dem ewigen Richter gegenüber überprüft werden. Auch die Erinnerung an die Tatsache, letztlich nur aus Staub zu bestehen und wieder zu Staub zu werden, hat regelmäßig auf die Relativität des irdischen Lebens hingewiesen.

Auch wenn man der Kirche den Vorwurf machen könnte, mit dem Schüren der Angst vor dem Tod auch Gehorsam und Unterwerfung erzwungen zu haben, so mag die ständige Präsenz des Todes das Leben des einzelnen Menschen dann und wann doch ins rechte Licht gerückt haben. In der Verzweiflung und im Schmerz mag der Gedanke an den Tod ebenso tröstlich gewesen sein, wie er die Augenblicke von Lust und Liebe zu besonderen Momenten erhoben hat. Nicht, dass man den Tod ständig mit sich tragen müsste, aber dann und wann an ihn zu denken kann die eigene Befindlichkeit sehr wohl in anderem Licht erscheinen lassen.

Denn ein Leben ohne den Bezugspunkt Tod verliert Würze und Wert. Die eigene Bedeutung, der Wert von Wunschvorstellungen, Streben nach Macht und Anerkennung und viele andere Größen des menschlichen Lebens bekommen im Angesicht des unvermeidlichen Todes eine neue Facette. Die Lebenszeit erscheint im Bewusstsein des kommenden Todes wertvoller.

Der Tod ist der alles relativierende Faktor im Leben der Menschen. Es ist kein Zufall, dass sich arme Menschen seit ewigen Zeiten mit der Gerechtigkeit trösten, die vom Sterben aller Menschen, auch der Reichen, ausgeht. Wie oft hat der Satz „Jetzt kann er sich mit all seinem Geld auch nicht mehr das Leben kaufen" getröstet und geholfen, das eigene Schicksal besser zu ertragen. Die Anteilnahme, welche bei den Begräbnissen reicher und prominenter Menschen zur Schau getragen wird, entspringt nicht zuletzt dem Bedürfnis zu zeigen, dass man selbst auch ohne Bedeutung oder Vermögen noch lebt, während der Vermögende nicht mehr zu leben vermag.

Der Tod als Endpunkt sollte Teil aller gesunden Lebensreflexionen sein. Sowohl des Einzelnen, als auch der Gemeinschaft. Aus biologischer Sicht ist der Tod schließlich das Ziel des Lebens und keine Krankheit. Daher muss die Verdrängung des Todes als Krankheitssymptom einer Gesellschaft gewertet werden. Denn am Ende eines Lebens zu sterben ist nicht ungesünder, als an seinem Anfang geboren zu werden.

Das Ende der Welt

Da die individuelle Welt nur in der eigenen Wahrnehmung existiert, endet mit dem Tod auch die Existenz der Welt. Wir wissen nicht, wie unsere Mitmenschen die Welt wahrnehmen, wir gehen aber stillschweigend davon aus, dass der eigene Weltblick auch für andere verbindlich sei – der Gedanke, dass neben der eigenen Welt auch unzählige andere Realitäten gleichberechtigt existieren, wird gerne ausgeblendet. Daher glauben wir auch, im Sterben aus dieser einen, einzigen, unseren Welt zu scheiden. Und die nahestehenden Menschen in dieser Welt zurückzulassen. Wenn ein Mensch stirbt, verändert sich durch seinen Tod also die Welt. Angehörige trauern, die Welt vermisst eines ihrer Mitglieder.

Allerdings nimmt diese Veränderung der Welt mit der Entfernung ab. Damit ist sowohl die menschliche wie auch die geografische Entfernung gemeint. Der

Tod eines Europäers wird im Fernen Osten im Allgemeinen nicht wahrgenommen. Er verändert die Welten der dort lebenden Menschen nicht. Er verändert die Welt im Ganzen nicht.

Ein jüdisches Sprichwort allerdings besagt, dass, wer ein Leben rettet, auch die Welt gerettet hat. Der Umkehrschluss lautet dann: Mit dem eigenen Tod stirbt die ganze Welt.

Dieser Gedanke mag auch einen Teil der Angst vor dem Tod begründen. Schließlich ist die Todesangst die höchste Stufe aller Ausprägungen von Angst.

Zugleich muss, wer einmal gestorben ist, keine Angst mehr haben. Dieser angstfreie Zustand der Seele ist Teil des Paradiesbegriffes, der in allen Kulturkreisen und Religionen in der einen oder anderen Form existiert. Das Fegefeuer zwischen Leben und endgültigem Tod eröffnet die Möglichkeit, Sühne für die Sünden während des Lebens zu leisten, um dann als reines Wesen das Paradies zu genießen.

Aber eine Gesellschaft, die den Glauben an ein Jenseits verloren hat, stirbt nicht mehr mit der tröstlichen Aussicht auf eine bessere Zukunft. Ob ein intakter Glaube, welcher Art auch immer, das Sterben leichter macht, bleibe dahingestellt, aber ohne Glauben, ohne die Anlehnung an eine Religion wird das Abschiednehmen vom Leben sicher nicht einfacher.

Nach dem Tod eines Menschen entsteht ein neuer Zustand. Am besten mit dem Wort „perfekt" beschreibbar. Dieses Wort verdient eine tiefere Betrachtung: „Perfekt" kommt aus dem Lateinischen und bedeutet „vollendet". Wenn also ein Menschenleben nach dem Prozess des Sterbens im Tod endgültig vollendet worden ist, geht es in den „perfekten Zustand" über. Gleichzeitig steht das Wort „Perfekt" in grammatikalischer Hinsicht für „Vergangenheit". Die scheinbare Doppeldeutigkeit des Wortes entpuppt sich bei näherer Betrachtung als durchaus erklärbar: Erst mit der Vollendung, mit dem Abschluss wird ein Werk vollendet. Erst der letzte Pinselstrich des Künstlers, erst sein letzter prüfender Blick macht das Gemälde fertig und damit, zumindest für den Maler, perfekt. Wenn der Künstler vor seiner Staffelei steht und seine bemalte Leinwand für gut befindet, führt er den Prozess des Malens in die Vergangenheit über. Was abgeschlossen ist, ist vergangen. Und was vergangen ist, wird dadurch perfekt. Weil es, zumindest im Fall eines menschlichen Lebens, nicht mehr verändert werden kann.

So wird jedes Menschenleben im Tod perfekt. Vollendet, fertig, abgeschlossen, vergangen.

Und gut.

Es ist kein Zufall, dass der Volksmund fordert, dass man über Tote nichts Schlechtes sprechen soll.

Wie ja auch vor der eigenen Geburt alles in Ordnung war. Wenn es uns nach dem Tod also so geht, wie es uns vor der Geburt gegangen ist, wird der Zustand des Tot-Seins nicht so schlimm sein, wie es häufig befürchtet wird. Dieser Gedanke kann uns auch abseits der religiösen Tröstungen Beruhigung spenden.

Eine Besonderheit des menschlichen Verstandes im Vergleich zu niedrigeren Lebensformen ist die Reflexionsmöglichkeit. Damit entsteht nicht zuletzt auch die Möglichkeit, über Sterben und Tod nachzudenken. In Anbetracht der Übermacht des Todes erscheint der vom freien Willen gewählte Suizid die einzige Möglichkeit zu sein, selbst Einfluss auf die Ereignisse am Ende des Lebens zu nehmen. Die Möglichkeit, das

Leben bewusst und zu jedem Zeitpunkt beenden zu können, ist der Spezies Mensch vorbehalten.

Alle bekannten Formen des Selbstmordes aus dem Tierreich dienen im Gegensatz zum menschlichen Suizid letztlich der Stärkung der Hinterbliebenen und werden instinktiv begangen. Wenn sich männliche Lemminge, so einer der Erklärungsversuche für das wiederkehrende Massensterben der Tiere, in die – sicher tödlichen – Fluten werfen, so tun sie das, um bei beschränktem Nahrungsangebot die Überlebenschancen ihres Nachwuchses zu erhöhen, und damit letztlich zur Stärkung von Art und Population. Im Vergleich zum menschlichen Suizid fehlt dem Verhalten der Lemminge die Freiwilligkeit. Wenn sich Millionen von Soldaten „für Volk und Vaterland" mehr oder weniger freiwillig im Krieg opfern, so kann dieses Verhalten – analog zum Verhalten der Lemminge – als Verhaltensatavismus (eine Verhaltensweise, die in früheren Entwicklungsstadien sinnvoll war, jetzt aber aufgrund der fortgeschrittenen Entwicklung nicht mehr notwendig wäre) interpretiert werden. Denn der freie Wille des Menschen endet dort, wo Gehirn und Psyche als Produkt von Mutation und Selektion gesehen werden müssen.

Der verdrängte Tod

Der Tod ist ein ständiger schattenhafter Begleiter des Lebens. Mehr noch, er umrahmt das Leben. Erst der Gegenpol des Tot-Seins macht das Lebendig-Sein zu etwas Besonderem, so wie der Tag ohne Nacht kein Tag wäre, sondern ein undefinierbares Einerlei. Erst Gegensätze machen Definitionen möglich. Satz und

Gegensatz, These und Antithese kennzeichnen seit jeher menschliches Erkennen.

Der Tod ist objektiv betrachtet lebenslang eine stetige Möglichkeit, deren Unausweichlichkeit subjektiv
mit zunehmendem Alter näher rückt. Auf einem Zeit-
Weg-Diagramm betrachtet ist jeder Mensch zu jedem
Augenblick des Lebens ein Sterbender, denn ab dem
Zeitpunkt der Menschwerdung kommt der Tod als
Schlusspunkt des Lebens näher.

Ein wichtiger Faktor der persönlichen Todeswahrnehmung ist das eigene Reflexionsvermögen, die individuelle Nach- und Vordenklichkeit, die die Intensität der Auseinandersetzung mit dem Tod verändert.
Der persönliche Charakter prägt nicht zuletzt das persönliche Bild vom Tod maßgeblich. Die Bereitschaft,
über menschliche Extremsituationen zu reflektieren,
bestimmt auch die Tiefe der Auseinandersetzung mit
dem eigenen Tod.

Wann, wo und wie ein Mensch zum ersten Mal den Tod
als solchen erkennt und in welcher Gestalt er ihm begegnet, hängt aber auch stark von den Lebensumständen ab. Dieser Aspekt des Sterbens wurde und wird
seit jeher stark von der historischen und der geografischen Dimension bestimmt: Die Verzahnung von Leben und Tod wurde und wird zu verschiedenen Zeiten
und an verschiedenen Orten der Erde unterschiedlich
wahrgenommen.

So ist in unseren Tagen das Sterben in den Teilen
Afrikas, die südlich der Sahara liegen und eine HIV-
Durchseuchung von mehr als 7 % in der Gruppe der
15–49-Jährigen aufweisen, ganz offensichtlicher Bestand der öffentlichen Wahrnehmung. Sterben und

Tod sind in den betroffenen Landstrichen omnipräsent und weithin sichtbar. Für Jung und Alt. Der Tod nächster Angehöriger in frühen Lebensjahren gehört zum Alltag, Kinder verlieren oft beide Elternteile vor dem Erwachsenwerden. Infizierte Kinder selbst sterben zu 50 % im ersten Lebensjahr, der Rest zum Großteil vor dem vollendeten 5. Lebensjahr. Die Tragödie AIDS macht den Tod alltäglich. Eine solche Präsenz des Todes verändert auch die Beziehung der betroffenen Gesellschaft zu Tod und Sterben.

Der scheinbare Wert und die vermeintliche Unantastbarkeit des eigenen Lebens steigen offenbar proportional mit der Verdrängung des sichtbaren Todes. Je weniger Tod es in einer Gesellschaft gibt, umso normaler und selbstverständlicher ist Leben. Wenn der Tod nicht mehr Teil der wahrgenommenen Wirklichkeit ist, wird er unwirklich und unnatürlich. Er ist zwar noch Teil der Phantasie, aber nicht mehr Teil der Realität. Dabei fällt auf, dass die Präsenz von Sterben und Tod in der uns umgebenden virtuellen Welt in dem Maße steigt, wie das Lebensende aus der allgemeinen und alltäglichen Wahrnehmung verschwindet. Während die Gesellschaft zur Zeit des Wiederaufbaus nach dem Zweiten Weltkrieg – müde von menschlichen Verlusten und Tod – Komödien und leichte Unterhaltung bevorzugte, können die Fernsehsendungen heute gar nicht genug Morde, Brutalität und Grausamkeit bieten.

Wenn man den Tod als größten Feind des Lebens betrachtet, gibt es in jeder Gesellschaft Zeiten, in denen dieser Feind eher unsichtbar agiert, oder Zeiten, in denen er seine Übermacht demonstrativ zur Schau stellt.

So wird auch in Kriegszeiten ein eigenes Vokabular im Umgang mit dem Tod verwendet. Euphemismen wie „im Feld geblieben", „nicht mehr heimgekommen" und „gefallen" bringen die versuchte Bewältigung der Verluste durch die Hinterbliebenen zum Ausdruck. Sogar offizielle Stellen sprechen in Kriegszeiten eher von Mannschaftsverlusten als von Getöteten.

Eine solche Omnipräsenz des Todes hatte in gewisser Weise eine Normalität des Sterbens zur Folge und die „Gesamtangst" der Gesellschaft vor dem Tod deutlich herabgesetzt. Das Gleiche gilt für die Zeiten von Hungersnöten oder Epidemien. Allein in den Zeiten der Pest im 14. Jahrhundert forderte der „schwarze Tod" in Europa ca. 25 Millionen Menschenleben, das entspricht in etwa einem Drittel der damaligen Bevölkerung. In solchen Zeiten muss das Verhältnis der Gesellschaft dem Tod gegenüber ein anderes sein. Denn für emotionale Trauerarbeit war nicht viel Platz. Überlebende waren Tag für Tag mit dem eigenen Überleben beschäftigt. Vielleicht haben vielen Betroffenen der Glaube und die notwendige tägliche Arbeit geholfen, menschlichen Verlust besser bewältigen zu können, zu müssen. Denn soweit es geschichtliche Zeugnisse belegen, gab es zur Zeit des „schwarzen Todes" keine Kriseninterventionsteams und keine Psychologen, die beim Zurechtkommen mit Leben, Sterben und Tod geholfen hätten. Institutionen, die im Übrigen sinnvoll und hilfreich, aber eben Produkte unserer Zeit sind.

In Anbetracht der astronomischen Zahlen an Menschen, die mit dem Leben nicht zurechtkommen, an Depressionen oder Burn-out-Syndrom leiden, könnte man zum Schluss kommen, dass unsere Gesellschaft nicht nur mit dem Leben, sondern in der Folge auch mit dem Tod nicht mehr zurechtkommt. Während der allabendliche Tod im Fernsehapparat uns scheinbar keine Probleme bereitet, kann schon der Tod eines Meerschweinchens zu massiven psychischen Störungen führen. Bestialische Tötungsarten und verwesende Leichen in Krimiserien und Kinofilmen lassen uns weitgehend unberührt. Selbst Kleinkinder werden gedankenlos der täglichen virtuellen Präsenz des Todes ausgesetzt. Die Erkrankung der Hauskatze führt aber zum Zusammenbruch ohnehin fragiler zwischenmenschlicher Beziehungen. Und der reale Tod alter und kranker Menschen macht uns vollkommen ratlos.

Der unsichere, verkrampfte Umgang der Gesellschaft mit dem Tod ist unter anderem also auch eine Folge der Absenz des Sterbens in unseren Tagen und in unseren Breitengraden. Der unsichtbare Tod verbreitet eine eigenartige Unsicherheit und bewirkt die klassische Angst vor dem Unbekannten. Die westliche Wohlstandsöffentlichkeit weiß nicht, wie es sich stirbt. Sie hat es nie gesehen. Und niemand möchte am Tod eines Menschen schuld sein. Sowohl die Gesellschaft an sich als auch die Medizin mit all den ihr angegliederten Institutionen waschen ihre Hände in Unschuld. Anders können Wiederbelebungsversuche bei sterbenden Menschen nicht erklärt werden.

Notruf 144: Eine moribunde, demente 88-jährige Patientin soll reanimiert werden. Diese SMS-Meldung geht an den Notarztwagen und die örtliche Rettungsstelle.

Die Ursache: Der mit der Situation überforderte und verzweifelte Sohn der betagten Frau ruft während der Osterfeiertage den Notruf und sagt nach der obligaten Aufnahme der Kontaktdaten – unter Tränen – den Satz: „Ich glaube, meine Mutter stirbt." Dann legt er auf.

Eigentlich wollte der Mann nur mit einem anderen Menschen sprechen, seinen Kummer, seine Trauer mitteilen. Er weiß, dass seine Mutter stirbt, und er weiß auch, dass der Tod eine Erlösung für sie sein wird. Aber er weiß nicht, was der Satz „Ich glaube, meine Mutter stirbt" in einem qualitätsgesicherten Notrufsystem an Konsequenzen auslöst.

Sofort macht sich der Notarztwagen auf den 23 Kilometer weiten Weg. Die Sanitäter der im Ort befindlichen Rettungsstelle sind natürlich schneller am Einsatzort. Sie stürmen einsatzmäßig ins Haus. Und wirklich, die 88-Jährige stirbt gerade. Sofort stürzen drei uniformierte Sanitäter ans Krankenbett. Die sterbende Frau macht gerade die letzten Schnappatmungszüge. Der Puls hat eben ausgesetzt. Das sofort angelegte EKG zeigt typische letzte elektrische Zuckungen des sterbenden Herzens. Ein Sanitäter reißt die Sterbende in die stabile Seitenlage, wie er es gelernt hat. Alles läuft routinemäßig ab. Es wird kaum gesprochen. Niemand fragt den zur Seite gedrängten und sprachlosen Sohn nach Krankengeschichte und Pflegesituation.

Dabei handelt es sich um eine Patientin, die nach etlichen leichten und schweren Schlaganfällen seit Monaten nur noch apathisch im Bett liegt und auf den Tod wartet.

Eine der Töchter, die von der anwesenden, aber der deutschen Sprache kaum mächtigen Pflegerin über den Rettungseinsatz informiert worden ist, erreicht die befreundete Hausärztin, die die Mutter während der letzten Jahre betreut hat, im Urlaub am Telefon. „Stell dir vor, unsere Mutter soll wiederbelebt werden, obwohl sie endlich sterben würde."

Die Ärztin verspricht, die Wiederbelebung wenn möglich noch zu verhindern. Es gelingt ihr auch, die Notrufleitstelle telefonisch zu erreichen und, nach etlichen Nachfragen und einem weiteren persönlichen Telefonat mit dem heraneilenden Notarzt, den sinnlosen Einsatz abzuwenden. Die hochbetagte, schwerkranke, schon lange vom Tod gezeichnete Frau stirbt also in der stabilen Sei-

tenlage, mit einem tragbaren EKG-Gerät verbunden, das
ständig, wie das Navigationssystem im Auto, mit einer
Computer-Frauenstimme Anweisungen für den nächs-
ten notwendigen Schritt zur Reanimation von sich gibt:
„Achtung, drohendes Kammerflimmern", „Defibrillieren
sofort starten" etc.

Eines der ungeschriebenen Gesetze unserer Gesellschaft scheint zu lauten: „Sterben verboten" – egal,
wann und wo, und zu welchem Preis: So lange medizinisch noch etwas getan werden kann, um den Zeitpunkt des Todes ein Stück weiter nach hinten zu ver-
schieben, muss es getan werden.

Ein Blick auf die globalisierte Welt macht allerdings
deutlich, dass dieses Gesetz lediglich für die überal-
tete Wohlstandsgesellschaft der westlichen Industrie-
staaten gilt. Denn überall sonst auf der Welt darf aus
der Sicht dieser Gesellschaftsform zu jedem Zeitpunkt
und auf jede erdenkliche Weise gestorben werden – vor
allem dann, wenn der vorzeitige Tod in sogenannten
Entwicklungsländern im Dienste des Erhalts des westlichen Lebensstandards steht. Ob es nicht ethisch korrekt wäre, um einen Bruchteil des Geldes, das bei uns
zur Aufrechterhaltung von Herz- und Kreislauffunk-
tion von Sterbenden im hohen Alter ausgegeben wird,
Textilfabriken in Bangladesch zumindest so stabil zu
bauen, dass sie nicht von sich aus zusammenbrechen
und Dutzende von Billiglohnarbeitern unter sich begraben, die gerade damit beschäftigt sind, Modeware
für das Lifestylegefühl unserer Breitengrade herzustellen – das ist eine von vielen Fragen, die in diesem
Zusammenhang nie gestellt werden.

Die Geburt der Sterblichkeit

Während der Säugling und das Kleinkind den Tod nicht kennen, ist er im Leben alter Menschen eine feste Größe. Irgendwann dazwischen, beim einen früher, beim anderen später, nistet sich der Tod zumindest als Begriff im Leben ein. So ist für viele Kinder der Tod eines Haustieres die erste Konfrontation mit der Metamorphose eines lebendigen Körpers zu einem leblosen, toten Wesen. In einer gesunden Entwicklung oft die erste Möglichkeit, das Wesen des Todes zu begreifen.

Irgendwann wird der Begriff Tod mit dem Nicht-mehr-anwesend-Sein bestimmter Menschen assoziiert. Sei es, dass von lange verstorbenen Vorfahren die Rede ist, oder älter gewordene Menschen wie Groß- und Urgroßeltern aus der Umgebung eines Kindes versterben.

Erst in einem weiteren, meist später in der Entwicklung stattfindendem Prozess werden die Begriffe Tod und Sterben als verschiedene Zustandsbilder wahrgenommen. Die Erkenntnis, dass erst das Sterben zum Tod führt, ist Voraussetzung für einen individuellen Zugang zur eigenen Vergänglichkeit.

Es ist wohl kein Zufall, dass die eigene Sexualität – zeitlich gesehen in der genitalen Phase der kindlichen Entwicklung – lange vor der eigenen Sterblichkeit wahrgenommen wird. Denn das Individuum soll, darf und kann, aus erkenntnistheoretischer Sicht betrachtet, erst nach der biologischen Aufgabe der Fortpflanzung sterben.

Auch entwickelt das Kind einen Begriff von eigener Gesundheit – als Erweiterung der eigenen Befindlichkeit –, bevor es seine Sterblichkeit erkennt. Denn die Fähigkeit, eine Befindlichkeit der eigenen Körper-Seele-Einheit beurteilen zu können, ist Voraussetzung dafür, feststellen zu können, ob man sich gesund oder krank fühlt. Erst später erlaubt ein weiterer gedanklicher Schritt, das eigene Sterben möglich erscheinen zu lassen.

So ist es auch zu erklären, dass Kinder keine konkrete Vorstellung von Sterben und Tod haben können. Denn Reifen und Wachsen stehen diametral zu Sterben und Tod. Erst mit der Wahrnehmung körperlicher Abbauprozesse bekommt der Geist die Möglichkeit, das eigene Ende als notwendigen Endpunkt dieser Prozesse zu erkennen.

Kinder sterben gerade deshalb in emotionaler Hinsicht anders als Erwachsene. Weil sie den Tod einerseits nicht kennen. Weil sie seine Bedeutung, seine Unumkehrbarkeit nicht kennnen. Andererseits erleben sterbende Kinder auch die Angst vor dem Unbekannten. Kinder erleben die Verzweiflung und die Angst der Eltern. Kinder sind unendlich feinfühlig im Erkennen von veränderten Umgebungsbedingungen. Natürlich leiden krebskranke Kinder körperlich genauso wie ältere Patienten. Die seelischen Leiden unterscheiden sich aber deutlich.

Ganz anders verhält es sich bei gesunden Heranwachsenden. Untersuchungen belegen, dass die Zeitspanne der ersten 18 Lebensjahre subjektiv als genauso lange empfunden und wahrgenommen wird wie der gesamte Rest des Lebens. Daraus resultiert, dass in der unbewusst stattfindenden Hochrechnung des Jugendlichen der Tod noch unvorstellbar weit entfernt ist. Und das bedeutet wiederum, dass sich junge, gesunde Menschen als unverwundbar und unsterblich empfinden. Zusammen mit dem im Überfluss vorhandenen Adrenalin haben junge Erwachsene eine deutlich verminderte Wahrnehmung von Gefahr und Tod.

Die Altersstatistiken von Unfallopfern sprechen eine klare Sprache. Erfahrene Feuerwehrkommandanten berichten immer wieder von der Waghalsigkeit junger Feuerwehrmänner. Und allemal eignen sich junge Soldaten besser für den Einsatz im Krieg als ältere Männer. Furcht und Angst vor dem Tod sind bei ihnen weniger stark ausgeprägt. Es ist ein Zynismus der Geschichte, dass in jeder Epoche alte Männer junge Männer in den Krieg und in den Tod schickten und das auch heute noch so handhaben.

In Würde sterben

In Diskussionen rund um dieses Thema fällt die oft stereotyp aufgestellte Forderung nach einem „würdevollen Tod". Aber was kann man sich darunter vorstellen?

Auch hier kann man wieder einen Blick auf die Parallele zwischen Lebensanfang und Lebensende werfen und sich fragen: Was wäre denn eine Geburt in Würde?

Eine Geburt muss einfach stattfinden. Am Ende der Schwangerschaft. Unbedingt. Es gibt keine gangbaren Alternativen. Weder für die gebärende Mutter noch für das Kind. Es muss, einmal ausgereift, hinaus in die Welt. Für Würde bleibt wenig Spielraum.

Am ehesten können noch die Rahmenbedingungen einer Geburt würdevoll sein. Wenn man aber die physiologisch-medizinischen Parameter beiseitelässt, bleibt die Liebe – als übergeordneter Begriff – alleiniger Maßstab für die Würde einer Geburt. Die Liebe der Mutter zum werdenden Menschen, die Liebe der Eltern untereinander und zum Kind. Friede, Geborgenheit, Freiheit und die Liebe einer Gesellschaft zur Familie. Die Liebe verleiht dem Geburtsvorgang Würde.

Für das Sterben gilt Ähnliches. Der Vorgang des Sterbens ist für jedes einmal geborene Individuum notwendig und damit an sich wert- und würdefrei. Allerdings können die Umstände des Sterbens mehr oder weniger würdevoll sein. Und auch in der Stunde des Todes sind es wieder Geborgenheit, Angenommensein und die Liebe, die ein würdevolles Sterben möglich machen und auszeichnen.

Das einsame Sterben in einer Sterbekammer des Krankenhauses nimmt dem Tod jede Würde. Und auch der Tod, während aus einer Infusionsflasche die letzte Chemotherapie tropft, ist nicht würdevoll. Der mit allen finanziellen und technischen Möglichkeiten auf der Intensivstation bekämpfte Tod ist ebenso wenig würdevoll wie das sinnlose Sterben am Schlachtfeld.

Am anderen Ende dieser Sichtweise liegt der in seinem eigenen Bett sterbende, von Familienmitgliedern gepflegte und begleitete Mensch. Der angenommene und erlaubte Tod ist würdevoller als der Tod während seiner Bekämpfung. Denn Annehmen und Zulassen sind Merkmale der Liebe. Trauer an sich ist ebenso wenig würdelos, wie der Kampf gegen den Tod nicht unbedingt würdevoll ist. Auch wenn Sterben immer eine individuelle Leistung und Arbeit bleibt, entscheidet die übergeordnete Liebe der Umgebung über seine Würde. Weil aber diese Form der Liebe noch nicht normiert und qualitätsgesichert werden kann, ist es einigermaßen schwierig, das so oft geforderte Recht auf einen würdevollen Tod für alle Menschen zu etablieren.

Herr I. ist 62 Jahre alt und leidet seit zwei Jahren an einem unheilbaren Gehirntumor.

Durch eine Operation kann nur vorübergehend eine Besserung der Beschwerden erreicht werden. Die guten

Tage sind gezählt. Die weit ins Gehirn verzweigten Krebszellen beginnen wieder an sich auszubreiten und verändern Herrn I. in jeder Weise. Sein Gang wird unsicher,
das räumliche Vorstellungsvermögen schwindet rasch
dahin und die Psyche wandelt sich auffällig.

Herr I. entwickelt einen ungeheuerlichen Bewegungsdrang und überschätzt zugleich die eigene Leistungsfähigkeit. Häufige Stürze auf kilometerlangen Wande-
rungen sind die Folge. Dann kommt er blutüberströmt
nach Hause und sagt zu seiner besorgten Gattin: „Schau,
was mit mir heute passiert ist." Ihn einsperren zu wollen
hat keinen Sinn. Mit aller List und Kraft findet er immer
wieder einen Weg nach draußen.

Regelmäßig sticht er mit der Gabel neben den Teller,
wenn er ein Stück Fleisch aufspießen möchte. „Das Fleisch
stimmt heute einfach nicht, irgendetwas ist da nicht in
Ordnung", beschreibt er selbst die Situation.

Mit der fortschreitenden Ausbreitung der Krebszellen
im Gehirn wird die motorische Unruhe immer schlimmer.
Und die Leistungsfähigkeit des Patienten immer weniger.
Wie ein Besessener geht Herr I. im Garten, später nur
noch im Zimmer auf und ab. Sein Bewegungsdrang ist
auch mit hochwirksamen Medikamenten kaum zu kontrollieren. Geschweige denn zu stoppen. Ständig stürzt er.
Und rappelt sich wieder auf. Für einen nächsten Sturz.
Sein Körper ist mit Schürf- und Rissquetschwunden über-
sät. Schon längst hat die Hausärztin aufgehört, die frischen Wunden zu nähen.

Er ist nicht mehr imstande, sich verständlich auszudrücken. Herr I. verwechselt Satzteile und erfindet neue
Wörter. Und bringt seine Gattin dadurch in allem Elend
immer wieder zum Lachen.

Bis er eines Tages das Bett nicht mehr verlassen kann.
Aber die Unruhe bleibt. Er reißt sich die Kleider vom Leib

und kann Harn und Stuhl nicht mehr kontrollieren. Er wälzt sich nackt hin und her, drückt mit den zappelnden Beinen das verknitterte Leintuch in eine Ecke des Bettes und versucht die seitlich am Krankenbett hochgezogenen Absperrungen zu überwinden. Wenn es ihm dann und wann gelingt, stürzt er auf den Teppichboden und blutet wieder irgendwo.

Die Hausärztin versucht immer noch stärker wirksame Medikamente. Aber Herr I. poltert und zappelt weiter, als ob er gegen einen unsichtbaren Feind zu kämpfen hätte. Tag und Nacht. Nach einer starken Injektion schläft er vielleicht ein bis zwei Stunden, um seinen Kampf danach umso intensiver fortzusetzen.

Die pflegende Gattin ist verzweifelt. Die Ärztin sagt: „Wenn ich ihm eine noch höhere Dosis spritze, bringe ich ihn noch um, und das möchte ich auch wieder nicht."

Die beiden Damen beginnen über Würde und das Recht auf einen würdigen Tod zu sprechen. Da sagt Frau I.: „Heute Nacht versuchen wir es noch einmal so, sonst spritzen Sie ihm morgen bitte doch eine noch höhere Dosis."

In dieser Nacht legt sich Frau I. verzweifelt und vorsichtig neben ihren tobenden, splitternackten Mann. Sie versucht sich an ihn zu schmiegen, um ihn zu beruhigen.

Und dann geschieht etwas Unglaubliches. Plötzlich hört er auf, sich wie wild unkoordiniert und unkontrolliert hin und her zu bewegen. Er nimmt ihre Hand, drückt sie fest und bleibt die ganze Nacht ruhig.

Dieses Bild wiederholt sich noch einige Nächte.

Dann stirbt Herr I. friedlich in den Armen seiner Gattin.

Vor nicht allzu langer Zeit geisterte eine Schlagzeile durch die Medien des Landes, dass jährlich Tausende

Patienten im stationären Bereich wegen unterlassener Hilfeleistung seitens der behandelnden Ärzte vorzeitig versterben würden. Eine solche Aussage, von wem auch immer sie stammt, muss differenziert betrachtet werden. Denn isoliert gesehen verursacht sie bei den Patienten Angst und bei den Ärzten reflexartige Gegenwehr. Schuldzuweisungen im Zusammenhang mit dem Sterben von hochbetagten und schwerkranken Patienten sind aber immer würdelos und machen ein Sterben in Würde von vorneherein unmöglich. Ein Konkurrenzkampf verschiedener Institutionen, welche von ihnen den würdevollsten Tod anbieten und garantieren könne, ist immer würdelos. Dabei geht es weniger um das Wohl der Patienten, sondern vielmehr um die Demonstration der eigenen Macht. Die Patientenanwaltschaften haben schon längst erkannt, wie verletzlich die Medizin an ihrer Achillesferse ist. Daher ist es – nicht nur ihnen – ein Leichtes, Verunsicherung rund um das Thema Sterben zu schaffen. Und sich damit selbst in die Position einer unverzichtbaren Instanz zu bringen.

Denn Ärzte, die unter dem ständigen Druck eines gerichtlichen Nachspiels jeder Behandlung und Sterbebegleitung nicht mehr den Patienten, sondern primär sich selbst schützen, sind nicht imstande, würdevoll zu arbeiten. Denn die Würde der Arzt-Patient-Beziehung ist durch gegenseitigen Respekt gekennzeichnet. Und Respekt hat mit Liebe, Zuwendung und Vertrauen zu tun.

Die ständige Angst vor rechtlichen Konsequenzen steht dieser Zuwendung im Wege. Man denke nur daran, wie es wäre, wenn zwei Menschen ihre Liebe zueinander rechtlich regeln wollten. Alle Spontaneität, alle Individualität und alle Gefühlsregungen kämen augenblicklich zum Erliegen. Der biologische Höhepunkt der Liebe, der Zeugungsakt, wäre nicht mehr möglich, wenn einer der beiden Teilnehmer rechtliche Konsequenzen seines Fühlens und seiner Sexualität befürchten müsste. Vor allem Männer sind unter Druck häufig nicht im „Stande", Leben weiterzugeben.

Natürlich gibt es zum Tod des Patienten führende Kunstfehler. Und unsere derzeit gelebte Schuldkultur, dass nämlich immer ein Schuldiger gefunden und bestraft werden muss, führt auch in vielen Fällen dazu, dass medizinische Zwischenfälle vertuscht werden. Aber man muss sich vor Augen halten, dass das absolute Ausnahmefälle sind – in der Regel sind es nicht ärztliche Kunstfehler, die zum Tod des Patienten im Krankenhaus führen. Und wenn medizinische Zwischenfälle eintreten, sind die dafür immer wieder geforderten Meldesysteme auch nur dann sinnvoll, wenn teilnehmende Ärzte mit Straffreiheit rechnen können. Ein tieferer Dialog zwischen der Rechtsprechung und der Heilkunst wird notwendig sein, um die Würde aller am Gesundheitssystem Beteiligten wiederherzustellen.

Aber abgesehen von den außer Diskussion gestellten Kunstfehlern gibt es einen gewaltigen Graubereich, in dem der würdelose Tod stattfindet. Weil entweder die Behandlung schwerkranker und alter Patienten selbst zum Tod führt oder eine unterlassene Behandlung das Leben eines solchen Patienten um Stunden oder Tage verkürzt hat. In beiden Fällen wird es den Juristen nicht gelingen, einen Schuldigen zu finden. Es sei denn, man käme überein, den Sterbenden selbst mit Schuld zu belasten.

Die Schuldfrage ist nur dann einfach zu beantworten, wenn zum Beispiel ein defektes Narkosegerät, dessen Fehlfunktion von keinem Verantwortlichen bemerkt worden ist, zum Tod eines Patienten führt.

Wer soll und kann aber mit Sicherheit nachweisen, dass ein Zuviel oder ein Zuwenig an Therapie am Ableben eines Patienten schuld ist? Sehr häufig führt eine letzte Pneumonie (Lungenentzündung) bei einem ohnehin alten und kranken Menschen zum Tod, zu einem „einfachen Hinüberschlafen". Im Allgemeinen friedlich und schmerzfrei. Muss eine solche Pneumonie noch antibiotisch behandelt werden? Oder sollte man sie gar als Segen betrachten?

Wo es keine medizinische Sicherheit gibt, kann es auch keine juridische Sicherheit geben. Würde kann weder präzise definiert noch legistisch verordnet werden. Die Normierung des Sterbens und die Qualitätssicherung des Todes nehmen dem Sterbevorgang mindestens so viel Würde, wie sie ihm verleihen könnten. Die Würde des Sterbens kann nicht an staatliche Institutionen delegiert werden, sie bleibt immer Teil des sterbenden Individuums und von dessen Leben.

Es gehört zu den wichtigsten Aufgaben eines Arztes, die Würde jenes Menschen, den er im Sterben begleitet, zu beachten und zu wahren. Natürlich kann es dabei vorkommen, dass zwei verschiedene Ärzte unterschiedliche Vorstellungen davon haben, wie diese Würde im Verlauf des Sterbeprozesses gewahrt werden kann. Trotzdem ist eine gewisse individuelle Schwankungsbreite einer verordneten starren Ordnung vorzuziehen. Weil auch unterschiedlich sterbende Menschen verschiedene Umgebungsbedingungen und medizinische Vorgangsweisen als würdevoll empfinden werden. Es obliegt dem Ehr- und Feingefühl von Angehörigen und Ärzten, die optimalen individuellen Voraussetzungen für ein Sterben in Würde zu schaffen.

Eine häufig gemachte Beobachtung ist die Ansprechbarkeit von Sterbenden in den letzten Lebensstunden durch besondere Außenstehende. Oft reagieren sterbende Menschen nicht mehr auf ihre gewohnte menschliche Umgebung. Ehegattinnen, Kinder, Enkelkinder und nahestehende Freunde können den tief schlafenden Patienten weder durch Berührung noch durch Ansprache zu einer Reaktion bewegen. Alle noch so gut gemeinten Interventionen bleiben ohne Erfolg.

Wenn aber ein vertrauter Geistlicher oder ein langjähriger Hausarzt ans letzte Lager treten und den Sterbenden ansprechen oder berühren, öffnet dieser oftmals noch einmal die Augen und reagiert mit einer zielgerichteten Geste oder gar einem Wort. Gerade bei gläubigen Menschen ist diese unglaubliche Reaktion häufig zu beobachten. Auf die Fragen eines Seelsorgers antworten Sterbende zur Verwunderung der Familienangehörigen oft erstaunlich klar. Offensichtlich werden letzte Kräfte mobilisiert, um noch ein letztes Mal klare Gedanken zu fassen. Viele Angehörige sind nicht nur erstaunt, sondern reagieren betroffen, gekränkt: „Herr Pfarrer, uns hat die Oma keine Antwort mehr gegeben."

Diese letzte Erweckung eines schon fast Hinüberschlafenden ist aber nicht so sehr Verdienst des jeweiligen Geistlichen, sondern Ausdruck der tiefen Religiosität des betroffenen Sterbenden. Für Gott, mit dem eine Begegnung vielleicht kurz bevorsteht, noch einmal alle noch verfügbaren irdischen Reserven zu mobilisieren ist eben bedeutsamer, als in Frieden abgeschlossene zwischenmenschliche Beziehungen noch einmal neu aufzurollen. In solchen Momenten ist im Regelfall eben schon alles gesagt. Alles gedacht. Friede gefunden. Alles für ein Loslassen geregelt. Aber die letzte Begegnung mit einem irdischen Vertreter der himmlischen Macht bleibt selbst im Tod noch oft ein herausragendes Ereignis.

Nicht anders verlaufen Begegnungen mit langjährigen Hausärzten. Auch hier geht es weniger um die Person, sondern um die Institution des Arztes, der in allen Krisensituationen des Lebens ein adäquater, kompetenter Ansprechpartner war. Ihm noch einmal Antwort zu geben, ein letztes Mal durch ein Nicken oder Augenzwinkern zu beteuern, dass der Weg gangbar sei, die Luft zum Atmen genug, die Schmerzen erträglich, scheint die enorme Anstrengung wert zu sein, noch einmal aus dem Wegdämmern auszubrechen. Selbst erfahrene Hausärzte sind erstaunt und gerührt über solche letzten Begegnungen mit vertrauten Sterbenden, denen stets ein sakraler Moment beiwohnt. Sie sind von Demut und Feierlichkeit getragen. Stille kennzeichnet die Orte dieser besonderen Verabschiedungen.

Wer in Würde sterben möchte, sollte nicht zuletzt auch in Würde leben. Das bedeutet aber auch, dass es ratsam ist, den Tod nicht aus dem Leben zu verdrängen und aus dem Alltag zu verbannen, sondern von Zeit zu Zeit die Balance von Geben und Nehmen zu überprüfen. Respekt und Menschlichkeit verleihen nicht nur dem Leben, sondern auch dem Sterben jenes Maß an Würde, von dem wir alle glauben, ein Recht darauf zu haben.

Man stirbt, wie man gelebt hat

Der Tod jedes Menschen ist einzigartig und individuell, so wie das Leben einzigartig und individuell war. Wie vielfältig der Tod erlebt und wahrgenommen wird, das zeigen nicht zuletzt die vielen verschiedenen Bezeichnungen und Redewendungen rund um den Tod:

– Ein Bankerl reißen
– Die Radieschen / Erdäpfel von unten anschauen
– Den Löffel abgeben
– Die Patschen strecken
– Abkratzen
– Den Holzpyjama anziehen
– Den letzten Schnaufer machen
– In die ewigen Jagdgründe eingehen
– Verbleichen
– Heimgehen
– Dahinscheiden
– Seinem Schöpfer gegenübertreten
– Im Feld bleiben
– Ins Gras beißen
– Über den Jordan gehen
– Die Seele aushauchen
– In die Grube fahren
– Aus unserer Mitte gerissen werden
– Einen Abgang machen
– Das Zeitliche segnen

Je nachdem, wer, wann, wo und wie stirbt, hat der Volksmund eine treffende Beschreibung gefunden.

Immer wieder zeigt sich, dass Menschen in gewisser Weise so sterben, wie sie gelebt haben. Und nicht nur das. Sie leiden auch an den Krankheiten, die ihre Zeit und ihr persönlicher Lebensstil entstehen lassen.

Selbst die zum Tode führenden Krankheitsbilder passen häufig zu Zeit und Epoche. So wie die Schusswunde zu Kriegszeiten, das Verhungern in Zeiten der Dürre und Not zum Tode führen, sind Herz-Kreislauf- und dementielle Erkrankungen die häufigsten Todesursachen unserer Wohlstandsgesellschaft. Die Verbesserung der Ernährungslage in der westlichen Welt brachte einen deutlichen Rückgang bei Mangelernähungskrankheiten wie Tuberkulose und Infektionskrankheiten mit sich. Während bis in die erste Hälfte des 20. Jahrhunderts die Lungenentzündung sowohl bei Kindern als auch bei alten Menschen eine der führenden Todesursachen war, hat die ständige Verfügbarkeit geeigneter Antibiotika diese Todesursache in der Sterbeursachenstatistik auf die hintersten Plätze zurückrücken lassen. In Zentralafrika wird nach wie vor vorwiegend an den Folgen von AIDS gestorben, in Bürgerkriegsregionen rangieren Kriegsverletzungen weiterhin ganz oben bei den Todesursachen. Also richtet sich nicht nur die Form der praktizierten Medizin, sondern auch die Art des Sterbens nach der jeweiligen Gesellschaftsform und der geschichtlichen Epoche.

Diese Beobachtung lässt sich aber auch auf jeden Einzelnen anwenden. Generell werden Patienten, die im Laufe des Lebens mehrere Kinder großgezogen haben, im Alter besser versorgt und gepflegt als Singles. Eltern, die ihre Kinder selbst erzogen und mit Freude ins Leben geführt haben, dürfen mit besseren Pflegebedingungen im Alter rechnen, als Eltern, die ihre Kinder lediglich geduldet haben.

Einsame Menschen sterben häufig einsam. Griesgrämige Menschen sterben verbittert und zornig. Tief religiöse Menschen sterben zuversichtlich. Schmerzgeplagte Menschen erleben den Tod oft als Erlösung.

Bescheidene Menschen sterben anspruchslos. Einfache Menschen sterben einfacher als Denker. Junge Menschen sterben ahnungsloser als alte.

Diese Aufzählung erhebt keinen Anspruch auf Vollständigkeit und auch nicht auf absolute Gültigkeit. Sie zeigt aber deutlich den Zusammenhang zwischen Lebensform und der Art des Sterbens. Nicht nur in der nachträglichen Beobachtung, sondern auch in der vorausschauenden Wahrnehmung des auf uns alle zukommenden Todes. (Die Formel „jetzt und in der Stunde unseres Todes" stellt seit Jahrhunderten einen solchen Zusammenhang her.) Man wird also nicht nur in ein individuelles Leben hineingeboren, man stirbt auch aus seinem persönlichen Leben heraus.

Eine 93-jährige Patientin sitzt am Bettrand, inmitten der Reste ihres Lebens. Das Zimmer erscheint überdimensioniert. Der Stuck an der Decke bröckelt. Der Parkettboden müsste dringend neu geschliffen werden. Ein vergilbtes Bildnis aus ihrer Jugend hinter zerbrochenem Glas liegt am polierten Tisch. Im ganzen Raum, auf heruntergekommenen Biedermeiermöbeln verteilt, Schmutzwäsche. Eine gerahmte Schwarz-weiß-Fotografie an der Wand zeigt die Patientin, jung, irgendwo unter Palmen. Blühend. Mit aufreizendem Dekolletee. Eine Vase mit vertrockneten Wiesenblumen steht am Tisch neben den Brotresten der letzten Mahlzeit. Die Luft ist abgestanden. Etwas Lippenstift, schlecht und unregelmäßig aufgetragen, wie eine letzte Erinnerung an früheren Stolz. Das Gesicht sonst fahl und blass. Die Augen, tief in ihre Höhlen zurückgefallen. Und trotzdem strahlt die Situation so etwas wie gewesene Größe aus.

Die Dame versucht Kontakt mit dem anwesenden Arzt aufzunehmen und doch sind ihre Augen leer und inhaltslos. Im Raum riecht es stark nach Kot und Urin. Mit verzweifelter Miene hebt sie beide faltigen Hände zu den Schläfen und sagt in makellosem Hochdeutsch: „Stellen Sie sich vor, das Schlimmste ist eingetreten." Wortlos reibt sie mit kreisförmigen Bewegungen der Fingerspitzen beide Schläfen. Der rote Nagellack ist zum größten Teil abgesplittert. Der Blick gleitet ins Nichts. Dann, ruckartig, fährt sie fort: „Alles ist weg. Alles ist weg, nichts davon ist mehr da." Ohne ein weiteres Wort zu sagen, reibt sie monoton an den Schläfen weiter.

Der anwesende Arzt betreut die Patientin erst seit 7 Jahren, hat aber in dieser Zeit eine gewisse Zuneigung entwickelt. Vor allem die Widersprüchlichkeit zwischen ihrem aristokratischen Auftreten und der Armseligkeit des verfallenden Hauses einerseits und ihrer menschlichen Einsamkeit andererseits nimmt ihn gefangen. Immer wieder fragt sich der Mediziner, ob die großartige Vergangenheit nicht nur ein Wunschbild im Denken der Patientin darstellt. Bei den regelmäßigen Begegnungen hat die Frau das Bild einer mondänen Vergangenheit gezeichnet. Mit Worten. Und Gesten. Manchmal verwendet sie dabei einzelne französische Wörter. Sie trägt verschlissene, zu oft gewaschene Kleidungsstücke aus längst vergangenen Modezeiten. Einer ihrer vier Gatten sei Arzt gewesen: „Ein großartiger Mensch, es ist schade, dass Sie ihm nicht mehr begegnen können."

Und doch ist der Lebensabend von Einsamkeit geprägt. Ein Sohn, von dem die Patientin mit mütterlichem Stolz spricht, glänzt seit Jahren durch Abwesenheit. Sonst gibt es weder Kinder noch Freunde. („Was soll ich mit den Menschen hier anfangen, nach dem Leben, das ich gehabt habe?") Nur das Nachbarsehepaar hilft in Haus und Garten. Insgesamt schon seit Jahren ein Bild des leisen Abschiedes. Obwohl die 93-Jährige bis vor kurzer Zeit in jedem Gespräch mit dem Arzt beteuert hat, noch ein Weilchen leben zu wollen. Ja, leben zu müssen. „Sie wissen ja, Herr Doktor, ich habe noch eine Aufgabe zu erfüllen", hat sie immer wieder betont. Und auf vorsichtige Nachfragen konnte der Arzt Stück für Stück erfahren, dass der Sohn trotz Erfolgs im Beruf sowie im Privatleben nicht ganz gesund sei. „Es könnte ja sein, dass er seine Mutter noch braucht, und dann möchte ich für ihn da sein."

Der Arzt beginnt, seine verwirrte Patientin zu untersuchen. Der Blutdruck ist viel zu hoch, Wasser staut sich in Beinen und Lunge. Die Frau atmet schwer. Die sommerliche Hitze macht ihr heuer besonders zu schaffen. Er kann ein mögliches drohendes Herzversagen trotz bestehender Medikation nicht ausschließen.

Seit Jahren hatte die betagte Dame stets den Wunsch, sich bei der geringsten Symptomatik im Krankenhaus durchuntersuchen zu lassen. Aber diesmal lehnt sie die eingespielte Vorgangsweise kategorisch ab. „Aber Herr Doktor, eines sage ich Ihnen gleich, ins Spital gehe ich auf keinen Fall. Ich gehe in kein Spital mehr. Ich bleibe auf jeden Fall zu Hause." Der Arzt versucht der betagten Patientin einerseits den Ernst der Lage deutlich zu machen, andererseits möchte er sie nicht mit dem drohenden Tod konfrontieren. Ihr Atem geht schwer. Bei jedem Atemzug ist das Brodeln des Wassers in der Lunge deutlich zu vernehmen. „Nein, ich bleibe auf jeden Fall zu Hause", dann schöpft sie wieder Luft für die nächsten Worte, „wo denken Sie hin, Herr Doktor, die Blöße gebe ich mir nicht, in einem Spital zu liegen ... was glauben Sie, was man von mir denken würde ..."

Für den Arzt schließt sich bei diesen Worten ein Kreis. Seit er die Patientin kennt, klaffen für ihn Wirklichkeit und Erzähltes auseinander. All das Damenhafte hat für ihn noch nie mit der eigenartig morbiden Umgebung zusammengepasst. Hier soll um jeden Preis ein Schein aufrechterhalten werden. Das ist ihm jetzt bewusst. Eine große Dame möchte auch im Sterben groß bleiben. Zumindest für sich selbst.

Per Telefon gibt der Sohn die Anweisung, dass die Mutter mit einer 24-Stunden-Pflege zu versorgen sei, denn offensichtlich seien die drei Besuche der mobilen Krankenschwestern für den derzeitigen Zustand zu wenig. Er selbst habe leider keine Zeit, die Mutter zu besuchen. Mit besorgter Stimme äußert er im selben Telefonat dem Arzt gegenüber, dass er lernen müsse, von der Mutter innerlich loszulassen. Ihr das Sterben zu erlauben. Und ihre Entscheidung, nicht ins Spital zu gehen, müsse er wohl auch akzeptieren, obwohl er selbst es besser fände, die Mutter wieder ins Krankenhaus zu schicken. Dort habe man ihr immer geholfen.

Auf die vorsichtige Aussage des Arztes, dass die Mutter die jetzige Verschlechterung ihres Gesundheitszustandes vielleicht nicht überleben werde, antwortet der unsichtbare Sohn, dass er sich eine Welt ohne Mutter nicht vorstellen könne und dass er fest der Meinung sei, sie würde auch diesen Zwischenfall gut überleben. Wie immer, bisher. Wie gesagt, eine Welt ohne Mutter sei unvorstellbar.

Schon am nächsten Morgen reist eine junge Slowakin an, um die 93-Jährige zu betreuen. Sie spricht kaum Deutsch. Die Beengtheit des zur Verfügung stehenden Raumes ist ihr offensichtlich unangenehm. Nur ein Vorhang trennt ihre Schlafstätte vom Bett der Patientin. Der ständige Geruch von den Ausscheidungen der alten Dame bringt die junge Pflegerin wiederholt zum Erbrechen. Unkontrolliert gibt die Patientin Harn und Stuhl in ihre Windel ab. In der Nacht reißt sie sich die Windel vom

Leib. Dann ist der Stuhl über das ganze Bett verteilt. Wieder und wieder übergibt sich die überforderte Pflegerin. Nach zwei Tagen quittiert sie den Dienst.

Wieder übernehmen die mobilen Krankenschwestern die Versorgung. Nur noch ein Schatten ihrer selbst, sitzt die alte Dame jetzt stundenweise im Lehnstuhl. Die meiste Zeit liegt sie im Bett. Alleine. Schon beim Betreten des Hauses ist ihr Röcheln für Arzt und Schwestern weithin zu hören. Auf die Frage, ob sie Hilfe brauche, schüttelt sie nur noch den Kopf. Um zu sprechen, fehlen ihr Kraft und Luft. Nein. Keine Hilfe mehr.

Ohne ein Wort über den Tod zu verlieren, hat sie ihn nach 93 Lebensjahren angenommen. Selbst beschlossen, dass hier und jetzt Schluss sein soll. Keine Anwesenden. Kein Sohn.

Nicht einmal eine Krankenpflegerin ist bei ihr, als sie nach einem letzten Atemzug nicht mehr weiteratmet. Bei seiner täglichen Visite findet sie der Arzt tot in ihrem Bett auf. Inmitten eines vergilbten Lebens. Eine Grande Dame inmitten eines verfallenden Puppenhauses.

Sterben und Tod II:
Die Gesellschaft

Warum fürchten wir den Tod?

Die Angst vor dem Sterben besitzt unterschiedliche Aspekte.

Eine große Anzahl sterbender Menschen bedauert, im Leben zu wenig auf die eigenen Wünsche und Bedürfnisse eingegangen zu sein. Dazu kommt die Angst vor dem Zurücklassen von Familie und Menschen, für die man Verantwortung übernommen hat. Diese Patientengruppe hat im Großen und Ganzen weniger Angst vor dem Vorgang des Sterbens selbst, sondern davor, tot zu sein und das eigene Leben zurücklassen zu müssen. Damit verbunden ist das Bedauern über all das, wofür die Lebenszeit nun nicht mehr reicht.

Eine andere Form der Todesangst ist jene vor dem Prozess des Sterbens selbst. Auch auf Nachfrage spielt bei diesen Menschen die Sorge um die Hinterbliebenen nur eine untergeordnete Rolle. Die Angst vor Schmerzen, die Angst zu ersticken und sogar die Angst, lebendig begraben zu werden, stehen im Vordergrund.

Und noch ein Aspekt der Todesangst ist bemerkenswert. Er hängt mit dem Glauben an ein Jenseits, dem Glauben an einen Gott zusammen. Es ist die Angst, zur Rechenschaft gezogen zu werden. Die Angst, bestraft zu werden. Erst die Unterscheidung von Gut und Böse erlaubt dem Menschen diese Angst.

Eine nicht zu unterschätzende Zahl von Patienten berichtet schließlich auch von der Angst vor dem Tot-Sein. Diese Menschen fürchten nicht so sehr das Sterben an sich, sondern eine Art postmortale Ohnmacht, die sie aber nicht genau beschreiben können. Sie gehen offensichtlich davon aus, dass mit dem Tod zwar ihr Körper stirbt, sie aber als eine Art geistig-seelischer Befindlichkeit weiterhin präsent sein werden. Dabei fürchten sie z.B. Schmerzen, denen sie dann hilflos ausgeliefert sein würden. Inwieweit die historisch tief verwurzelte religiöse Drohung mit dem Fegefeuer bei dieser Form von Todesangst eine Rolle spielt, kann nicht gesagt werden. Im Umkehrschluss könnte die Fegefeuerphantasie aber deshalb so lange und gut funktioniert haben, weil es offensichtlich eine menschliche Bereitschaft gibt, eine solche Drohung wahr- und ernst zu nehmen.

Erfahrungsgemäß wird diese Art der Todesangst mit dem Näherrücken des Todes geringer. Zum Teil, weil sich todkranke Menschen den Tod ab einem gewissen Beschwerdegrad als Erlösung herbeiwünschen, zum anderen verliert mit nachlassender Geisteskraft auch die Angst vor den ausgemalten Schrecken ihre Bedrohlichkeit.

Frau S., 32 Jahre alt, leidet an einem metastasierenden Melanom. Seit dem Auftreten des Melanoms an der rechten Schulter sind gerade einmal 3 Jahre vergangen. Drei ereignisreiche, beschwerliche Jahre. Operationen und Chemotherapien. Und trotzdem war die heimtückische Krankheit letztlich zu keinem Zeitpunkt aufzuhalten. Die behandelnden Ärzte werden aber nicht müde, der Patientin weiterhin Hoffnung auf eine Genesung zu machen. „Wir werden jetzt noch eine neue Chemotherapie probieren. Sie werden sehen, darauf werden Sie gut ansprechen."

Die junge Patientin glaubt und hofft. Schließlich möchte sie noch ein Kind bekommen. Das gibt sie immer wieder als ihren größten Wunsch an. Ein eigenes Kind. Dafür lebt und kämpft sie.

Der langjährige Freund hat sich irgendwann still und heimlich davongemacht. Die ganze Sache sei zu anstrengend für ihn. Er besitze die notwendige Kraft nicht.

Tränen, Verzweiflung, Zorn und neue Metastasen.

Neue Chemotherapie, Übelkeit, Haarausfall. Das Körpergewicht sinkt ständig.

Und irgendwann ein Besuch beim Psychologen der Universitätsklinik. Auf Veranlassung der Chirurgen, die eine neuerliche operative Entfernung der Metastasen in Anbetracht des Allgemeinzustandes als nicht vertretbar ansehen. Zu der Zeit wiegt Frau S. noch 39 Kilogramm. Sie kann sich kaum noch aus eigener Kraft auf den Beinen halten.

Im Laufe des Gesprächs fragt der Psychologe: „Frau S., sagen Sie einmal, ist Ihnen schon einmal der Gedanke gekommen, dass Sie diese Krankheit vielleicht nicht überleben könnten?"

Frau S. beginnt zu schluchzen. Dann sagt sie: „Ja, manchmal, wenn ich in den Spiegel schaue, dann frage ich mich schon, wie lange das noch gutgehen kann."

Vorsichtig fährt der klinische Psychologe fort: „Haben Sie schon einmal versucht, mit jemandem darüber zu reden?" Bewusst vermeidet er die Wörter Sterben und Tod.

Es entsteht eine längere Pause. An deren Ende sagt Frau S. tränenerstickt einfach: „Ich will noch nicht sterben." Damit ist das Wort ins Gespräch getreten.

Wieder eine Pause. „Haben Sie Angst vor dem Sterben?"

Frau S. wischt sich die Tränen aus dem Gesicht und sagt mit frischer Stimme: „Nein, vor dem Sterben habe ich keine Angst. Das kann auch nicht schlimmer sein als eine neue Chemotherapie."

Mit leiser, besonnener Stimme fragt der Psychologe: „Was wäre denn das Schlimmste am Sterben?"

Er staunt über die klare Antwort von Frau S.: „Dass ich in diesem Zustand kein Kind mehr bekommen kann, ist mir schon seit längerer Zeit klar." Die Patientin senkt den Blick zu Boden und schweigt. Sie möchte noch etwas sagen, doch im Moment, so scheint es, fehlt ihr der Mut weiterzusprechen.

Der Psychologe spürt ihre Unsicherheit. Er versucht ihr eine Brücke zu bauen: „Welche anderen Lebenswünsche, außer dem eigenen Kind, sind noch offen?"

Frau S. hebt langsam ihren Blick und sagt leise mit brüchiger Stimme: „Ich denk mir, es klingt so banal, aber ich hätte so gerne den Kilimandscharo gesehen." Wieder macht sie eine Pause. Als sie aber sieht, dass der Psychologe weder belustigt noch überrascht reagiert, fährt sie fort: „Das tut zurzeit am meisten weh, dass ich den Kilimandscharo nicht mehr sehen werde." An diesem Tag sprechen die beiden noch lange über den Kilimadscharo und seine Bedeutung in Frau S.s Leben.

Der Psychologe ist noch jung und voller Enthusiasmus. Es gelingt ihm, zusammen mit den Geschwistern der Patientin eine Reise nach Afrika zu organisieren. Ärzte werden zu Rate gezogen. Die Fluggesellschaft kontaktiert. Für und Wider immer wieder abgewogen und mit der Patientin besprochen. Sie will niemandem Schwierigkeiten machen. Auf der Reise zu versterben wäre für sie o.k. Nur niemandem zur Last fallen. Alle beteuern, auf jeden Fall helfen zu wollen.

Und tatsächlich kann Frau S. den Kilimandscharo noch sehen. An eine Besteigung ist nicht mehr zu denken. Ohnehin ist die Reise anstrengend und qualvoll. Aber die letzte Freude, das letzte Ziel in Frau S.s Leben.

Zwei Tage nach der Rückkehr stirbt sie auf der Universitätsklinik. Und mit ihr der vom Tod getrübte Anblick des Kilimandscharo im Abendlicht.

Die lebenssüchtige Gesellschaft

Sehr häufig hören Ärzte oder Pfleger, wenn Patienten zum ersten Mal mit folgenschweren Befunden konfrontiert werden, Sätze wie „Aber ich will noch nicht sterben!" oder „Nein, Krebs kann ich jetzt überhaupt nicht brauchen!". Aber auch hochbetagte Patienten reagieren oft unwirsch auf den Hinweis, dass das Leben nicht ewig andauern würde.

Das scheint zunächst einmal eine vollkommen natürliche Reaktion auf eine erste Konfrontation mit dem eigenen Tod zu sein. Und doch offenbart sie, dass der jeweilige Mensch bis zu diesem Zeitpunkt noch nie ernsthaft über das Lebensende nachgedacht hat.

In der Spaß- und Lustgesellschaft unserer Tage werden negative Emotionen in der Öffentlichkeit weder gerne gesehen noch gehört. Nachdenkliche Menschen werden oft als störend empfunden. Wenn jemand auf die floskelhafte Frage „Wie geht es dir?" mit „Schlecht!" antworten würde, käme das schon fast einer Kränkung des Fragestellers gleich. Häufig genügt bereits eine realistische Bestandsaufnahme der beruflichen, privaten, wirtschaftlichen oder politischen Umgebung, um als Pessimist abgestempelt zu werden. Wer nicht gut drauf ist, gehört nicht auf das Gruppenbild, das sich eine Gesellschaft von sich selbst macht. Kinder, die in Anbetracht der Orientierungslosigkeit ihrer Umgebung private oder schulische Probleme haben, werden von Ärzten und einem Heer von Psychologen betreut und wenn möglich medikamentös korrigiert. Depressive und ausgebrannte Erwachsene werden von der Medizin versteckt und pharmakologisch symptomfrei gemacht. Als ob ein Antidepressivum eine kaputte Beziehung oder einen krankmachenden Arbeitsplatz reparieren könnte. Aber sie sollen bloß das öffentliche

Bild nicht stören. Der Suizid als letzte Bekundung eines Nicht-leben-Wollens oder -Könnens – aus welchen Gründen auch immer – wird gut vor der öffentlichen Wahrnehmung versteckt. Die Devise lautet: Nur nicht nachdenken.

Der zunehmende Egoismus unserer Gesellschaft produziert als Nebenprodukt der Erfolgs- und Glitzerwelt Einsamkeit. Wer immer schöner, reicher und schneller als seine Mitmenschen sein will, muss notgedrungen einsam werden. Wer immer auf der Suche nach persönlicher Gewinnmaximierung ist, hat keine Zeit, Freundschaften zu pflegen. Wer keine wirklichen Freunde mehr hat, muss virtuelle Facebookfreunde sammeln. Zu Lebzeiten können 400 unsichtbare Internetfreunde vielleicht noch beruhigen. Wer aber sterben muss, kommt um die Einsamkeit und Leere einer virtuellen Wirklichkeit nicht mehr herum.

Wenn das Leben nur noch als eine Abfolge von Lusterlebnissen wahrgenommen wird, bietet der Tod auch keine Erlösung mehr. Wenn das Leben wirklich nur noch ein einziger Hit ist, wovon soll man dann im Sterben erlöst werden? Der immer und überall geforderte Spaß wirkt auf die Gesundheit einer Gesellschaft wie der Zucker auf die Gesundheit des einzelnen Menschen. Spaß in richtiger Dosierung würzt, bereichert und erleichtert das Leben. Das gilt auch für die Nachspeise, die in der Regel süß – und im Verhältnis zur Hauptspeise eine kleine Portion ist. Ständig angebotener Spaß einer modernen Lustgesellschaft macht aber süchtig und letztlich krank. Wie auch die Übersättigung mit Zucker der individuellen Gesundheit schadet. Das sprunghafte Ansteigen der Fälle von Diabetes mellitus in unserer Zeit ist u.a. auch auf die ständige

Überzuckerung und Überfütterung der Patienten zurückzuführen.

Die Relationen von Rechten und Pflichten dem Leben gegenüber verschwimmen. In den von den breiten Massen gerne gehörten Radiosendern ist hauptsächlich von Festen, Events und Partys, Fenster- und Feiertagen, Ferien und dem nächsten Lusterlebnis die Rede. („Thank God, it's Friday!") Dass Arbeit auch befriedigen und sinnerfüllend sein kann, darf seit der missbräuchlichen und zynischen Verwendung der Aussage während der NS-Diktatur nicht mehr erwähnt werden.

Viktor Frankl, der Begründer der Logotherapie, antwortete auf die Frage, was ein Mensch zu einem sinnerfüllten Leben brauche: „Er muss lieben und arbeiten können." Wie soll man am Abend einschlafen können, wenn man den ganzen Tag über nichts geleistet hat? Wenn man sich weder körperlich bewegt noch geistig auseinandergesetzt hat? Wie soll man den Tod am Ende des Lebens annehmen können, wenn des Spaßes nie genug war? Ist das Phänomen des Nicht-mehr-sterben-Könnens Ausdruck einer ständigen inneren Unerfülltheit? Sind wir Suchtkranke geworden? Süchtig nach den Sonnenseiten des Lebens, die wir immer genießen wollen?

Daher bleibt der Tod gedanklich immer häufiger ein Leben lang ausgespart und virtuell. Er wird im eigenen Lebensplan nicht berücksichtigt. Er kommt weder als Erwartung noch als akzeptabler Endpunkt vor. Nur ein Narr würde ihn gar als Ziel des eigenen Lebensentwurfes sehen. Auf einem Markt, auf dem vor allem materiell hochwertige Güter erstrebenswert sind, kann der Tod als totale Antithese zur eigenen Existenz nicht mithalten.

Wenn man schwerkranke Menschen fragt, warum sie nicht sterben wollen, so ist die häufigste Antwort: „Weil ich noch ein bisschen leben möchte." Auf die Nachfrage, was denn noch zu leben, zu erleben wäre, fällt den Befragten oft nur wenig ein. Am ehesten: „Einfach noch ein bisschen leben" oder „Weil das kann ja noch nicht alles gewesen sein" und „Ich habe ja noch so viel vorgehabt." Dabei bleiben die konkreten Antworten auf die Nachfrage, was denn noch geplant und vorgehabt gewesen sei, meist dürftig.

Überdurchschnittlich häufig werden allerdings Reisen zu weit entfernten Destinationen genannt. Vielleicht Ausdruck einer übergeordneten Sehnsucht nach Veränderung. Zu dieser menschlichen Sehnsucht nach neuen Orten, die noch nicht mit der eigenen Lebensgeschichte infiziert sind, meint der Schriftsteller Wilhelm Busch: „Die Luft ist gut, die Lage neu, der alte Lump ist auch dabei."

Ein Patient mit Prostatakrebs sitzt bei seinem Urologen. Die neuesten Befunde werden besprochen. Seit Jahren schreitet die Krankheit in winzig kleinen Schritten voran. Der Patient weiß schon lange, dass er irgendwann an den Folgen des Karzinoms wird sterben müssen. Das Thema begleitet die Arzt-Patient-Beziehung schon seit längerer Zeit. Und doch freut sich der Patient bei jeder Besprechung erneut darüber, dass der Tod noch nicht unmittelbar bevorsteht.

„Nehmen wir an", sagt der Arzt, „ich müsste, oder sagen wir sogar, ich könnte Ihnen mitteilen, dass Sie nur noch sechs Wochen zu leben haben, was würden Sie an Ihrem Leben ändern?"

„Wie meinen Sie das?", fragt der 72-jährige Patient, dem gerade klar geworden ist, dass sich sein Prostata-

krebs weiter in den Knochen ausgebreitet hat, insbesondere in Form einer ausgedehnten Knochenmetastase im
vierten Halswirbelkörper.

Der Arzt präzisiert die Frage: „Was hätten Sie normalerweise heute Abend gemacht, und was werden Sie
nach unserem Gespräch heute Abend tun?"

Der Patient überlegt. Die Frage des Arztes hat ihn getroffen. Betroffen fühlt er, dass er keine großartige Antwort auf die Frage parat hat. Seit zehn Minuten weiß er
unwiderruflich, dass es keine Heilung mehr geben wird
und dass die neu aufgetretene Knochenmetastase im vierten Halswirbelkörper jederzeit eine hohe Querschnittslähmung verursachen könnte. Seit zehn Minuten wird
sein Leben nie mehr so sein, wie es noch davor war. Er
starrt in gebeugter Haltung auf den Arzt und denkt nach.

Dann sagt der Patient: „Ich werde mir das Fußball-
spiel im Fernsehen anschauen", macht eine längere nachdenkliche Pause und fährt dann fort „und ein Bier trinken, denn genau das hätte ich sonst auch getan." Dann
senkt der Mann den Kopf, blickt den Arzt schräg von
unten an, wobei dem die feuchten Augen des Patienten
nicht verborgen bleiben, und fragt mit leiser Stimme:
„Ist das in Ordnung so?"

Der Arzt, der Gespräche dieser Art schon seit drei
Jahrzehnten führt, lächelt und antwortet: „Es ist Ihr Leben, immer gewesen, und natürlich ist es in Ordnung so.
Ich habe nur eine Bitte an Sie: Genießen Sie Ihren Fuß-
ballabend!"

Die Erfahrung zeigt, dass vor allem junge Patienten,
die mit einem vorzeitigen krankheitsbedingten Tod
konfrontiert werden, noch größere Wünsche an das
Leben offen haben. Das erscheint auch normal und
verständlich zu sein, denn aus biologischer Sicht ist

der eigene Tod erst nach vollbrachter Weitergabe des Lebens denkbar.

Junge und gesunde Menschen wollen die Frage nach einem Sterben-Wollen oder Sterben-Müssen erst gar nicht gestellt bekommen. Sie reagieren entweder unwirsch oder verständnislos. Es scheint, dass das Sterben erst mit dem Auftreten einer schweren Krankheit an Prägnanz gewinnt. Sich dann aber mit aller Vehemenz wie eine fremde Macht in den verbliebenen Lebensraum drängt.

Selbstverständlich führen aber auch schwere psychische Erkankungen zur Beschäftigung mit dem Tod. Sei es aktiv in Form des Aufflackerns von Selbstmordgedanken bei schwer depressiven oder ausgebrannten Patienten, oder passiv einfach in Form eines Annehmens eines möglichen Todes als Folge schwerer Erkrankungen von Seele und Körper. Wobei es müßig ist, darauf hinzuweisen, dass körperliche Erkrankungen wie Krebs natürlich auch die Psyche beeinflussen und umgekehrt schwere psychiatrische Erkrankungen auch körperliche Folgen zeitigen: Depressive Patienten weisen oft auch ein gesteigertes Schmerzempfinden auf, umgekehrt werden chronische Schmerzpatienten häufig depressiv. Generell spielt der Tod im Gedankengut organisch oder psychisch kranker Menschen jedenfalls eine prominentere Rolle als bei beschwerdefreien Menschen.

Man könnte somit formulieren: Bis zum Auftreten einer lebensbedrohlichen Diagnose bleibt das Sterben hypothetisch, die Beschäftigung damit also freiwillig. Diese Freiheit geht jedoch in dem Augenblick verloren, in dem man ein Gefangener eines kranken Körpers wird. Die Erfahrung zeigt ganz deutlich, dass nachdenkliche, reflektierte und spirituelle Menschen weit weniger Probleme mit dem Annehmen des Todes haben als vorwiegend materiell orientierte Lustmenschen.

Wozu länger leben?

Im OECD-Durchschnitt stieg die Lebenserwartung der Menschen in den letzten 25 Jahren – das ist in etwa die Zeit einer Generation – um sieben Jahre. Dazu haben neben der Tatsache, dass wir in Friedenszeiten leben, vor allem die besseren Diagnose- und Therapieverfahren etwa bei Herz-Kreislauf-Erkrankungen beigetragen.

Der Blick in die Vergangenheit zeigt, dass Gesellschaften mit niedrigem Durchschnittsalter ihr eigenes Überleben durch eine hohe Anzahl junger Mitglieder sicherstellten. Heute kämpft eine überalterte Gesellschaft mit medizinischen Händen und Füßen um das Überleben jedes einzelnen Mitgliedes. Weil jeder Verlust definitiv nicht mehr aus den eigenen Reihen ersetzt werden kann.

Während der prozentuelle Anteil der unter 15-Jährigen stark sinkt, nimmt der Anteil der über 60-Jährigen stark zu. Eine besonders hohe Steigerungsrate gibt es beim Anteil der über 75-jährigen Menschen an der Gesamtbevölkerung. Gibt es 2010 einen Anteil der über 60-Jährigen von 23,4 %, so wird diese Bevölkerungsgruppe im Jahr 2075 36 % ausmachen.

Die Zahl der hochbetagten Menschen, also von Personen, die älter als 80 Jahre sind, steigt allein in Österreich laut den demografischen Vorhersagen von 396.301 im Jahr 2010 auf prognostizierte knapp 600.000 im Jahr 2030 und auf über 900.000 im Jahr 2075. Das bedeutet, dass in den kommenden Jahrzehnten dem Altsein und Sterben ein erhöhter gesellschafts-politischer Stellenwert zukommen wird. Vom ungelös-ten Problem, wer für so viele alte Menschen finanziell aufkommen wird, bis hin zur Frage, wo, wie und mit welchem medizinischen Aufwand diese Menschen ster-ben werden, spannt sich der Bogen möglicher Fragen.

Denn der volkswirtschaftliche Aufwand, den die steigende Lebenserwartung für unsere Gesellschaften bedeutet, darf nicht unterschätzt werden: Von 1970 bis 2003 stiegen die Gesundheitsausgaben in den OECD-Ländern von 6,2 % des Volkseinkommens auf 11,1 %. Nur in den USA wird ein noch höherer Anteil des Volks-einkommens für medizinische Belange ausgegeben.

Und in Spanien sollen die Renten im Rahmen der jüngsten Eurokrise an die durchschnittliche Lebens-erwartung gekoppelt werden. Das hieße, dass länger zu leben automatisch einen geringeren Lebensstan-dard im Alter zur Folge hätte.

Länger leben zu dürfen erscheint auf den ersten Blick tatsächlich ein erstrebens- und wünschenswertes Ziel zu sein, zumal in einer diesseitsorientierten Gesell-schaft ein längeres Leben mehr Spaß verspricht. Dass aber unter Umständen auch die gesellschaftlichen Ressourcen auf das längere Leben aufgeteilt werden müssen, macht niemandem Spaß.

Gleichzeitig zur steigenden Lebenserwartung haben sich auch die Erwartungen an das Leben in der west-lichen Welt wesentlich verändert. Neben Werten wie privatem Glück, beruflicher Erfüllung und Wohlstand haben sie sich um einen besonderen, eigenartigen Pa-rameter erweitert: nämlich länger zu leben.

Länger leben als Lebensinhalt. Das klingt zumin-dest bei näherer Betrachtung fragwürdig. Denn die

Frage „Wozu länger leben?" bleibt dabei weitgehend unbeantwortet.

Herr J., 76 Jahre alt, leidet seit 20 Jahren an einer seltenen, zeitweise äußerst schmerzhaften Hautkrankheit. Die behandelnden Ärzte an der Universitätsklinik vermuten einen Zusammenhang mit seinem früheren Beruf, in dem der Patient mit Radioaktivität zu tun hatte. Er wird regelmäßig in die Vorlesung eingeladen, um seine Haut und ihre Veränderungen den Studenten zu zeigen. Er genießt diese Auftritte, sie geben ihm das Gefühl, trotz seiner Erkrankung etwas Besonderes zu sein. („Früher habe ich meinen Beruf gehabt, jetzt bin ich Hörsaal-Schauspieler.") Vor allem dann, wenn Medizinstudenten bei Prüfungen mit Herrn J. und seiner Haut konfrontiert werden, ist er sich seines Wissensvorsprunges bewusst und spielt ihn, je nachdem, wie sympathisch er einen Studenten findet, aus, indem er mehr oder weniger Hinweise auf den Verlauf seiner Krankengeschichte gibt. Seiner Hausärztin gegenüber sagt er immer wieder: „Wenn die Vorlesung nicht wäre, würde ich an den ewigen Fahrten in die Klinik verzweifeln. Aber so habe ich wenigstens eine Abwechslung."

Tatsächlich wird Herr J. zumindest einmal pro Woche auf der Klinik untersucht. Wenn er einen akuten Schub erleidet, muss er oft täglich die einstündige Reise zur Universitätsklinik auf sich nehmen, wobei er dann, wegen der dicken Verbände und der starken Schmerzen, den Rettungstransport in Anspruch nimmt. Und er sagt: „Wenn es einmal zu schlimm wird, möchte ich lieber sterben."

Aber es wird schlimmer. Und aus dem Sterben wird trotzdem nichts.

Herr J. erkrankt zusätzlich an Dickdarmkrebs. Er wird operiert. Muss aber trotzdem noch eine Chemotherapie auf sich nehmen. Die Chemotherapie wiederum schadet seiner Haut. Auf der Universitätsklinik erklärt man ihm jetzt, dass es aus Kostengründen besser wäre, die regelmäßigen Blutabnahmen und Nachsorgeuntersuchungen für den Darmkrebs in einem kleineren Krankenhaus in Wohnortnähe durchführen zu lassen. Nur für die Hautprobleme solle er noch weiterhin in die Uni-Klinik kommen.

Herr J., der noch nie in seinem Leben irgendjemandem widersprochen hat, akzeptiert diese Vorgehensweise und fährt jetzt mit dem Rettungswagen zweimal pro Woche zusätzlich in das 40 Kilometer entfernte Schwerpunktkrankenhaus. Einzig seiner Hausärztin, die er regelmäßig für die Verschreibung der notendigen Medikamente und die Ausstellung der Fahrtenscheine für die Rettungstransporte besuchen muss, klagt er sein Leid: „Wissen Sie, ich bin fast gar nicht mehr zu Hause. Ich bin jetzt mehr unterwegs, als ich es zu Berufszeiten war. Und Schmerzen habe ich trotzdem Tag und Nacht."

Sein Zustand verschlechtert sich laufend. Er bittet um stärkere Schmerzmittel. Ein Arzt sagt ihm: „Wenn Sie zu starke Schmerzmedikamente einnehmen, können Sie darauf süchtig werden. Es ist besser, wir geben Ihnen noch eine Chemotherapie."

Herr J. hat noch nie widersprochen.

Sein Leidensweg dauert noch drei Jahre. Dabei verbringt er die meiste Zeit im Rettungswagen, im Wartebereich einer der Krankenhausambulanzen oder in einem Krankenzimmer. An eine Infusion angeschlossen. Zu Hause ist er nur noch selten.

Erst eine Woche vor seinem Tod erbarmt sich seine Hausärztin und gibt ihm Morphium. Zu dem Zeitpunkt ist Herr J. nicht mehr in der Lage zu sprechen, aber sie erkennt Dankbarkeit in seinem müden Blick.

Die letzte Chemotherapie zur Heilung seiner Erkran-
kung wird Herrn J. 26 Stunden vor seinem Tod verab-
reicht. Er wiegt nur noch die Hälfte seines ursprünglichen
Gewichts. Über den Tod hat niemand mit ihm gespro-
chen. Als er stirbt, liegen ein Rettungstransportschein
für den nächsten Tag und die Tabletten für die nächste
Chemotherapie auf seinem Nachtkästchen.

Stellt man die Frage, wie lange ein Leben überhaupt
dauern soll, oder muss, so lohnt sich ein Blick auf die
menschliche Entwicklungsgeschichte. Eine Lebensdauer unterhalb der Dauer einer Reproduktionsperiode
hätte sich evolutionstechnisch nicht bewährt. Dabei ist
mit Reproduktionsperiode die Zeitdauer gemeint, die
notwendig ist, bis eine neue Generation in der Lage ist,
den Erhalt der Gesellschaft auch ohne das Wissen und
die Arbeitskraft der Elterngeneration zu bewerkstelli-
gen. Die minimal notwendige Durchschnittslebenser-
wartung des Menschen müsste damit wohl mit circa
25 Jahren veranschlagt werden.

Diese Lebenserwartung wurde schon in der Urzeit
des Menschen deutlich übertroffen. 30 durchschnittliche Lebensjahre genügten den Neandertalern, um als
Gesellschaftsform 250.000 Jahre lang zu überleben.

In der Menschheitsgeschichte haben längere Lebensdauer und erhöhter Wohlstand einander stets bedingt. Je länger ein Individuum seine Arbeitsleistung
der Gesellschaft zur Verfügung stellen konnte, umso
höher war diese entwickelt. Das betraf neben den hygienischen Standards auch die Ernährung und letztlich
vor allem die kulturelle Entwicklung. Und umgekehrt:
Je höher eine Gesellschaft entwickelt war, desto mehr
stieg die durchschnittliche Lebenserwartung.

Früher bezog sich die erwünschte Dauer des Lebens auf die Zeit, die nötig war, um seine Nachkommen bis ins Alter der eigenen Lebensfähigkeit zu begleiten. Heute nimmt die Zeit für die Versorgung der Kinder nur noch einen geringen Anteil der eigenen Lebenserwartung in Anspruch.

Wenn man davon ausgeht, dass die Zeit der Reproduktion vom Altruismus gegenüber den Nachkommen geprägt ist und die Zeit vor und nach dieser Aufgabe sich besser zur Befriedigung eigener Bedürfnisse eignet, so bietet sich daraus ein möglicher Erklärungsansatz für die Ich-Bezogenheit unserer Gesellschaft. Denn aus der Sicht Darwins und seiner Evolutionstheorie ist es nur dann sinnvoll, eigene Ressourcen für ein anderes Lebewesen zur Verfügung zu stellen, wenn es dafür eine Gegenleistung gibt. Und die gibt es nicht nur im Erhalt der Art, sondern auch in Form der Hoffnung auf Unterhalt und Pflege im höheren Alter. Bei einer Gesellschaft mit einer Fertilitätsrate von 1,3 ändert sich diese These aber dahingehend, dass der Teil der Lebensenergie, der für die Begleitung der Nachkommem notwendig gewesen wäre, fast uneingeschränkt zur Erfüllung eigener Lebensziele und Wünsche zur Verfügung steht. Man muss, überspitzt formuliert, nur noch zu sich selbst nett sein.

Althergebrachte Strukturen wie die monogame Ehe, die Mehrkindfamilie und andere Lebensnormen lassen sich nicht beliebig in die verlängerte Verweildauer auf Erden integrieren. Vor zwei Jahrhunderten betrug aufgrund der damaligen durchschnittlichen Lebenserwartung die statistische Dauer einer Ehe noch deutlich unter 20 Jahren. Das war gerade genug Zeit, um gemeinsame Kinder großzuziehen. Außerdem war die Ehe mehr eine Zweck- und Wirtschafts- als eine Liebesgemeinschaft. Kein Wunder also, dass Scheidungen früher die Ausnahme darstellten.

Wenn Ehepaare heute unter der Prämisse einer lebenslang lebendigen Liebe 60 oder mehr Jahre miteinander verbringen sollen, dürfen oder müssen, so sind die potentiellen äußeren Belastungen und Gefahren für einen solchen Lebensbund dramatisch gestiegen. Unbeschränkte Freiheit in der Lebens-, Liebes- und Gefühlswelt, die längst fällige Gleichstellung der Frau im gesellschaftlichen Leben, die Säkularisierung des Gemeinwesens und die permanente emotionale, visuelle und akustische Reizüberflutung setzen den Menschen unserer Tage enormen Anforderungen aus.

Tatsächlich erscheint in den letzten Jahrzehnten der Trend zur Zweitehe und Zweitfamilie zusammen mit der steigenden Lebenserwartung ungebrochen. Vor allem Männer wären ja aufgrund der erhöhten Lebenserwartung durchaus in der Lage, das Projekt Familie zweimal hintereinander zu erleben. Und auch die reproduktive Phase bei Frauen verlängert sich in den westlichen Wohlstandsgesellschaften von Jahrzehnt zu Jahrzehnt. Warum auch nicht, denn die Zeit für zwei Familien, für zweimal Kinder-Großziehen ist bei acht Lebensjahrzehnten allemal vorhanden.

Das neu entstandene Krankheitsbild des Burn-out-Syndroms mag neben anderen Ursachen auch darauf zurückzuführen sein, dass viele Menschen mehrere Leben nebeneinander führen wollen. Und die noch nie dagewesene Zahl von depressiven Patienten kann ebenso als Nicht-mehr-zurecht-Kommen gedeutet werden. Denn mehrere Züge gleichzeitig kann man nach wie vor nur in der Phantasie besteigen.

Von diesem Gesichtspunkt aus betrachtet, erscheint die erhöhte Lebenserwartung in einem veränderten

Licht. Längeres Leben führt nicht nur zu verlängerter Lust und Freude am Leben, sondern neben der erhöhten Wahrscheinlichkeit an Krebs und Alzheimer zu erkranken auch zu vermehrten zwischenmenschlichen Belastungen und Konfliktsituationen. Die Scheidungsstatistiken geben beredtes Zeugnis davon. Und weder die privaten noch die staatlichen Institutionen sind in der Lage, sich innerhalb einer Generation an die veränderten Verhältnisse anzupassen.

Wenn der Lebenshunger nicht mehr Hunger nach neuem Leben, sondern nur noch die Befriedigung der Lebenswünsche des Einzelnen bedeutet, so ist diese Konstellation von Hunger und dessen Sättigung eine ernste Bedrohung für den Fortbestand der Gesellschaft. Führt also Wohlstand automatisch zur Auflösung einer Gesellschaftsform? Ist Sättigung gleichbedeutend mit Tod?

Die Betrachtung der Geschichte von Hochkulturen und deren Auflösung lässt ein solches Szenario möglich erscheinen. Wollen wir also den allgemeinen Untergang aufhalten, indem wir den einzelnen Menschen so lange wie möglich am Leben erhalten?

Wie viel Egoismus überlebt eine Gesellschaft?

Warum stirbt eine Gesellschaft? Gibt es so etwas wie den Lebensabend einer Gesellschaftsform? Können ganze Kulturen an Altersschwäche sterben, oder gehen sie gar an Krankheiten zugrunde? Ist die Gesellschaft als Ganzes auch ein Organismus mit Anfang und Ende? Ein Blick auf frühere Kulturen, die sang- und klanglos versunken, untergegangen, gestorben sind, lässt solches vermuten.

Mathematisch betrachtet stirbt eine Gesellschaft, wenn die Zahl der Sterbenden in mehreren aufeinanderfolgenden Generationen über jener der Neugeborenen liegt. Ein Zustand, der in den meisten unserer westlichen Gesellschaften eingetreten und nur durch Zuzug von Menschen aus anderen Gesellschaften auszugleichen ist.

Aber wieder steht der einzelne Mensch im Zentrum der Überlegungen: Warum pflanzen wir uns nicht mehr fort? Gibt es zu wenig gesellschaftliche Anerkennung für die Beschäftigung mit dem Nach-wuchs?

Immer wieder hören Ärzte, wenn sie Frauen nach ihrem Beruf fragen, die Antwort: „Frau Doktor, ich bin nur Hausfrau." Oder: „Ich bin nur bei den Kindern zu Hause." Dieses Selbstverständnis ist eigentlich ein Armutszeugnis für die Gesellschaft. Wo sind die stolzen Mütter geblieben?

Lohnen sich Kinder nicht mehr? Haben wir sogar den Akt der Fortpflanzung verlernt? Oder stören lebendige Kinder die starren Strukturen einer Altersgesellschaft? Die vielerorts fühlbare Kinderfeindlichkeit unserer Gesellschaft lässt den Mediziner an eine Autoimmunerkrankung des „Organismus Gesellschaft" denken.

Autoimmunerkrankungen entstehen, wenn das Immunsystem, das vor eindringenden Bakterien und Viren schützen sollte, plötzlich körpereigenes Gewebe als fremd einstuft und es bekämpfen und beseitigen will. Wenn eine Kultur also Kindern gegenüber reserviert auftritt, beraubt sie sich ihrer eigenen Grundlage und der eigenen Zukunft. Was wir aus Egoismus den Kindern antun, richtet sich gegen die Zukunft der Gesellschaft selbst.

Zu den Zeiten geburtenreicher Jahrgänge gab es weder die heute systemimmanenten Schulprobleme, noch stürzte sich ein Heer von Psychologen auf die Kinder. Kinder waren Lebensinhalt und Lebenszweck. Vor allem im Europa der Zeit nach den beiden Weltkriegen stellten Kinder einen wesentlichen Aspekt der eigenen Lebensplanung dar. Sie gaben dem eigenen Dasein Kontur und Sinn. Kinder wurden nicht in Horte und Aufbewahrungsstätten abgeschoben, sondern waren Teil der Familie.

Kinder sind immer untrennbar mit gelebter Sexualität verbunden. Kinder kommen nicht aus dem Nichts. Sehr vereinfacht und technisch formuliert könnte man sagen, die Spirale von sexueller Lust und Fortpflanzung hat bis vor einigen Jahrzehnten gut funktioniert. Zumindest aus Sicht der Gesellschaft, die ja primär ihren eigenen Erhalt im Blick hat.

In den frühen 1960er Jahren begann der Siegeszug der Pille. Das Sexualleben war modifizierbar geworden. Lust musste nicht mehr Schwangerschaft und Nachkommen bedeuten. Im Einzelfall selbstverständlich ein Gewinn!

Damit war aber der natürliche Regelkreis von sexueller Lust und Fortpflanzung unterbrochen. Lust war ohne nachfolgende Verpflichtung möglich. Vereinfacht und verkürzt dargestellt: Der Egoismus unserer Gesellschaft war geboren. Das eigene Leben konnte in den Mittelpunkt der Lebenserwartung und -planung rücken. Womit die Sexualität in den Mittelpunkt aller Überlegungen – das Leben und das Sterben betreffend – rückt.

Wenn Sexualität ein Naheverhältnis zum Tod hat, lohnt sich auch ein Blick auf Homosexualität, die so alt ist wie die Sexualität an sich.

Studien legen nahe, dass für die sexuelle Orientierung sowohl eine genetische Veranlagung als auch die persönliche sexuelle Entwicklung ausschlaggebend sind. Der Anteil Homosexueller an der Bevölkerung variiert geografisch, historisch und abhängig vom Umgang einer Gesellschaft mit Homosexualität. Je nach Schätzung gibt es in der Bevölkerung zwischen 1 und 10 % homosexuell orientierter Menschen. In städtischen Ballungsräumen ist die Konzentration erfahrungsgemäß höher als am Land. In Wohlstandsgesellschaften gibt es mehr Homosexuelle als in unterentwickelten Gemeinschaften.

Das liegt auch daran, dass höherstehende Kulturen einen toleranteren Umgang mit Homosexualität pflegen. Straffreiheit und gesellschaftliche Toleranz führen zu vermehrtem Outing. Gleichgeschlechtliche Partnerschaften und die Möglichkeit, als gleichgeschlechtliches Paar Kinder zu adoptieren, lassen die Lebensform sogar als gleichwertige Alternative zur heterosexuellen Partnerschaft erscheinen. Derzeit gibt es in der westlichen Welt ein regelrechtes Lobbying für die Anliegen homosexueller Paare.

Und doch muss festgestellt werden: Wären zu irgendeiner Zeit in einer Gesellschaft 100 % der Menschen homosexuell, so würde diese Gesellschaft genauso sterben, wie es der Fall wäre, wenn Verhütung flächendeckend und andauernd praktiziert würde. Weil wir uns ohne Nachkommen unserer selbst entledigt hätten. Und mit dem Tod einer Gesellschaft gäbe es auch kein individuelles Sterben mehr. Im Umkehrschluss heißt das, dass individuelles Sterben nur in einer vitalen, sich aus sich selbst heraus vermehrenden Gesellschaft möglich ist. Sterben ist so gesehen also auch ein Segen, weil Sterben vorangegangenes Leben bedeutet.

Gleichberechtigt können die beiden Formen sexueller Orientierung also nur bis zu einer gewissen, mathematisch nicht genau festzulegenden Prozentverteilung in der Gesamtbevölkerung sein. Bei einer zu großen Anzahl homosexueller Paare müsste es wieder ein Lobbying für die heterosexuellen Formen des Zusammenlebens geben.

Evolutionstheoretisch wird ein Nutzen homosexueller Mitglieder einer Gesellschaft darin gesehen, dass sich Menschen ohne eigene Nachkommen im Notfall um die Kinder anderer – heterosexueller – Paare kümmern können. Also leisten homosexuelle Menschen auf jeden Fall einen wertvollen Beitrag zu einer insgesamt gesunden Gesellschaft.

Auf einen Punkt gebracht könnte man formulieren: Eine Gesellschaft ohne heterosexuelle Mitglieder ist hundertprozentig zum Tode verurteilt, umgekehrt kann eine rein heterosexuelle Gesellschaft ohne homosexuelle Mitglieder im Kampf um ihr Überleben geschwächt sein.

Wenn man das größere Ganze betrachtet, nämlich nicht nur die Reproduktion des Einzelnen, sondern die Fortpflanzung der Art, erkennt man also, dass auch die Homosexualität ihren Beitrag zu diesem Anliegen der Natur leistet. Das bedeutet, dass die Aussage, nur die Fortpflanzung könne den Tod besiegen, generell relativiert werden muss. Denn sie gilt nur für die Art an sich. Der Einzelfall muss differenzierter betrachtet werden: Auch ein kinderloses Mitglied der Gesellschaft kann unter Umständen einen größeren Beitrag zum Gesamterhalt der Population leisten als eines mit eigenen Nachkommen.

Sterben verboten – aber nicht für alle

Unsere Gesellschaft scheint einem ungeschriebenen Gebot zu folgen, das lautet: „Sterben verboten!". Doch das bezieht sich in erster Linie auf das Ende des Lebens. Der verzweifelte Kampf um jeden Tag, jede Minute am Lebensende steht in krassem ethischem Widerspruch zur legistischen Eleganz, mit der das Sterben zu Beginn des Lebens erlaubt, ja geradezu als Segen dargestellt wird. 25.000 bis 30.000 Abtreibungen ohne medizinische Indikation stehen in Österreich 70.000 Lebendgeburten gegenüber. Das deutsche Bundesamt für Statistik gibt für das Jahr 2012 165 Abtreibungen pro 1.000 Geburten an. Die Schweiz ist das europäische Land mit der niedrigsten Abtreibungsrate, Russland hingegen ist Abtreibungsspitzenreiter.

Dazu kommen noch die Opfer medizinischer Pränataldiagnostik. Oder die Opfer der Präimplantationsdiagnostik, die es möglich macht, im Reagenzglas gezüchtete potentielle Menschen auf ihre genetischen Eigenschaften hin zu testen, und sie im Falle zu erwartender Fehler gleich als Zellhaufen zu entsorgen. Bevor die Frucht in eine Gebärmutter implantiert wird. Gesellschaftlich erlaubtes und legales Sterben schon vor dem Heranreifen zum Menschen.

Mit aller Kraft der Wissenschaft und aller Macht entsprechender Geschäftsinteressen wird an einer neuen, in ihrer Perversität noch nie da gewesenen Eugenetik gearbeitet. Denn schon lange vor der Geburt werden Erbmaterial und Erbanlagen künstlich mutiert und selektiert. Das Wort „Selektion" darf und soll in diesem Zusammenhang durchaus unangenehme Assoziationen hervorrufen. Erste in Großbritannien durchgeführte Versuche, die jeweils besten Bestandteile aus zwei genetisch verschiedenen Eizellen zu einem neuen Grundbaustein für eine Zygote zusammenzufügen, unterstreichen die Intentionen einer ungezügelten Forscherphantasie.

Eugenik und Euthanasie in einem.

Ohne Aufschrei, ohne ethische Bedenken.

Alte Menschen sollen nicht sterben dürfen, neue Menschen nicht geboren werden müssen.

Auch der Pränataldiagnostik, also der Untersuchung des Fötus im Mutterleib, fallen unzählige Menschenleben zum Opfer. Wieder legal, ethisch und gesellschaftlich akzeptiert. Ein bekanntes Beispiel dafür ist die Nackenfaltenmessung, die optimalerweise in der 11. Schwangerschaftswoche durchgeführt wird, um chromosomal bedingte Erkrankungen des Fötus wie z.B. Trisomie 21 ausschließen zu können: Bei 1.500 untersuchten Probandinnen stellen sich 1.420 vermessene Nackenfalten als unauffällig dar. Die werdenden Mütter können nach kurzem Zweifel über die Gesundheit ihrer Früchte und der damit verbundenen Anspannung beruhigt und entwarnt werden.

Die 80 auffälligen Befunde müssen durch weitere Tests verifiziert werden – verbunden mit viel Angst und Unsicherheit, die bei den betroffenen Müttern geschürt wird. Aber nach ein paar Tagen der Furcht und des Schreckens über die allfälligen Konsequenzen, ein nicht gesundes Kind in sich zu tragen, die Erlösung: Nur zwei der ursprünglich 80 verdächtigen Befunde sind tatsächlich mit einer Trisomie 21, in der breiten Bevölkerung besser bekannt unter Mongolismus, verbunden.

Die werdenden Eltern stehen jetzt vor der Entscheidung, ob sie das solcherart heranreifende Kind medizinisch abtreiben oder als eigenständiges Lebewesen zur Welt kommen lassen wollen. Eine Entscheidung, deren Folgen nicht nur das Leben des Fötus betreffen. Aber zeigt sich die Reife einer Gesellschaft nicht auch im Umgang mit behinderten Menschen? Ist es nicht anmaßend, das Leben eines mongoloiden Menschen als nicht lebenswert abzustempeln und es daher einem frühen Tod zuzuführen? Sind behinderte Menschen wirklich nur unglücklich und bedauernswert, oder ist nur der Platz für solche Menschen in unserer Gesellschaft eng geworden? Warum und wobei stören sie uns?

In China werden als Folge der staatlichen Ein-Kind-Politik jedes Jahr hunderttausende von weiblichen Föten nach einer kurzen Ultraschalluntersuchung aus kulturell-gesellschaftlichen Gründen abgetrieben. Ein skandalöser Umgang mit ungeborenem Leben, lautet der Tenor dazu in der westlichen Welt. Aber im Grunde ist unsere Abtreibungs-Praxis gar nicht so unähnlich, nur die Motive zur vorzeitigen Lebensbeendigung sind verschieden: Bei uns wird nicht abgetrieben, weil es sich bei dem Fötus um ein Mädchen handelt, sondern weil ein Kind mit der Karriere- und Freizeitplanung nicht zu vereinbaren wäre, oder weil das Kind den gesellschaftlichen Normen nicht genügen würde.

Vorteil Krankheit?

Krankheit und Gesundheit sind trotz verschiedenster Definitionsversuche nicht genau zu beschreiben. Es scheint vielmehr, dass sie Kehrseiten ein- und derselben Medaille darstellen, ebenso wie Leben und Tod.

Und noch viel schwieriger zu verstehen ist die Tatsache, dass die beiden Zustände im Laufe des Lebens oft ineinander übergehen, die Grenzen verschwimmen.

Denn es ist letztlich derselbe körperliche Prozess, der einmal eine Wunde heilen lässt und ein anderes Mal zur Entstehung von Krebs führt. Die Sichelzellanämie, eine im Mittelmeerraum verbreitete Blutkrankheit, bietet als Kehrseite 100 %-igen Schutz vor der in der Region weit bedohlicheren Malaria. Und selbst eine banale Grippe im Winter ermöglicht eine Auszeit abseits von der Notwendigkeit, sich Urlaubstage nehmen zu müssen.

Gerade in unserer Gesellschaft werden Krankheiten in noch nie dagewesenem Ausmaß belohnt: krankheitsbedingte Frühpensionen, Behindertenausweise, die oft primär wegen der mit ihnen verbundenen Privilegien beantragt werden. Erst mit der richtigen Mischung aus Befunden, Ellbogentechnik und moralischer Inkompetenz wird dieser Missbrauch möglich. Zum Schaden der überwiegenden Mehrheit wirklich pflege- und hilfsbedürftiger Menschen. Spielt die Gesellschaft gar mit Krankheiten?

„Herr Doktor, Sie müssen mir ein Gutachten schreiben, dass ich nicht mehr weit gehen kann."

Der so angesprochene Arzt staunt nicht wenig, als er mit diesem Satz aus dem Munde eines vom regelmäßigen Tennisspielen braungebrannten Frühpensionisten konfrontiert wird. Herr X. hat vor 16 Monaten bei einem Autounfall einen Beckenbruch erlitten, von dem er sich nach der Implantation einer künstlichen Hüfte sehr gut erholt hat. Nach der krankheitsbedingt zuerkannten Frühpension und einem langwierigen Verfahren um ein entsprechendes Schmerzensgeld hat sich Herr X. einen Porsche gekauft. Als Trostpflaster, wie er sagt.

„Herr X., warum brauchen Sie denn so ein Gutachten?", fragt der verwunderte Arzt.

„Weil ich mit meinem Porsche auch auf Behinderten-parkplätzen parken will", lautet die lapidare Antwort.

„Aber Sie können mit Ihrer Hüfte ja sogar Tennis spielen, oder?"

Diesen Satz des Mediziners empfindet Herr X. als Angriff. Mit versteinerter Miene sagt er: „Schreiben Sie mir jetzt ein Gutachten, oder nicht?"

Der Arzt tut es nicht und verliert Herrn X. als Pa-tienten.

Knapp einen Monat später sieht man den roten Por-sche regelmäßig auf einem der Behindertenparkplätze des örtlichen Supermarktes.

Mit Krankheiten kann man also auch Geschäfte ma-chen und Sozialprestige gewinnen. So können Krank-heiten auch ihren Beitrag zur Lustgesellschaft leisten. Wer ab einem gewissen Alter keinen Job mehr findet oder keine Lust zu arbeiten hat, lässt sich ein MRT der Wirbelsäule anfertigen, und siehe da: Fast jeder Mensch über 60 hat gleich mehrere Bandscheibenschä-den im Bereich der Hals- und Lendenwirbelsäule. Die Beschwerden können dann dazu erfunden oder im In-ternet nachgelesen werden. Noch eine Kur auf Staats-kosten, ein Jahr Arbeitslosengeld und dann ab in die krankheitshalber zuerkannte Frühpension. Auch hier geht es um Statistik. Der Staat bedient sich der Medi-zin, um über den Umweg der Frühpension die Arbeits-losenzahlen zu schönen. Statistisch gesehen sterben übrigens frühpensionierte Menschen nicht früher. Sie haben in manchen Fällen nur einen kleinen Krank-heitsgewinn lukriert.

Mit dem Tod geht das nicht mehr so einfach. Am ehes-ten noch mit seinen Vorstufen und Anfängen. In Österreich bekommen derzeit fast 400.000 Menschen monatlich Pflegegeld ausbezahlt – je nach Behinderungsgrad zwischen Stufe I. und Stufe VII. Das Pflegegeld soll helfen, die häusliche Pflege auch bei finanzschwachen Patienten zu ermöglichen. Der Gesetzgeber hat alles fein säuberlich, Buchstabe für Buchstabe geregelt, es sollte also keine Streitpunkte geben. Ab 60 Stunden Hilfsbedürftigkeit pro Monat gibt es Stufe I., 154,20 € netto pro Monat. Die höchste Pflegegeldstufe VII. ist 1.655,80 € pro Monat wert.

So weit, so gut. In der Realität aber ist das zuerkannte Pflegegeld für die Patienten immer zu wenig, für die Behörden immer zu hoch. Auf beiden Seiten wird mit harten Bandagen und allerlei Tricks gearbeitet. So geben Patienten häufig Beschwerden und Behinderungen an, die sie in Wirklichkeit nicht haben, um in eine höhere Pflegegeldstufe zu gelangen. Um das zu verhindern, wird von einem unabhängigen Arzt vor Ort eine Untersuchung und Befragung des Pflegegeldaspiranten durchgeführt.

Ganz nebenbei sagt der freundliche Arzt zu einem 87-jährigen Patienten, der um eine Erhöhung seiner Pflegegeldstufe von I. auf II. angesucht hat: „Könnten Sie bitte so lieb sein und mir ein Glas Wasser aus der Küche bringen?"

Im Ansuchen des Patienten steht, dass er Wegstrecken von mehr als drei Metern nicht ohne fremde Hilfe zurücklegen kann. Aber natürlich will der betagte Herr dem Arzt freundlich gegenübertreten. Immerhin wird dieser über die Bewilligung seines Antrages entscheiden. Der Weg in die Küche beträgt geschätze zehn Meter hin und zehn Meter zurück, mit dem Wasserglas in der zittrigen Hand. Der Patient schafft beide Wegstrecken problemlos alleine.

„Danke", sagt der Arzt. „Die Stellungnahme zu Ihrem Ansuchen bekommen Sie dann zugestellt." Damit verlässt er den betagten Herrn, der sieben Tage später einen ablehnenden Bescheid erhält.

Oft versuchen pflegebedürftige und kranke Menschen unter Aufbietung der letzten körperlichen Reserven, vor einem begutachtenden Arzt möglichst freundlich und rüstig zu erscheinen. Eine Adrenalinsituation sozusagen.

Aber schon Stunden später, wenn sich die Aufregung gelegt hat, liegt der Patient wieder erschöpft und bedürftig im Bett. Pflegeschwestern und Hausärzte verstehen die Ablehnung des Pflegegeldantrags dann nicht. Erst wenn sie erfahren, dass die Patientin der begutachtenden Ärztin den auf den Boden gefallenen Kugelschreiber aufgehoben hat, lichten sich die Nebel um die Entscheidungsfindung der Behörden.

Selbstverständlich ermöglicht beim überwiegenden Teil der Fälle erst das staatliche Pflegegeld ein einigermaßen würdiges Leben mit Krankheit und Behinderung. Gar nicht selten kommt es aber auch vor, dass das Pflegegeld nicht für den tatsächlichen Pflegeaufwand investiert wird, sondern auf den Sparbüchern der Enkelkinder landet. Für etliche Angehörige von Patienten mit hohen Pflegegeldstufen gibt es dann noch einen weiteren Grund, gegen das Sterben des Verwandten anzukämpfen: Der Tod des bettlägrigen Patienten verbietet sich dann schon aus rein wirtschaftlichen Überlegungen. Und selbst wenn das gesamte Pflegegeld tatsächlich für die Pflege verwendet werden muss, so bleibt doch noch die monatliche Pension.

Doch auch abgesehen von solchen Sonderfällen: Das Pflegegeld ist ein nicht mehr wegzudenkender Teil der

Spirale Leben, Krankheit und Ewig-Leben-Industrie mit ihrem Dogma vom Nicht-sterben-Können, -Wollen, -Dürfen. Denn mit dem Pflegegeld können neue Heilbehelfe, Matratzen, Betten und Wundauflagen finanziert werden, die das Leben und Leiden weiter verlängern und in letzter Konsequenz eine weitere Erhöhung des Pflegegeldes nach sich ziehen.

Teurer Tod

Der Tod ist die allerletzte Gelegenheit, ein Geschäft mit einem Menschen beziehungsweise mit seinen Nachkommen zu machen. Denn der Tod eines nahen Angehörigen stellt immer eine Ausnahme- und Notsituation dar. Das gilt sowohl für die spirituelle als auch für die weltliche Dimension eines Sterbefalles. Hinterbliebene reagieren häufig überfordert und verzweifelt. Bei plötzlichen Sterbefällen ist die Hilflosigkeit der Betroffenen verständlicherweise noch einmal stärker ausgeprägt, als wenn es eine Zeit der Vorbereitung auf den Tod eines Angehörigen gegeben hat.

Doch das Geldverdienen beginnt nicht erst mit dem Tod eines Menschen, sondern schon davor: Seit jeher haben Religionen die Angst vor dem Sterben zur Grundlage guter Geschäfte gemacht, denn wer existenzielle Angst hat, geht jeden Tausch ein, um der gefühlten Bedrohung der eigenen Existenz zu entgehen. Und auch die Medizin hat die Angst vor dem Sterben als wichtige Einnahmequelle erkannt:

Die Öffentlichkeit stöhnt in Form der Steuerzahler zunehmend unter der finanziellen Last, die die Medizin verursacht. Je nachdem, welchen Untersuchungen man Glauben schenken möchte, verursachen die letzten

Lebensmonate vor dem Tod dem staatlichen Gesundheitssystem annähernd gleich hohe Kosten wie das gesamte Leben eines Menschen zuvor. Der Versuch, den Tod greiser und schwerstkranker Menschen medizinisch zu verhindern, bringt die westlichen Volkswirtschaften an die Grenze der finanziellen Belastbarkeit.

Wer aber glaubt, dass nach der Transformation eines Sterbenden zu einem Toten die Geschäftemacherei aufhört, irrt sich. Auch nach dem Sterben im Krankenhaus, auf der Intensivstation, im Alters- oder Pflegeheim ist das letzte Geschäft noch lange nicht gemacht. Dabei gibt es gleich mehrere Institutionen, die sich zu dem Thema Gedanken gemacht haben.

Denn nicht nur Bestattungsunternehmen verdienen gut am Tod des Menschen. Auch kirchliche Organisationen, Versicherungsunternehmen und der Staat mit all seinen Organen machen gute Geschäfte mit dem Sterben und der endgültigen Entsorgung der Toten.

Und während die Hinterbliebenen trauernd hinter dem Sarg einherschreiten, reiben sich Bestatter, Versicherungen und Gemeinden die Hände. Es wird alles angeboten und verrechnet, was einem verzweifelten Hinterbliebenen verrechnet werden kann: Gebühren für Totenbeschau und Überführung, Stromkosten für die Beleuchtung in der Kirche, jede Kerze, die Aufbewahrungskosten des Leichnams in der Kühlkammer, täglich abgerechnet, gar nicht zu reden von den Kosten für den Sarg, die Blasmusik, jede Blume, jede Schleife, jeden Sargträger – schlicht jeder letzte Handgriff wird in letzte Rechnung gestellt.

Die sogenannte Tradition und der gute Ton haben beim letzten Geschäft einen nicht zu unterschätzenden Anteil. Denn schon bei den möglichen Extras für einen Sarg schlägt die Preisliste für Sonderausstattungen die menschliche Vernunft um Längen. Niemand fragt sich, wozu ein Leichnam weich gebettet und mit speziellen Samtdecken zugedeckt werden muss, wozu ein feiner schwarzer Anzug bei der Verwesung unter der Erde gut sein sollte. Und auch ausgewählte Hölzer und besondere Formen eines Sarges können den Verfall des Körpers nicht aufhalten. Auch die Frage, welchen Vorteil ein Eichensarg bei einer Feuerbestattung gegenüber einem kostengünstigeren Modell haben könnte, kann nur mit einem Blick in die Preisliste der Bestatter beantwortet werden. Und im Gegensatz zu allen anderen Geschäften ist das Geschäft mit dem Tod ein endgültiges. Beerdigt ist beerdigt, verbrannt ist verbrannt. Da gibt es weder Rücktritt noch Umtausch der bezahlten Ware.

Natürlich bietet das Begräbnis die letzte Möglichkeit für die Hinterbliebenen, Bedeutung und sozialen Status des Verstorbenen der Gesellschaft gegenüber darzustellen. Oft ist es auch der Verstorbene selbst, der noch zu Lebzeiten die Modalitäten für die eigene Beerdigung festlegt und in der Ausnahmesituation des nahenden Todes dabei keine Kosten spart. Wenn Hinterbliebene dann die Beerdigungskosten etwas eingrenzen wollen, ist es leicht, ihnen ein schlechtes Gewissen zu machen. Denn was wäre wohl hässlicher, als den letzten Willen des Toten nicht zu respektieren?

Aber auch mit dem Ehrgefühl und dem sogenannten Anstand der Hinterbliebenen wird gearbeitet. So mancher Bestatter nützt die Ausnahmesituation der Hinterbliebenen gehörig aus, indem er das Gefühl vermittelt, dass ein kostengünstiges Begräbnis mit Geiz, Habgier oder gar Pietätlosigkeit zu tun habe.

„Wie schaut denn das aus, wenn Sie den geschätzten Herrn Papa in so einem billigen Sarg bestatten wollen?"

„So können Sie Ihrer Mutter ein wirklich bezauberndes letztes Zuhause bieten!"

Und wie bei den Automobilen bedingt ein Extra ein weiteres. Zum Beispiel das Glasfenster im Sargdeckel.

„Also, wenn Sie sich für ein Fenster entschieden haben, dann sollten wir auch das Gesicht der Dame entsprechend herrichten, damit die Trauernden ein schönes und würdevolles letztes Bild in sich tragen."

So kostet bereits ein einfaches Begräbnis summa summarum circa 5.000 €, für eine durchschnittliche Beerdigungsfeier muss man mit 7.000 € rechnen. Nach oben sind keine Grenzen gesetzt. Und die Bestattungskosten steigen laufend.

Das hat aber auch mit zunehmend ausgefallenen Wünschen sowohl der Sterbenden selbst als auch der Hinterbliebenen zu tun. Weltraumbeerdigungen und das Verstreuen der Asche aus großer Höhe sind nur Einzelbeispiele, wie Menschen versuchen, den Tod zu einem letzten großen Erlebnis zu machen.

Als einträgliches Geschäftsmodell hat sich das Pressen der Asche von Verstorbenen zu Diamanten erwiesen. So kann der „liebe Verstorbene", wie er nach seinem Tod immer genannt wird, als Schmuckstück der besonderen Art am Körper getragen werden. Die Kosten dafür betragen bis zu 10.000 €.

Eine beträchtliche Summe, wenn man nicht vorgesorgt und noch zu Lebzeiten eine Sterbeversicherung abgeschlossen hat. Und wie bekannt sein dürfte, ist jede Versicherung in erster Linie ein gutes Geschäft für die Versicherungsgesellschaft selbst.

Wenn dann irgendwann der Verstorbene würde- und liebevoll beerdigt, das Totenmahl abgehalten und der Wirt bezahlt ist, könnte man glauben, dass die letzte finanzielle Ruhe einkehren wird. Doch die staatlichen Institutionen wollen auch bedient werden. Der kostenintensive Gang der Hinterbliebenen zum Notar ist unumgänglich. Die irdischen Besitztümer des Verblichenen müssen an eine neue Generation – oder wen auch immer – übergeben werden. Natürlich steuer- und kostenpflichtig.

An etwaige Folgekosten durch mögliche gerichtliche Auseinandersetzungen unter den Hinterbliebenen soll gar nicht gedacht werden. Denn in dieser Phase des Abschiednehmens vermischen sich Würde, Trauer und Habgier in oft grotesken, aber immer kostenintensiven Erbschaftskriegen vor Gericht. Dabei verhält sich die Prozessbereitschaft der Erben meist umgekehrt proportional zur früheren menschlichen Nähe.

So trägt jeder Tote auf seine Weise zum Fortbestand der Wirtschaft und des ewigen Kreislaufes von Kommen und Gehen bei. Und wie schon bei der rein medizinischen Betrachtung fällt es auch hier schwer, eine genaue Grenze zwischen Leben und Tod zu ziehen. Denn wirtschaftlich gesehen lebt ein toter Mensch noch lange als Geschäftsfaktor weiter.

Gut geerbt ist halb gewonnen

Wenn man über die wirtschaftlichen Aspekte des Sterbens nachdenkt, kommt man auch am Thema Erben nicht vorbei. Denn wenn auch mit dem Eintreten des Todes das individuelle Leben an die Schöpfung zurückgegeben werden muss, bleiben die materiellen Werte des Toten der Welt erhalten. Wie sie unter den Hinterbliebenen verteilt werden sollen, regelt im günstigsten Fall ein zu Lebzeiten festgelegtes Testament. Ein letzter Wille des Verblichenen.

Es bedarf keiner wissenschaftlichen Untersuchungen, um feststellen zu können, dass der Umgang mit sterbenden Menschen dann und wann auch vom Gedanken an den Inhalt des Testaments und der Aussicht auf ein Erbe beeinflusst wird. Die Verteilung der materiellen Hinterlassenschaft stellt die letzte Möglichkeit dar, Parameter wie Wertschätzung, Liebe, Zuneigung, Wiedergutmachung, aber auch Verachtung, Ablehnung, Sühne und Rache abseits der gesprochenen Worte noch einmal neu zu gewichten. Das gilt sowohl aus der Sicht des Erblassers als auch aus der Sicht der Erben.

Dabei gibt es mehrere Aspekte: Im Idealfall regelt der Verstorbene den Nachlass bewusst, unbeeinflusst und im Vollbesitz seiner geistigen Kräfte. Mancher Sterbende verfasst oder ändert ein Testament aber auch unter dem Einfluss einer schweren Krankheit oder unter der Wirkung von – die Psyche stark beeinflussenden – Medikamenten. Oder der sterbende Mensch erkauft sich durch in Aussicht gestellte materielle Güter Liebe und Zuneigung. Wobei der subtil ausgeübte Druck der obsorgenden Umgebung in solchen Fällen oftmals eine nicht unwesentliche Rolle spielt. Das im Volksmund verwendete Wort „Erbschleicher" beschreibt bildlich sehr treffend, aus welcher Grundhaltung um ein Erbe geschlichen, und eben nicht offen gekämpft wird. Schleicher kämpfen auf eine eigene Weise, versteckt und hinterhältig.

Schließlich kommt es auch vor, dass ein oder mehrere Erben nach dem Tod des Erblassers die Rechtmäßigkeit des Testaments bestreiten. Gar nicht so selten sind jene Fälle, in denen nach dem Tod eines Mannes zu Lebzeiten nicht anerkannte Kinder auftauchen und über genetische Vaterschaftstests ihre Erbberechtigung einfordern. Immerhin wird der Anteil der „Kuckuckskinder" in Deutschland und Österreich auf 8–10 % geschätzt.

So wie Babys und Kleinkinder ihre Zuneigung und ihr Lächeln dem schenken, der sich um ihr Wohl sorgt, verteilen alte und sterbende Menschen ihre materiellen Werte. Sie sind dabei häufig genauso einfach hinters Licht zu führen wie ein Kind, dem gerade Süßigkeiten angeboten werden.

Wer lange genug in einem Beruf gearbeitet hat, in dem er mit Sterbenden zu tun hatte, wird bestätigen, dass das Thema Geld zum Lebensende eine alles überragende Rolle spielt. Nicht nur Geld als notwendiges Instrument, die letzte Zeit des Lebens menschenwürdig gestalten zu können, sondern auch Geld als genereller Aspekt des Sterbens. Genauer gesagt: Geld als Maßstab dafür, wie viel ein Sterbender wert ist, wie viel Geltung er hatte, welche Würde, welche Sorge und Obsorge ihm im Sterben zukommt. Quantität und Qualität der Pflege im allerletzten Lebensabschnitt sind immer an die finanziellen Ressourcen des Sterbenden gekoppelt.

Allerdings können auch die besten qualitätsgesicherten staatlichen Sterbesysteme samt den Unsummen, die in ihnen ausgegeben werden, die zwischenmenschliche Wärme und die damit verbundene Würde des Sterbenden nicht synthetisieren. So wie es auch unmöglich ist, menschliche Wärme und zwischenmenschliche Würde zu standardisieren.

Dennoch: Das vorhandene Geld bestimmt, wie viel in die Pflege investiert werden soll und kann, und welche Maßnahmen für die letzten Tage und Stunden getroffen werden. Geld, Wert und Würde des Verstorbenen bestimmen indirekt auch die Art des Umgangs mit dem Verstorbenen: ein Staatsbegräbnis für einen Würdenträger, ein pompöses für einen Reichen, ein Armenbegräbnis, wenn es keine Angehörigen und keine Hinterlassenschaft gibt.

Das zu Lebzeiten erworbene Geld stellt zugleich aber auch das materielle Vermächtnis des Sterbenden dar. Das bedeutet: Je mehr zu seinen Lebzeiten ausgegeben wird, umso weniger bleibt den Erben. Dieser Gedanke spielt nur bei einer kleinen Gruppe von superreichen Patienten im letzten Lebensabschnitt keine Rolle. Der materielle Aufwand für den letzten Lebensabschnitt steht bei ihnen in keiner Relation zur Größe des Vermögens. Ob im Kreis einer Familie oder professionell ausgelagert, immer stellen die Sterbe- und Beerdigungskosten nur einen Bruchteil der vorhandenen Ressourcen dar.

Ganz anders verhalten sich diese beiden Parameter aber beim überwiegenden Teil der Bevölkerung.

Frau A. ist 85 Jahre alt und wird nach ihrem dritten Herzinfarkt aus dem Krankenhaus entlassen. In einem stundenlangen Gespräch mit einem engagierten Stationsarzt wird ihr klar, dass die Schwäche ihres Herzens einen Grad erreicht hat, der ein einigermaßen normales Weiterleben unmöglich macht. Der Arzt hat ihr in kleinen Schritten vorsichtig klargemacht, dass sie für eine Herztransplantation zu schwach und außerdem zu alt sei, und dass auch medikamentös keine Besserung des

Zustandes zu erreichen wäre. Schmerzhaft wird ihr bewusst, dass das Ende des Lebens erreicht ist.

Letztlich folgerichtig beschließt die betagte Frau, sich nicht mehr ins Krankenhaus einweisen zu lassen – sie will zu Hause sterben. Dieser Beschluss wird auch in Form einer Patientenverfügung schriftlich niedergelegt und entsprechend bezeugt. Dann verlässt Frau A. das Krankenhaus mit dem Rettungswagen in Richtung Zuhause, wo sie vom mobilen Palliativteam als Patientin übernommen werden soll.

Im Aufnahmegespräch kommt man nach den liebevollen Beteuerungen, alles Menschenmögliche für einen würdevollen Tod der Patientin in den eigenen vier Wänden unternehmen zu wollen, an einen kritischen Punkt: „Liebe Frau A., darf ich Sie, nur für unsere Unterlagen, bitten, mir zu sagen, wie hoch Ihre monatliche Pension ist?"

„Ja, das dürfen Sie schon", sagt Frau A. und muss dabei zwischen den Worten immer wieder tief Luft holen, „aber ich sage es Ihnen gleich, viel hab ich nicht."

Langsam tasten sich die beiden Parteien an die Wahrheit heran. Es sind 1.225 € Pension und dazu 250 € Pflegegeld. Weitere Höflichkeiten werden ausgetauscht. Dabei liegt Frau A. im Bett und schnappt trotz angelegter Sauerstoffmaske verzweifelt nach Luft. „Bitte", sagt sie immer wieder, wobei sich ihre Augen hilfesuchend der Betreuerin zuwenden, „bitte lassen Sie mich zu Hause sterben." Eine lange Zeit schreibt und rechnet, blättert und überlegt die Dame vom Palliativteam, wobei ihr Gesichtsausdruck immer ernster wird.

Dann sagt die Palliativbetreuerin: „Frau A., leider fehlen uns im Monat noch immer 950 €, damit wir das alles zu Hause organisieren können." Sie macht eine Pause und fährt dann fort: „Sagen Sie einmal, Sie haben doch sicher ein Sparbuch oder sonst ein erspartes Geld, oder?"

Frau A. atmet heftig und tief, um noch genug Luft zu bekommen. Ihre Lippen sind blau und der Brustkorb hebt und senkt sich wie wild. Die Emotionen der Situation bringen sie ganz offensichtlich an den Rand der Belastbarkeit. Ihr Herz rast. „Mein Neffe hat mein Sparbuch. Ich hab's ihm für meine Pflege gegeben, weil er versprochen hat, mich einmal zu pflegen, aber jetzt erreiche ich ihn nicht mehr, schon seit drei Tagen meldet er sich nicht mehr bei mir."

Nach diesem mit allerletzter Kraft hervorgebrachten Satz verdreht Frau A. die Augen und fällt sofort in einen todesähnlichen Dämmerzustand. Als ob sie sagen möchte: „Und ab hier will ich gar nicht weiterdenken, denn ich hätte meinen Neffen besser kennen sollen."

Nach einigen Tagen Recherche stellt sich dann auch heraus, dass von dem Sparbuch mit den Lebensersparnissen von 27.000 € außer einem neuen Motorrad nichts mehr übrig ist. Es stellt sich außerdem heraus, dass der Neffe über keinerlei finanzielle Reserven verfügt und obendrein noch Alkoholiker ist. Damit kann dem Wunsch der Patientin, in Würde zu Hause zu sterben, aus finanziellen Gründen nicht Rechnung getragen werden. Sie wird unter Tränen und Verwünschungen ihren Neffen betreffend in das günstigste Pflegeheim des Bezirkes gebracht, wo sie nach kurzer Zeit, gebrochenen Herzens, an einem weiteren Herzinfarkt verstirbt. Die Kosten für den Pflegeheimaufenthalt werden, abzüglich der Pension und des Pflegegeldes, von der Heimatgemeinde und vom Land getragen.

Am Sarg liegt ein Kranz mit einer schwarzen Schleife. Auf ihr steht in goldenen Lettern: „Meiner allerliebsten Tante in tiefer Trauer."

Mit Wert ist auch Würde verbunden. Die des Lebenden und die des Verstorbenen. Teure und prunkvolle Beerdigungen können nur noch postume materielle Versuche sein, Würde und Wertschätzung auszudrücken. Ein letztes wertvolles Wort, eine letzte Liebesbezeugung zu Lebzeiten können sie nicht ersetzen. Immer wieder muss aus Rücksicht auf die vorhandenen finanziellen Möglichkeiten die Pflege von bettlägrigen Menschen knapp gehalten werden. Gerade dort, wo liebevolle Angehörige Mangelware sind, muss der regelmäßige Besuch der mobilen Pflegedienste genügen. Einer am Morgen, einer zu Mittag und einer am Abend. Dabei wird die Hälfte der zur Verfügung stehenden Zeit für Waschen, Wechseln von Windeln und Füttern verwendet, die andere Hälfte für die vom Gesetz geforderte Dokumentationsarbeit. Diese kann im Übrigen bei schwerstkranken – bettlägrigen – und dementen Patienten ohnehin nie auf ihren Wahrheitsgehalt überprüft werden. Denn Papier ist geduldig, demente Patienten sind schweigsam und Zeit ist Geld.

Die Erfahrung zeigt, dass die zukünftigen Erben nicht notwendigerweise die präsentesten Angehörigen sind. Immer wieder sind es die Erben, die in telefonischen Gesprächen bessere Pflege und bessere medizinische Betreuung für ihre „lieben Angehörigen" fordern. Oder aber auch nachfragen, ob bereits konkrete Angaben über den zu erwartenden Termin des Ablebens gemacht werden können.

Viele von ihnen sieht man selten oder gar nicht. Weil sie keine Zeit, keine Fahrgelegenheit oder sonst etwas nicht haben.

Der häufig geäußerte Wunsch, der Schwerkranke möge noch so lange wie möglich leben, ist oft nur Ausdruck einer schlechten Beziehung oder eines schlechten Gewissens, oder von beidem. Diese physisch wenig oder gar nicht vorhandenen Angehörigen sind zugleich jene, die am lautesten über die Pflegekosten jammern. Es bleibe ihnen kein Geld mehr übrig, oder noch schlimmer, sie müssten vom eigenen Geld Monat für Monat noch einen Teil zuschießen, um Mutter, Vater, Großmutter, Großonkel oder wen auch immer am Leben zu erhalten.

Eine weit über 90 Jahre alte Dame kann aufgrund ihrer stark abgenützten Hüftgelenke seit Jahren ihre Wohnung nicht mehr verlassen und leidet nunmehr zunehmend an Altersschwäche und Demenz. Eine Operation ihrer Hüftgelenke hat sie stets mit den Worten „Ich bin ja schon eine alte Frau, und die paar Jahre, die ich noch habe, werden mich die Hüften schon noch tragen!" abgelehnt.

Ihr Gatte ist schon vor Jahren verstorben und hat ihr ein kleines, aber ausreichendes Vermögen hinterlassen. Daher war die Pflege und Versorgung der verwitweten Patientin auch kein Problem. Sohn und Enkelsohn ließen sie bisher über ihre Finanzen unbeschränkt schalten und walten, besuchten die Mutter und Großmutter von Zeit zu Zeit und wurden für ihre Besuche auch immer mit einem entsprechenden Taschengeld belohnt.

Doch irgendwann bemerkten sie, dass die inzwischen 93-Jährige auch den Pflegehelferinnen dann und wann ein paar Euro zusteckte. Dabei pflegte sie zu sagen: „Ihr seid ja immer für mich da." Das war aber dem 70-jährigen Sohn und dem 50-jährigen Enkelsohn ein Dorn in dem Auge, mit welchem sie ihr zukünftiges Erbe dahinschwinden sahen.

Und weil die betagte Dame manchmal das Datum verwechselte und den Tag zur Nacht und umgekehrt machte, beschlossen sie, die Mutter bzw. Großmutter unter Kuratel stellen zu lassen und die finanziellen Angelegenheiten selbst in die Hand zu nehmen. Und obwohl sich die Pfleger und Pflegerinnen wie auch die Hausärztin gegen das Vorhaben aussprachen, lassen die beiden Angehörigen die alte Frau durch wiederholtes Intervenieren bei Gericht besachwalten.

Es gelingt ihnen dabei sogar, den Enkelsohn zum Sachwalter bestimmen zu lassen. Als ersten Schritt in seiner neuen Funktion verfügt er, dass die Angestellten der Hausbank weder der alten Dame selbst noch den Krankenschwestern, wie es bisher üblich war, Geld aushändigen dürfen. Bei einer Aussprache mit der Pflegedienstleitung sagt der Enkel: „Schwester M., ab jetzt wird nur noch nach Rechnungsbelegen abgerechnet. Denn die Essenskosten für die Oma sind ja viel zu hoch und die Bettwäsche muss auch nicht alle zwei Tage gewaschen werden."

Es bleibt nicht bei den Essenskosten. Es bleibt nicht bei der Bettwäsche. Auch die Pflegestunden werden reduziert, im Winter muss mit weniger Heizöl das Auslangen gefunden werden, und: „Die Oma hat mehr als genug Gewand, außerdem verlässt sie die Wohnung ohnehin nicht mehr, sie kann ruhig im Schlafrock am Rollstuhl bei Tisch sitzen, da muss kein neues Kleidungsstück mehr angeschafft werden. Außerdem liegt sie die meiste Zeit ohnehin nur im Bett herum."

Die Besuche von Sohn und Enkelsohn kommen rasch zum Erliegen. Alles wird fernmündlich besprochen, erledigt und eingeschränkt.

Bis sich die Hausärztin ein Herz fasst und eine entsprechende Eingabe bei Gericht macht, in der sie darlegt, wie die alte Frau von ihrem Enkelsohn aus 120 Kilometern Entfernung zu Tode gespart wird.

Es folgt ein mühsamer Prozess, in dessen Verlauf Fakten überprüft, Pflegehelfer und Bankangestellte, Hausärztin und Sohn sowie die greise Patientin selbst gehört und einvernommen werden. Am Ende des entwürdigenden Schauspiels wird die Sachwalterschaft an sich zwar bestätigt, sie wird aber dem Enkelsohn entzogen und an einen einschlägig erfahrenen Rechtsanwalt übergeben.

Dieser bestimmt nach Prüfung der finanziellen Verhältnisse der Patientin die Verlegung in ein Alters- und Pflegeheim. Dort lebt die Patientin noch ganze vier Jahre, bevor sie einsam und verlassen stirbt. Zum Zeitpunkt ihres Todes ist ihr Vermögen so gut wie aufgebraucht.

Dieses Fallbeispiel repräsentiert zwar nur eine von in der Realität unzählig vorkommenden Unmenschlichkeiten, es darf und soll aber keinesfalls den Blick auf die unbemerkte Mehrheit von liebevoll pflegenden Angehörigen verstellen. Denn es sind gerade diese stillen, demütigen und oft in der Erbfolge unbedankten Menschen, die einen beträchtlichen Teil des Pflegealltags bewältigen. Ohne sie käme das derzeit gelebte öffentliche Sterbesystem augenblicklich zum Erliegen. An dieser Stelle müssen tief empfundener Respekt und besondere Wertschätzung all jenen Menschen ausgesprochen werden, die Tag für Tag ihre eigenen Bedürfnisse zurückstellen, um sich des letzten Lebensabschnittes ihrer Verwandten annehmen zu können.

Neben der planmäßigen Entmündigung und Enteignung Sterbender, wie sie im obigen Beispiel dargestellt ist, bilden jene Erben, die sich in scheinbaren Liebesbezeugungen dem Sterbenden gegenüber gegenseitig überbieten, ein anderes, nicht weniger betrübliches Phänomen. Altgediente Hausärzte können ein Lied davon singen, wie knapp vor dem Ableben betagter Patienten plötzlich Nichten, Neffen, Kinder, Enkelkinder wie aus dem Nichts auftauchen, die bislang nicht in Erscheinung getreten sind. Bei diesen meist sonntäglichen Besuchen wird viel von Liebe gesprochen.

Wahre Liebe ist aber, einen hilflosen Menschen zu waschen, Liebe ist, einem Alzheimerpatienten das Gesäß von Kot und Urin zu befreien und ihn neu zu wickeln, Liebe ist, einem sterbenden Menschen die letzten Löffel Suppe einzuflößen, oder einfach an seinem Bett zu sitzen und da zu sein. Liebe ist, einen Menschen am Ende seines Lebens sterben zu lassen.

Diese letzte Liebe geben immer öfter halbprofessionelle Hilfskräfte aus dem In- und Ausland. Immer seltener wird sie von direkten Familienangehörigen geleistet. Dafür gibt es zeitliche und finanzielle Gründe. Immer wieder hören Helfer Sätze wie: „Wenn ich mehr Zeit hätte, würde ich ja öfter zur Oma kommen" oder „Leider bin ich selbst noch berufstätig und muss mich außerdem noch um ... kümmern."

Aber letztlich ist es logisch und ganz einfach erklärbar, dass eine Gesellschaft mit wenig Nachkommenschaft und einem hohen Prozentsatz von Alten und Pflegebedürftigen keine personellen Ressourcen zum Umstehen des Sterbebettes hat. Die Jungen haben die Alten nur so lange geehrt, als es viele junge und wenig alte Menschen gab. So werden Sterbende und Pflegebedürftige heutzutage immer mehr zu einem Gewinn abwerfenden Produktionsmittel der Gesundheitsindustrie.

Wenn österreichische Politiker im Sommer 2014 lautstark fordern, dass diejenigen Menschen, die am Lebensende betreuen, auch beim Erben berücksichtigt werden sollten, so handelt es sich lediglich um eine

Neuerfindung des Rades. Es ist nicht notwendig, jahrhundertealte Gepflogenheiten in den Rang von Gesetzen zu erheben. Die Intervention der ÖVP- und SPÖ-Politiker zeigt aber, dass die Probleme rund um das Lebensende in der Politik angekommen sind.

Im Angesicht der weit verbreiteten Lieblosigkeit zum Zeitpunkt des Sterbens könnte man leicht zum Schluss kommen, dass auch der Abschied vom Leben nur eine weitere Kosten-Nutzen-Rechnung darstellt, und nicht den von vielen Philosophen beschriebenen markantesten und dramatischsten Abschnitt des Lebens. Von der Liebe, kranken und alten Menschen den Tod als Erlösung zu gönnen, kann dabei in vielen Fällen nur geträumt werden.

Menschliche Ersatzteillager?

Wenn ein Mensch durch und in seinem Tod einem anderen Menschen das Weiterleben ermöglichen kann, dann ist das in gewisser Weise auch ein Sieg über den Tod. Zumindest ein Teilsieg, so sieht es jedenfalls die medizinische Wissenschaft und Forschung.

Eine moderne Medizin, die sich die Bekämpfung des Todes zum obersten Prinzip gemacht hat, trifft heutzutage auf eine Gesellschaft, die den Tod als natürliches Lebensphänomen weit von sich geschoben hat. Der Tod ist die letzte und bislang unbesiegte Krankheit. Fieberhaft wird an der Herstellung von künstlich produzierten Ersatzorganen gearbeitet und geforscht. Bis solche künstliche Gewebe allerdings zur Verfügung stehen, bleiben Artgenossen, die zwischen Leben und Tod stehen, die einzige Quelle für lebensrettende Organe. Prinzipiell und technisch betrachtet kann dem Gedankengang auch kaum widersprochen werden.

Betrachtet man Menschen aber in dieser Logik als lebende Ersatzteillager für andere Artgenossen, verschwimmen jahrhundertealte Grenzen von Respekt gegenüber der menschlichen Integrität, von Würde und Ethik. Man spricht zwar von Spenden, wie bei „Licht ins Dunkel". Die ethische Problematik der Transplantationsmedizin blendet man dabei aber gerne aus.

Diese Problematik lässt sich klar an einem wesentlichen Punkt festmachen: Ein genetisch geeigneter Mensch muss rechtzeitig sterben, damit ein anderer weiterleben kann. Seelische Begleitumstände – auf beiden Seiten – müssen dabei konsequent ausgeblendet werden. Ohne die Trennung des Körpers von der Seele würde Transplantationsmedizin nicht funktionieren.

Die technischen Möglichkeiten eilen den ethischen weit voraus. Immer wiederkehrende Horrormeldungen über menschenverachtende Missstände im Bereich der Transplantationsmedizin machen die Bürger nachdenklich. So gibt es immer wieder den Verdacht, dass einzelne Patienten gegen größere Geldbeträge auf den Transplantationslisten nach oben gerutscht oder von einzelnen Krankenhäusern mit Hilfe von falschen Diagnosen die Zuteilungen von Organen manipuliert worden seien. Die Deutsche Stiftung Organtransplantation (DSO) teilt mit, dass die Bereitschaft zur Organspende im stetigen Sinken begriffen sei. Seien im Jahr 2011 von 1.200 Spendern noch 3.917 Organe gespendet worden, so haben 2012 nur noch 1.046 Patienten 3.508 Organe gespendet.

Prinzipiell sind zwei Arten der Organspende möglich: die Lebendspende (besonders von Niere und Leber) und die Bereitstellung eines menschlichen Organs nach dem Eintreten des Todes des Spenders, wobei die Transplantationserfolge bei lebendgespendeten Organen durchwegs besser sind als bei der Implantation eines nach dem Tod entnommenen Organs. Eine besondere Form der Transplantation ist schließlich die xenogene Transplantation, bei der dem Menschen ein Organ einer fremden Spezies implantiert wird, wie zum Beispiel die gängige Praxis der Einpflanzung von Schweineherzklappen in das menschliche Herz zeigt.

Für die Entnahme von Organen nach dem Tod ist in den meisten Ländern der eingetretene Hirntod Voraussetzung.

Während der Hirntod jahrtausendelang zugleich den Tod des Individuums bedeutet hat, können heute hirntote Patienten mittels der modernen Intensivmedizin fast beliebig lang am Leben erhalten werden. In diesem Zustand eignet sich der menschliche Körper optimal für die Entnahme von Organen. Und mit der Entnahme von Nieren, Leber oder Herz und Lunge ist zugleich auch das Schicksal eines solchen Zwischenwesens (zwischen Patient und Leichnam) besiegelt. Denn es gibt für den ausgeweideten Menschen keinen Weg mehr zurück.

Eine ärztliche Anmaßung? Nein, beteuern uns die Fachleute, alles ist ethisch abgesichert und korrekt. Es gibt so gut wie keine Fragezeichen. Und doch beschleichen den nachdenklichen Menschen dann und wann Zweifel, wer, wann und wo jemanden für hirntot erklärt. Und wer auf der anderen Seite einen hirntoten Körper mit welchem apparativen Aufwand und für wie lange am Leben erhält.

Untersuchungen zeigen, dass ein Großteil der deutschen Bevölkerung das korrekte Zustandekommen der vor einer Organentnahme notwendigerweise gestellten Hirntoddiagnose anzweifelt. Diese Zweifel verbinden sich mit der Frage, ob die Transplantationsmedizin nicht auch ein gutes Geschäft ist. Ob nicht da und dort auch der Zweck die Mittel heiligt. Die Ethik nur zum Deckmäntelchen einer sich als gottähnlich erklärenden Menschheit verkommen ist.

Der Transplantationsmarkt wächst rasant. Durch Routine und Übung, gepaart mit wissenschaftlichem Fortschritt, können heute mehr Organe als je zuvor lebenden oder toten Individuen entnommen und anderen Menschen implantiert werden. Allerdings steigen auch die Wartezeiten auf eine Organspende laufend. Gründe dafür sind der deutliche Rückgang bei tödlichen Verkehrsunfällen, die permanent steigende Zahl von Erkrankungen, die nur durch eine Organspende ausreichend therapiert werden können, und zu guter Letzt die steigende Lebenserwartung und die damit wachsende Zahl kranker Menschen. Provokant könnte man auch formulieren: Während früher Auto- und Motorradfahrer im Falle eines tödlichen Unfalles durch ihre Organspende einen anderen Menschen am Leben erhalten haben, so leben sie heute dank sicherer gewordener Automobile sowie einer verbesserten Verkehrsüberwachung selbst weiter. In einer größeren Gesamtrechnung handelt es sich also lediglich um eine Verschiebung innerhalb der Statistik.

Die medizinische Forschung kennt kaum Grenzen. Was machbar erscheint, wird auch irgendwann ausprobiert. Die Bandbreite erlaubter Versuche muss stattdessen von Ethikkommissionen und dem Staat als neuer Vaterfigur festgelegt werden. So muss ein potentieller Empfänger einer Lebendspende zum Zeitpunkt der Spende auf einer Warteliste für ein postmortal gespendetes Organ gestanden sein. Damit sollen Lebendspender optimal geschützt werden. Laut § 8 des deutschen Transplantationsgesetzes darf ein Lebendspender keinen über den Eingriff hinausgehenden gesundheitlichen Risiken ausgesetzt werden. Lebendspenden dürfen demnach nur an Verwandte ersten und zweiten Grades, an Ehepartner, Verlobte, eingetragene Lebenspartner und andere Personen, zu denen eine besondere Verbundenheit besteht, gespendet werden. Lebendorganspender müssen das Organ freiwillig spenden und dürfen durch ihre Spende keinen materiellen oder finanziellen Gewinn machen. Andernfalls würden sie sich strafbar machen. Mit dieser Formulierung soll jede Form des Organhandels unterbunden werden.

Viele der im Transplantationsgesetz angeführten Regeln sind aber auch dazu geeignet, eine im Notfall rasch erforderliche Spende durch bürokratische Hürden zeitlich zu verzögern. Ärztliche Gutachten, Anhörung durch die Lebendspendenkommission sowie eine Unzahl von genau festgelegten bürokratischen Schritten kennzeichnen den Weg vom Willen zur Organspende bis zum tatsächlichen operativen Eingriff. Der moderne Rechtsstaat versucht einem technologischen Hype Einhalt zu gebieten, eine Struktur vorzugeben.

Zweifellos sind viele Menschenleben durch Organtransplantationen gerettet, verlängert, verbessert worden. Wer die Tortouren eines dialysepflichtigen Patienten kennt, kann dem nicht widersprechen. Gleichzeitig allerdings sind viele Menschenleben, vor allem in ärmeren Ländern, durch kriminelle Praktiken der Transplantationsmedizin zum Opfer gefallen.

Umgekehrt muss man aber auch in Frage stellen, wie sinvoll es ist, einem Alkoholiker, der an einem Leberzellkarzinom erkrankt ist, eine Spenderleber zu implantieren, ohne seinen weiteren Alkoholkonsum zu hinterfragen.

Es ist eben alles eine Frage der Zeit und des gesellschaftlichen Kontextes. Es sei uns also bewusst, dass unserer Gesellschaft die Vor-, aber auch die Nachteile des Hier und Jetzt zuteilwerden.

Und jeder Fall einer Organspende ist eine eigene philosophisch-medizinische Welt. Wer seinen Körper nach dem eingetretenen Hirntod sinnvoll einem anderen Menschen zur Verfügung stellen möchte, tut dies meist nicht nur aus Nächsten-, sondern auch aus Eigenliebe. Denn die Organspende lässt den eigenen Tod in einem anderen Licht erscheinen. Er ist nicht mehr reines, trostloses und endgültiges Ende des Lebens, sondern kann das Überleben, Weiterleben eines anderen Menschen bedeuten. So mag das Bewusstsein, seine Organe einem anderen Menschen weiterzuvererben, dem einen oder anderen Menschen Trost in seinen letzten Stunden spenden. Schon aus dieser Sicht sollte die Transplantationsmedizin, trotz all ihrer problematischen Aspekte, als etwas grundsätzlich Sinnvolles betrachtet werden.

Hilflos am Sterbebett

15:50, eine Landarztpraxis, Nachmittagsordination. Die Enkeltochter eines Patienten ruft bei der Sprechstundenhilfe an und verlangt dringend den Arzt zu sprechen. „Herr Doktor, können Sie bitte schnell zum Opa kommen, wir glauben, er erstickt!" Der Arzt ist verwundert. Schon seit einiger Zeit besucht er den betagten Patienten ohnehin täglich. Der 83-jährige Mann leidet an einem Prostatakarzinom mit Metastasen in den Knochen des

Beckens, der Wirbelsäule und in beiden Oberschenkelknochen. An eine Heilung ist nicht mehr zu denken. Der Patient ist bettlägrig und mit Schmerzmedikamenten so weit versorgt, dass er keine Schmerzen leidet. Seit Wochen sehnt er den Tod herbei. Und immer wieder betont er, dass er zu Hause bei seiner Familie sterben möchte. In den vorangegangenen Tagen hat sich der baldige Tod klar abgezeichnet. Der Patient will nicht mehr essen, reagiert nur noch langsam und mit kargen Worten oder Gesten auf versuchte Kontaktaufnahme durch seine Kinder und Enkelkinder.

Der Hausarzt hat sich bei seinen Besuchen bemüht, das nahende Sterben verständlich und für die Familie annehmbar zu erklären. Immer wieder hat er dabei betont, dass man den Opa nicht mehr zum Trinken zwingen sollte und ihn, wenn es so weit wäre, friedlich einschlafen lassen sollte. In mehreren Gesprächen hat er die Angehörigen darauf vorbereitet, dass der Patient selbst in den letzten Tagen und Stunden seines Lebens nicht wirklich leiden würde. Das Zuschauen würde der Familie mehr Schmerzen verursachen als dem Patienten selbst. Auch über die möglichen feuchten, rasselnden Geräusche beim Atmen wurde gesprochen.

Umso mehr ist der Arzt über den Anruf verwundert. Er steht unter Druck. Das Wartezimmer ist voll. Für eine Visite hat er eigentlich keine Zeit.

„Herr Doktor, wenn Sie nicht kommen können, dann rufen wir halt die Rettung, damit der Opa ins Spital kommt, weil so kann er zu Hause nicht sterben. Wenn Sie das hören würden, ... er erstickt ja an seinem eigenen Schleim. Bitte kommen Sie, damit Sie ihn absaugen oder ihm irgendwas gegen dieses Atmen spritzen."

Der Arzt spürt die Verzweiflung. Er hört aber auch das Ultimatum. Und er vermeint auch, einen kleinen

Vorwurf aus den Worten herauszuhören. Nämlich, dass er selbst der Einzige sei, der den Opa zu Hause sterben lassen möchte. Dass es sein Stolz sei, den Kranken zu Hause zu lassen. Und ohne dass ein Wort in diese Richtung gefallen wäre, hat er den letzten Satz auch so verstanden: „Wenn Sie weiterhin wünschen, dass Ihr Patient zu Hause sterben soll, dann kommen Sie sofort zu ihm und befreien uns von diesem grässlichen Geräusch."

Der Arzt kennt die Beharrlichkeit der Enkeltochter und weiß, dass ein telefonisches Argumentieren keinen Sinn haben würde. „Na gut, ich schaue, dass ich gleich einen Sprung zu Ihnen kommen kann."

Nach einem „Danke" vom anderen Ende der Leitung legt er auf und setzt sich ins Auto. Um seinem Ärger etwas Luft zu verschaffen, schaltet er das Blaulicht ein, obwohl er weiß, dass er nicht dem Partienten, sondern den Angehörigen helfen muss.

Bei seiner Ankunft empfängt ihn die 26-jährige Enkeltochter des Patienten und führt ihn sofort in das Sterbezimmer des Großvaters. Schon am Gang hört der Arzt das typische Geräusch der feuchten verschleimten Bronchien. Die junge Frau sagt: „Der braucht doch eine Infusion oder sonst irgendwas." Noch einmal erklärt der Arzt der besorgten Enkelin, dass der Opa nicht leide. Er zeigt ihr, dass der sterbende Patient nicht einmal mehr auf stärkste Schmerzreize reagiert, indem er ihn fest ins Ohrläppchen kneift. Auch die meisten Reflexe sind bereits erloschen. Zum wiederholten Mal erklärt der Arzt, dass ein Absaugen weder möglich noch sinnvoll wäre. Aber er spürt, dass er die verunsicherte junge Frau noch nicht restlos überzeugt hat.

„Wissen Sie, Frau S.", sagt der Landarzt, „wenn wir den Opa ins Krankenhaus schicken, würde er einfach in ein Sterbezimmer geschoben werden. Niemand würde *ihn im Krankenhaus absaugen oder ihm gar noch eine Infusion geben. Und abgesehen davon, wenn Sie sich erinnern, wollte Ihr Großvater immer zu Hause sterben." Dann macht der Arzt eine Pause, weil er das betretene Schweigen der Enkelin spürt. Und fügt noch ruhig hinzu: "Und das macht er jetzt."*

Und wie zur Versöhnung sagt die junge Frau: "Danke, jetzt haben Sie mich beruhigt. Wissen Sie, ich habe noch nie einen Menschen sterben gesehen." Und um zu zeigen, dass sie wirklich verstanden hat, fügt sie hinzu: "Wenn die anderen kommen, werde ich es denen auch so erklären."

In der letzten Lebensphase und während des Sterbevorganges kommt es bei fast allen Patienten – je nach Quelle sind 60–90 % der Sterbenden betroffen – zum sogenannten Rasselatmen. Im Volksmund wird das Geräusch oft auch als „Todesrasseln" bezeichnet. Es klingt in etwa so, als würde man mit einem Strohhalm in ein Glas Wasser blasen. Da die Atemzüge von Sterbenden meist lang und tief sind, klingt das Rasseln intensiv und durchdringend. Wer das Geräusch einmal gehört hat, wird es nicht mehr vergessen bzw. jederzeit wiedererkennen.

Auch der Anblick eines betroffenen Patienten ist bedrückend und verursacht ein Gefühl der eigenen Ohnmacht. Denn es wirkt befremdlich, wenn ein Mensch völlig ohne Gegenwehr scheinbar hilflos am und im eigenen Schleim ertrinkt. Patienten mit Rasselatmen sind in der Regel nicht mehr ansprechbar. Sie reagieren weder auf die Aufforderung auszuhusten, noch wirkt sich der Versuch, den Oberkörper höher zu lagern, im Allgemeinen positiv auf das schrecklich klingende Geräusch aus. Apathisch liegt der Sterbende im Bett und kämpft scheinbar gegen das Wasser in den Atemwegen.

Viele Angehörige sind der Meinung, dass das vermeintliche Ertrinken bei lebendigem Leibe schuld an diesem komatösen Zustand wäre. Dabei verhält es sich umgekehrt. Durch die eingetretene Agonie und den allgemeinen Kräfteverlust des Sterbenden sowie durch das fortschreitende Absterben der Reflexe verliert der Patient auch die Möglichkeit auszuhusten oder den Schleim zu schlucken.

Bei Patienten, die – aus welchen Gründen auch immer – mit Flüssigkeit in Form von Infusionen behandelt werden, kann das Geräusch naturgemäß stärker sein und intensiver klingen. Und auch durch eine PEG-Sonde zugeführte Flüssigkeit kann das heftige Brodeln in der Lunge hervorrufen bzw. verstärken. Denn zu diesem Zeitpunkt des Sterbeprozesses ist das Herz-Kreislauf-System schon längst zu schwach, um zugeführte Flüssigkeit noch in ausreichendem Maß durch Körper und Lunge pumpen zu können. Daher sollte jede direkte Flüssigkeitszufuhr für sterbende Menschen gut überlegt werden. Und es sollte immer die Frage gestellt werden, ob die Maßnahme zur Erleichterung des Patienten oder zur eigenen Beruhigung dient. Einen gangbaren Kompromiss zwischen diesen beiden Intentionen stellt gegebenenfalls die subcutan (unter die Haut) verabreichte Infusion dar. Dabei wird das zugeführte Flüssigkeitsvolumen nicht sofort kreislaufwirksam, sondern wird erst nach und nach aus dem Fettgewebe in die Blutbahn aufgenommen.

Bei den Angehörigen von Sterbenden, aber auch bei jungen Ärzten und Pflegepersonal verursacht das Rasselatmen meist das Gefühl, dass dringend medizinisch interveniert werden müsste und dass diese hörbare Qual dem Sterbenden nicht zumutbar sei. Immer wie-

der hört man dann, dass der Sterbende dringend abgesaugt oder entwässert oder eben gar mit einer Infusion behandelt werden müsste.

Wenn Patienten in dieser letzten Phase des Sterbens
zu Hause behandelt werden, wird der Ruf nach dem
Spital laut. Denn nach wie vor, so ist es seit Jahrzehnten tief in unser Bewusstsein eingeprägt, bietet das
Krankenhaus die perfekte Lösung für alle Unerträg-
lichkeiten des Lebens. Und damit auch die des Sterbens.
Gerne wird dabei übersehen, dass ein Krankenhaus
selbst eigentlich nur aus Baustoffen und Installationen
besteht, die Behandlung aber immer durch die dort arbeitenden Menschen stattfindet. Und Spitäler in unseren Breitengraden sind in ihrer Struktur nun einmal
primär für den Zweck der Diagnosestellung und Therapie von Kranken erdacht worden und eignen sich
weniger zur Begleitung von Sterbenden.

Tatsächlich gibt es im Gegensatz zur allgemeinen
Erwartung keine befriedigende Behandlung dieser unangenehmen Geräuschkulisse des Todes. Das
oft geforderte Absaugen des Sekrets ist sinnlos und
kontraproduktiv. Denn der mechanische Reiz an der
Bronchialwand hat nur weitere Schleimproduktion zur
Folge. Außerdem führt der Kontakt des Absaugschlau-
ches mit der Schleimhaut der Luftröhre oft zu Blutun-
gen und einem weiteren Hustenreiz, der das Gesamt-
bild noch weiter dramatisieren kann. Die Injektion von
Medikamenten aus der Gruppe der Anticholinergika
gegen die Schleimsekretion an den Bronchialwänden
zeigt nur unbefriedigende Wirkung, und bei höherer
Dosierung deutliche Nebenwirkungen.

Für das Rasselatmen gilt dasselbe wie für viele ver-
gleichbare Phänomene während des Sterbeprozesses:
Der Patient leidet weit weniger, als es die begleitenden

Angehörigen befürchten. Die Erfahrung zeigt, dass Betroffene in diesem Stadium des Sterbens keine Schmerz- oder Atemnotäußerungen von sich geben. Der allgemeine Wunsch nach Behandlung gilt wohl mehr der eigenen Beruhigung, als dass er für den Patienten sinnvoll wäre. Die beste Therapie stellt in diesen Fällen meist das aufklärende Gespräch zwischen Arzt und Angehörigen dar.

Kinder werden Eltern, Eltern werden Kinder

Die Parallelen zwischen Geburt und Sterben, zwischen den ersten und den letzten Monaten des Lebens waren schon in einem der ersten Kapitel dieses Buches Thema. Wer, etwa in der häuslichen Pflege von Verwandten, einen Menschen auf diesem letzten Lebensabschnitt begleitet, wird häufig – und oft schmerzlich – mit einem weiteren Aspekt dieser Parallele konfrontiert.

Eine Phase des kindlichen Heranreifens ist das „Fremdeln". Die Entwicklungspsychologie beschreibt das „Fremdeln" von Säuglingen am Übergang ins Kleinkindalter zwischen dem vierten und dem achten Lebensmonat als notwendigen Schritt einer normalen psychischen Entwicklung. Die Kinder zeigen typische angstbetonte Verhaltensmuster, wenn sie ihrer gewohnten Umgebung beraubt werden. Motorische Unruhe, scheinbar unerklärliches Schreien und eine instinktiv abwehrende Körperhaltung kennzeichnen die Reaktion des Kindes auf fremde Personen.

Die Evolutionspsychologie erklärt diese Reaktion mit dem bei Primaten häufig vorkommenden Infantizid. Das heißt, dass vor allem neu in eine Gruppe eingewanderte männliche Tiere noch nicht von der Mutter entwöhnte Jungtiere töten. Das erklärt auch, warum das panikartige Fremdeln besonders gegenüber erwachsenen Männern auftritt.

Alte Menschen zeigen eine ähnliche Reaktion, wenn sie ihrer häuslichen Umgebung beraubt werden. Dies geschieht vorwiegend, wenn multimorbide Patienten in ein Spital eingewiesen werden müssen. Ängstliche Verwirrtheit und Agressivität sowie eine erhöhte Sturzneigung kennzeichnen das sogenannte „Durchgangssyndrom", das heute unter dem Begriff „Delir" subsumiert wird.

Natürlich hat diese Reaktion mehrere Ursachen. Auch Fieber und Exsiccose (Austrocknung) begünstigen u.a. die Entstehung. Wenn man aber will, gibt es eine deutliche Parallele zum Fremdeln des Kleinkindes. Fremde Gesichter und fremde Umgebung werden in beiden Fällen als Bedrohung, als Entwurzelung empfunden. Angst vor einer neuen Umgebung führt zum inneren Rückzug.

Wenn Kinder eine solche Reaktion zeigen, rufen sie wohlwollende Zuwendung, Trost, vielleicht auch Belustigung hervor. Wenn alte Menschen eine solche Reaktion zeigen, werden sie als krank bezeichnet und einer psychiatrischen Therapie zugeführt. Das bedeutet in den allermeisten Fällen, dass sie medikamentös ruhiggestellt werden. Dabei wäre die Rückführung in die gewohnte Umgebung in vielen Fällen die einfachste und zielführendste Therapie.

Während das fremdelnde Kleinkind häufig „Mama" lautmalt und die angstbetonten Körperbewegungen zur Mutter hin gerichtet sind, hört man aus den Krankenzimmern der geriatrischen Stationen immer wieder den lautstarken Ruf nach der Mutter – vor allem von dementen alten Männern, deren Mütter schon vor geraumer Zeit verstorben sind.

Frau I. ist 87 Jahre alt. Schon zweimal während ihres an Entbehrungen reichen Lebens musste sie stationär in einer psychiatrischen Klinik behandelt werden. Die Ursache war beide Male eine schwere Depression mit dem zwanghaften Gedanken an Selbstmord. In den Anamnesebögen ist heute noch nachzulesen, dass als Auslöser dieser Episoden immer Gewaltanwendung durch ihren Ehemann ausgemacht werden konnte. Was immer sie für ihn getan hatte, es war ihm zu wenig, oder falsch. Schläge waren alltäglich. Die fünf gemeinsamen Kinder ließen eine Trennung zu jedem Zeitpunkt des langen Ehelebens Utopie bleiben. Und tief im Glauben an einen Herrgott verwurzelt, der die Dinge auf Erden nach seinem Willen regelte, wäre ein solcher Schritt ohnehin nie und nimmer in Frage gekommen. Einrichtungen wie ein Frauenhaus hat es zu ihrer Zeit nicht gegeben. Und es gab stets Frauen, die es noch schlechter hatten. („Mein Mann hat wenigstens immer das Geld nach Hause gebracht.")

Als Frau I. 73 Jahre alt war, starb ihr Ehemann und Peiniger. Sowohl die fünf Kinder als auch der Hausarzt hätten geglaubt, dass die Frau aufatmen und sich ein wenig aus ihrer gesellschaftlichen Isolation lösen würde. Aber das Gegenteil war der Fall.

Die depressiven Anfälle wurden häufiger, Freude über ein freies Leben wollte nicht aufkommen. Immer mehr zog sich die alte, gebeugte Frau zurück, lebte nur noch in ihrem Haus, saß oft stundenlang vor dem Küchenfenster und starrte hinaus auf die leere Seitengasse, die an dem Haus vorbeiführte. Die notwendigen Besorgungen für den Haushalt wurden zum größten Teil von der ledig gebliebenen Tochter, die im ersten Stock des Hauses lebte, erledigt. Von Zeit zu Zeit schauten auch die Söhne von Frau I. vorbei, wobei sie meistens bei der Schwester eine bessere Versorgung der Mutter einmahnten. „Jemand muss sich doch um die Mama kümmern" oder „Der Doktor sollte ihr bessere Medikamente verschreiben" waren regelmäßige Anweisungen an die zurückbleibende Schwester, wenn die Brüder mit ihren Familien am Sonntagabend wieder zurück in die nahe Großstadt fuhren.

Und immer wieder sagte Frau I. den Satz: „Wenn nur der Vater noch wäre, dann wäre alles viel leichter", wobei sie mit „Vater" ihren verstorbenen Gatten meinte.

So zogen sich also die Jahre bis ins hohe Alter von 87 Jahren hin. Ereignislos, voller Sehnsucht nach dem Früher und mit zunehmender Abschottung von Realität und Welt.

Ein Schlaganfall im 87. Lebensjahr bringt dann auch diese kleine Welt zum Einsturz. Zusammen mit der Fähigkeit, klar zu sprechen, verliert Frau I. die letzte verbliebene Selbstständigkeit. Wie ein Kind lehnt und klammert sie sich an ihre Tochter an. Irgendwann, die Beine von Frau I. sind fast jeden Abend stark angeschwollen und sowohl Harn als auch Stuhl lösen sich von selbst zu jeder Tages- und Nachtzeit, erlauben die Brüder Unterstützung durch ein ambulantes Team der Caritas.

Eines Tages, sei es nun wirklich Zufall oder totale Überforderung, fährt die erholungsbedürftige Tochter eine Woche ans Meer, ohne sich zuvor mit den Brüdern abgesprochen zu haben. Die alleine zurückgelassene Mutter ist verzweifelt. Zur Pflegerin von der Carits sagt sie: „Wenn meine Tochter nicht mehr da ist, möchte ich sterben." Sie verfällt in einen eigenartigen Zustand der inneren Resignation. Spricht nicht mehr. Verlässt den Küchentisch nicht mehr. Verweigert Essen und Trinken.

Der Arzt wird gerufen. „Frau I., was ist denn los mit Ihnen?"

Die alte Frau reagiert nicht.

Er wiederholt den Satz, diesmal seinen Mund nahe an ihrem Hörgerät, langsam, deutlich und laut. Jetzt hebt Frau I. den Kopf. Sie blickt dem Arzt fest in die Augen und skandiert mit ausdruckslosem Gesicht: „Stellen Sie sich vor, alle haben mich verlassen. Ich möchte sterben, Herr Doktor."

Zufällig ist dem Arzt bekannt, dass die Tochter zwei Tage später wieder nach Hause zurückkommen würde. Er versucht, die alte, verzweifelte Frau ein wenig aufzuheitern, und spricht laut und langsam: „Frau I., was würden Sie sagen, wenn ich zaubern könnte?" Er sagt nicht mehr, weil er ohnehin nicht sicher ist, ob Frau I. in der Lage sein wird, seinem Gedankengang zu folgen. Und tatsächlich verrät der angestrengt ernste Gesichtsausdruck der Patientin, dass sie am Rande der geistigen Überforderung das Gesagte zu begreifen versucht.

Aber nach langen Augenblicken des Wartens werden Arzt und Caritas-Schwester belohnt. Verzagt und langsam, mit monotoner Stimmlage fragt die greise Patientin: „Ja, wie meinen Sie das, dass Sie zaubern können?" Ein müdes Lächeln huscht, während sie den Satz zu Ende spricht, über Frau I.s Gesicht.

Jetzt hofft der Arzt, dass sein Plan gelingen könnte. „Na, was würden Sie sagen, wenn ich zaubern würde, dass Ihre Tochter am Montag wieder da ist?"

Frau I. versinkt wieder in ihrem Sessel am Küchentisch. Kurz sieht es so aus, dass sie auch den dünnen Faden ihrer letzten Gedanken verloren hätte. Die Augen schauen ins Nichts, der Gesichtsausdruck ist leer und inhaltslos. Aber plötzlich hebt sie den Kopf und ihre Augen blicken direkt in das wartende Gesicht des Arztes. Und dann sagt sie, sehr ernst und mit fragender Stimme: „Herr Doktor, wie oft schlafen wäre das noch?"

Die Rückkehr der vertrauten Tochter ist für diese Patientin wie Weihnachten und Geburtstag zugleich. Überhaupt bilden greise Menschen sehr intensive Bindungen an die sie umgebenden Menschen. Sei es im Pflegeheim, im Krankenhaus oder in den eigenen vier Wänden. Alte Menschen empfinden neue Menschen als fremd. Ältere Mensche wollen oft ihre gewohnte Umgebung nicht mehr verlassen. Reisen mit zu großem Radius bereiten im Regelfall Unbehagen. Auch wenn sie körperlich durchaus noch möglich wären. Die gewohnte Umgebung bringt Sicherheit. Die alltäglichen Handlungen im Bereich des Haushalts und der Körperpflege werden mehr und mehr zu Ritualen, die nach genauen Zeitplänen ablaufen. Jede Änderung kann zu akuten psychischen Reaktionen wie Aggressivität bis hin zu schwerster Depression führen.

Das wird besonders deutlich, wenn alte Menschen ganz zum Ende ihres Lebens in ein Pflegeheim aufgenommen werden müssen. Zu Hause noch friedlich, ruhig und angepasst, entwickeln solche Patienten oft tobsuchtsartige Anfälle, verlieren die zeitliche und räumliche Orientierung, wissen nicht mehr, wo sie sind, verweigern Essen und Trinken oder die Einnahme von Medikamenten, reißen sich Infusionsnadeln aus dem Arm und greifen das pflegende Personal nicht selten tätlich an.

Der früher verwendete Begriff „Durchgangssyndrom" beinhaltete, dass es sich um einen vorübergehenden Zustand handelt. Oft gelingt es erfahrenen Krankenpflegern tatsächlich, Misstrauen abzubauen und auch schwierigste Patienten in einem Altersheim zu integrieren – oder die Patienten versterben in kürzester Zeit. Zur einfachsten Behandlung kommt es leider nur selten: Wieder zurück im gewohnten Umfeld, stellt sich nach einigen Tagen rasch Besserung im Sinne der Rückkehr zum alten Verhalten ein. Greise, altersschwache und demente Patienten sollten daher nur im äußersten Notfall in ein Krankenhaus eingewiesen werden.

Und wie die Pubertät die Kindheit endgültig beendet und aus einem Kind ein erwachsener Mensch wird, gibt es im Leben älterer Menschen eine entsprechende umgekehrte Entwicklung.

Seit seinem 75. Geburtstag zeigt Herr F. deutliche Zeichen der raschen Alterung. Seine Aktivitäten verringern sich zunehmend. Er fährt nicht mehr oft mit dem Auto. Den Kindern erklärt er, dass er sich dabei unsicher fühle. Seine regelmäßigen Spaziergänge sind im Laufe von Monaten weniger und weniger geworden.

Oft sitzt er stundenlang am Küchentisch und liest dabei die Zeitung. Wenn ihn seine Gattin fragt, was er denn gelesen habe, ist er meist nicht imstande, eine passende Antwort zu geben. Seinem Hausarzt erklärt er, dass er sich einfach gerne die Bilder anschaue. Und nein, es gehe ihm gut. Er habe weder Schmerzen, noch könne er über Unwohlsein, Appetitlosigkeit oder sonstige Beschwerden klagen. Er bemerkt dabei nicht, dass die Portionen, die er zu sich nimmt, immer kleiner werden.

Die Gattin klagt ihre leidvollen Beobachtungen den Kindern, die Kinder geben sie dem Hausarzt weiter. Der untersucht Herrn F. gründlich und muss feststellen, dass alle Organe dem Alter entsprechend einwandfrei funktionieren. Der Arzt empfiehlt der Familie, sich mehr mit Herrn F. zu beschäftigen.

Also beginnt man, vor allem an den Wochenenden, „Mensch ärgere dich nicht" zu spielen. Herr F. blüht da-

bei sichtlich auf. Gelingt es ihm, einen Mitspieler an den Start zurückzuverweisen, freut er sich wie ein Kind im Kindergarten.

Zunehmend verbringt er die meiste Zeit des Tages in einem Lehnstuhl. Das Aufstehen fällt ihm schwer. Sein Gang wird unsicher und langsam. Die Verwendung eines Gehstockes lehnt er zunächst ab. Wenn er es bräuchte, könnte er sich ja bei seiner Frau abstützen, und außerdem, so äußert er sich einmal, wäre ein Stock nur etwas für alte Menschen.

Aber dann, eines Tages, verwendet er den Stock, den sein Sohn ihm zum 77. Geburtstag geschenkt hat, ein erstes Mal am Weg vom Lehnstuhl zum WC. Von da an benützt er ihn an jedem Tag. Und wenn er auf sich aufmerksam machen möchte, klopft er mit dem Stock auf den Boden oder ans Tischbein. Dann kommt seine Frau aus der Küche, oder woher auch immer, und fragt, was er denn brauche.

Herrn F.s Wünsche sind einfach geworden. Manchmal wünscht er sich nur ein Glas Wasser. Oder dass ihm die Gattin den Fernsehapparat einschalten möge. Er sieht gerne Sportsendungen und schläft dabei ein. Auch tagsüber. Dann kann er in der Nacht schlecht schlafen und weckt seine Frau immer wieder. Entweder, um ihr zu sagen, was er sich am folgenden Tag zum Essen wünsche, oder weil er Hilfe beim Aufstehen braucht, wenn er nächtens zum Wasserlassen auf das WC muss.

Immer öfter landen dabei ein paar Tropfen in der Hose. Und irgendwann einmal auch im Bett. Fürs Erste genügt eine Plastikeinlage. Aber Herrn F.s Gattin klagt immer öfter über die viele Wäsche. Die Kinder organisieren daraufhin eine Art Dienstrad, nehmen die Wäsche mit nach Hause und bringen sie gebügelt wieder.

Herr F. ist ein unkomplizierter Patient. Oft lächelt er vor sich hin. Sein Gesichtsausdruck ist dabei leer, still und senil.

Als er zum ersten Mal mitten am Tag den Kot verliert, ändert sich die Situation zu Hause. Frau F. fühlt sich völlig überfordert und bittet die Kinder und Schwiegerkinder um Hilfe. Der mobile Hilfsdienst der Caritas wird gerufen, regelmäßige Hausbesuche der Krankenpfleger werden vereinbart. Dabei wird Herr F. jeden zweiten Tag von Kopf bis Fuß gewaschen oder, wenn er den Weg bis in die Dusche schafft, geduscht. Die notwendig gewordenen Windeln werden gewechselt. Anfangs reißt sich Herr F. noch die Windeln vom Leib, doch bald fügt er sich dem neuartigen und ungewohnten Kleidungsstück. Er sagt, er lasse es sich nur wegen seiner Frau gefallen, damit die nicht so viel Arbeit mit ihm habe.

Er spricht immer weniger. Manchmal ist die Sprache verwaschen. Am besten versteht ihn noch seine Gattin. Und wie bei einem kleinen Kind übersetzt sie seine kargen Äußerungen für das Pflegepersonal und die Kinder.

Herr F. ist inzwischen 79 Jahre alt geworden. Den Gehstock hat er irgendwann ohne große Diskussionen gegen ein vierbeiniges Gehgestell eingetauscht. Damit kann er wie ein kleines Kind einige Meter zurücklegen. Dabei wird er rechts von seiner Frau und links von einer Pflegerin begleitet.

Aber eines Tages verlernt er auch das letzte bisschen Gehen. Seine Füße wollen und können ihn einfach nicht mehr tragen. Knapp vor seinem 80. Geburtstag wird Herr F. bettlägrig.

Von da an liegt er ganz ruhig im Bett und wartet. Wartet auf die Körperpflege, die frische Windel. Auf das Gefüttertwerden. Wartet auf die Flüssigkeit aus der

Schnabeltasse. Wartet auf den Besuch seiner Kinder.
Wartet darauf, dass ihm seine Gattin das Gesicht strei-
chelt. Und er wartet auf das Ende.

Vergessen als Segen

Das Einzige, worüber seriöse Wissenschaftler in Bezug auf dementielle Erkrankungen einig sind, ist die Tatsache, dass ein hohes Lebensalter das Risiko, an einer Form der Demenz zu erkranken, erheblich steigert. Sonst ist unser Wissen über die Entstehungsfaktoren und die therapeutischen Möglichkeiten bei Krankheiten wie z.B. der Alzheimer-Demenz nach wie vor gering.

Den Stellenwert, den dementielle Erkrankungen heute im medizinischen Betrieb haben, verdanken sie also der deutlich gestiegenen Lebenserwartung. Jedes Mal, wenn im medizinischen Bemühen um die Unsterblichkeit des Menschen eine neue Altershürde genommen zu sein scheint, stellt sich eine neue Krankheit in den Weg des medizinischen Erfolges.

So ist auch die Zunahme der Krebserkrankungen in den letzten Jahrzehnten unter anderem durch den Anstieg der durchschnittlichen Lebenserwartung zu erklären. Das Gleiche gilt für Herz-Kreislauf-Erkrankungen und die Abnützungserkrankungen im Bereich des Bewegungs- und Stützapparates. Mit verbesserten Operationstechniken, Chemotherapie und Bestrahlungen oder dem Austausch eines Gelenkes oder eines defekten Organs konnten dafür stets adäquate therapeutische Teilantworten gefunden werden.

Bei der Krankheit des Vergessens aber tappt die therapeutische Medizin weiter völlig im Dunkel. Lediglich im Bereich der Diagnostik und der Früherkennung gibt es Fortschritte. Aber wem nützt es, wenn er schon in der vierten Dekade seines Lebens erfährt, dass er mit großer Wahrscheinlichkeit einmal an Alzheimer erkranken wird? Vielmehr stellt sich die Frage, inwieweit solche Vorhersagen – abgesehen davon, ob sie überhaupt 100-prozentig korrekt sind – nicht den betroffenen Patienten frühzeitig psychisch erkranken lassen würden, denn die destruktive Kraft der Verzweiflung über ein bevorstehendes Krankheits-Schicksal ist selbst wieder potentiell krank machend. So neigen Patienten, die große Angst vor Krebserkrankungen haben, eher dazu, an Krebs zu erkranken, als unbelastete Vergleichsgruppen.

Auf den ersten Blick sind die Folgen von dementiellen Erkrankungen schrecklich. Vor allem in der Anfangsphase erkennen betroffene Patienten oft noch sehr klar, dass sie in absehbarer Zeit viele ihrer geistigen Fähigkeiten verlieren werden. Diese Erkenntnis lässt die Patienten immer wieder – zusätzlich zur mentalen Veränderung – noch in tiefe Depressionen verfallen.

Darüber hinaus sind die emotionalen und pflegerischen Belastungen für die Angehörigen im fortgeschrittenen Stadium des geistigen Abbauprozesses enorm. Vergessene heiße Herdplatten mitsamt ihren Folgen, überlaufende Badewannen, nicht eingenommene Medikamente und in der Wohnung verteilte Exkremente sind nur einige Beispiele. Demenzpatienten sind im Allgemeinen pflegeintensiver als Kleinkinder. Durch Schlafmangel und nächtliche Unruhe – häufige Begleiterscheinungen von Demenzerkrankungen – müssen sie auch während der Nachtstunden betreut und beobachtet werden. Später vergessen sie auch noch auf die Einnahme von Essen und Trinken. Und wer einmal einen demenzkranken Patienten beobachtet hat, wie er einen zu sich genommenen Bissen kaut und kaut, weil er einfach auf das Schlucken vergisst, wird das erschütternde Bild so bald nicht vergessen.

Für die Angehörigen bedeutet die Erkrankung also auf jeden Fall eine Katastrophe. Aber gibt es daneben auch positive Aspekte der Demenz?

Frau B., mittlerweile 85 Jahre alt, ist multimorbid. Sie leidet an Diabetes mellitus, einem schwer einstellbaren Bluthochdruck, einem drohenden Herzversagen mit immer wiederkehrenden Wasseransammlungen in den Beinen, einer fortgeschrittenen Makuladegeneration beider Augen verbunden mit einer hochgradigen Schwersichtigkeit und schließlich an schweren Abnützungen beider Hüften und beider Schultern. Dünne, kaum tastbare und brüchige Venen lassen jede Blutabnahme zur Tortur werden. Infusionen im Krankenhaus gehen häufig daneben und hinterlassen schmerzhafte Entzündungen im Bindegewebe. Wegen der vielen Arztbesuche und der Unheilbarkeit ihrer Krankheiten ist sie seit über einem Jahrzehnt schwer depressiv. Immer wieder spricht sie davon, nicht mehr leben zu wollen. Einmal kommt es zu einem versuchten Selbstmord mit einer Überdosis Tabletten.

Nach einem der vielen Krankenhausaufenthalte beschließt Frau B., sich unter keinen Umständen mehr in ein Spital einweisen zu lassen. Ihren Angehörigen erklärt sie, dass sie lieber zu Hause sterben möchte, als noch ein einziges Mal die Qualen von Blutabnahmen und danebengegangener Infusionen durchleben zu müssen.

Ihre Kinder akzeptieren die Entscheidung der Mutter und richten mit ihrem Einverständnis eine 24-Stunden-Pflege ein. Die Hausärztin wird gebeten, einmal pro Woche die kranke Patientin zu besuchen, Blutdruck und -zucker zu kontrollieren und die Therapie bei Bedarf anzupassen.

Ab diesem Zeitpunkt warten alle gewissermaßen auf den Tod der betagten Frau.

Aber es kommt anders. Frau B. scheint sich langsam zu erholen.

Gleichzeitig leidet sie zunehmend unter Vergesslichkeit. Es sind zunächst nur Kleinigkeiten wie das Verwechseln von Herdplatten und Lichtschaltern. Aber Frau B. jammert nicht mehr so oft und ist wesentlich ausgeglichener. Die Pflegerinnen erklären den verblüfften Familienangehörigen immer wieder, dass die Patientin so eine liebe und unkomplizierte Kundin sei. Sie fordere nur wenig und sei die meiste Zeit zufrieden. Die Kinder erkennen ihre Mutter kaum wieder. Sie sitzt stundenlang in ihrem Fernsehsessel und lächelt still vor sich hin. Auf Fragen gibt sie kurze, freundliche, manchmal nicht ganz korrekte Antworten. Oft wiederholt sie ganze Satzgefüge mehrmals. Sie spürt zwar fast keinen Hunger mehr, aber sie isst, wenn das fertige Essen vor ihr steht. Ähnlich verhält es sich mit dem Durstgefühl und dem Trinken.

Die Gedanken der Mutter kreisen nur noch um die Vergangenheit. Immer öfter erkundigt sie sich nach längst verstorbenen Menschen aus ihrer näheren Umgebung. Sie verwechselt zunehmend Kinder und Enkelkinder, weiß nicht mehr, wo sie wohnt oder wie alt sie ist. Ihr emotionales Leben flacht ab, die Jahreszeiten wechseln, ohne dass sie es wahrnimmt. Ihr Gesicht verliert die gewohnte Ausstrahlung. Die Mimik reduziert sich zunehmend auf ein Minimum. Sie hört Radio, sieht fern, geht gedankenverloren mit ihrem Gehgestell im Wohnzimmer auf und ab und klagt kaum noch über Schmerzen.

Eines Tages formuliert sie ihrer Hausärztin gegenüber den folgenden bemerkenswerten Satz: „Wissen Sie, Frau Doktor, mir ist es in meinem ganzen Leben noch nie so gut gegangen." Dabei lächelt sie.

Vergessen als Segen. Schmerzen, Sorgen, offene Lebenswünsche und verlorene Lebenskompetenz wiegen mit zunehmender Demenz nicht mehr so schwer. Wie auch in den ersten Lebensmonaten nach der Geburt hat die Natur für diesen letzten Lebensabschnitt offensichtlich ein zweckmäßiges Vergessen eingerichtet. Es krabbelt und sabbert sich für das Baby scheinbar leichter, wenn es später einmal keine Erinnerung an diese Zeit der persönlichen Entwicklung geben wird. Das gilt auch für das unkontrollierte Verlieren von Harn und Urin. Zu Beginn, und eben auch am Ende des Lebens.

In einem fortgeschrittenen Stadium werden die dramatischen Folgen von dementiellen Erkrankungen im Wesentlichen nur noch von Angehörigen und Pflegenden als schrecklich wahrgenommen. Denn der betroffene Patient ist nicht mehr in der Lage, seinen bedauernswerten Zustand zu erkennen. Das sollte bei aller gebotenen Trauer und Verzweiflung immer im Auge behalten werden: Wir leiden beim Anblick eines hochgradig dementen Patienten weit mehr als er selbst!

So könnte ein Werbespruch der Natur lauten: „Sterben Sie leichter mit Demenz!"

Aber die Natur braucht keine Werbekampagnen.

Kein Recht mehr auf sexuelle Lust?

Die körperliche Lust und der Tod sind ein ungleiches Paar. Aber sie gehören unzweifelhaft zusammen. Denn während die Sexualität Leben erzeugt, nimmt der Tod das Leben. Die Sexualität ist Voraussetzung für den späteren Tod, der Tod beendet, was die Sexualität begonnen hat. Einige Autoren beschreiben Sexualität und Tod gar als die zwei prinzipiellen – und grundsätzlichen – Gegenpole des Lebens. Und wenn man den Schlaf gerne als den Bruder des Todes bezeichnet, so mag auch die oft zitierte Müdigkeit der Männer nach dem Sex eine Beziehung zwischen den beiden Begriffen herstellen. Entspricht die Erschöpfung nach dem sexuellen Schöpfungsakt gar dem Tod nach dem Lebenswerk? Ist sexuelles Empfinden lebenslang die stärkste Kraft gegen den Tod? Und gibt es eine Parallele zwischen menschlicher Unsicherheit im Umgang mit Sexualität und der Unsicherheit im Umgang mit dem Tod?

Mit dem Tod erlischt die körperliche Fortpflanzungsmöglichkeit, auch wenn Ei- und Samenzellen nicht unmittelbar im Augenblick des Herzkreislaufstillstandes absterben. Aber wie lange vor dem körperlichen Tod erlischt das sexuelle Empfinden? Oder bleibt es bis zum letzten Atemzug erhalten?

Die Sexualität schwerkranker, alter und sterbender Menschen ist eines der großen Tabuthemen unserer Gesellschaft. Ärzte, Pflegekräfte und Angehörige wissen meist nicht, wie sie mit dem Problem umgehen sollen.

Frau W. ist eine liebenswürdige 87-jährige Patientin. Man könnte sagen: Sie ist für ihr Alter eigentlich gesund. Ein Wehwehchen da, eines dort. Eine altersentsprechende Herzschwäche. Aber nichts Gravierendes.

Lediglich der Unterleib, wie sie ihn selbst nennt, macht seit Jahrzehnten Schwierigkeiten. Immer wieder besucht sie deswegen sowohl ihren Hausarzt als auch den Facharzt für Gynäkologie. Beide Ärzte untersuchen die Patientin regelmäßig, können aber keine Krankheit feststellen. Die Abstriche sind unauffällig, der vaginale Ultraschall zeigt regelmäßig unauffällige anatomische

Verhältnisse im kleinen Becken. Eine im Krankenhaus durchgeführte Computertomografie bringt keine neuen Gesichtspunkte. „Frau W., Ihre Frauenorgane sind vollkommen gesund", sagt der Gynäkologe nach jeder Untersuchung, also alle sechs Monate. Diese Worte scheinen Frau W. auch eine Zeit lang zu beruhigen. Aber schon ein paar Wochen nach der „Frauenuntersuchung", wie sie es nennt, sucht sie erneut ihren Hausarzt auf.

„Irgendetwas ist da unten nicht in Ordnung", beginnt sie dann das Gespräch. Und immer wieder antwortet der Hausarzt darauf: „Aber, liebe Frau W., Sie waren ja gerade beim Frauenarzt, und der hat uns versichert, dass alles in Ordnung ist." Und regelmäßig, seit Jahren, erwidert Frau W.: „Und trotzdem ist da unten etwas."

Wieder bittet der Hausarzt die Patientin auf die Untersuchungsliege und ersucht sie, den Bereich des Unterbauches frei zu machen. Er tastet den Bereich der Gebärmutter und der Eierstöcke gewissenhaft ab. Keine Schmerzreaktion. „Frau W., wo tut's Ihnen denn weh?" Darauf Frau W.: „Herr Doktor, es tut eigentlich nicht weh, ich spüre nur, dass irgendetwas nicht in Ordnung ist."

Es folgen noch 30, 40 Sekunden Tasten an der Bauchdecke, einfach um die Patientin zu berühren, dann beendet der Arzt die Untersuchung mit den Worten: „Frau W., ich glaube, Sie können beruhigt sein, ich finde nichts Ungewöhnliches, das uns Angst machen müsste."

Auf diese Worte scheint die Patientin gewartet zu haben. Denn sie erwidert regelmäßig: „Herr Doktor, dann wird es schon gut sein, wenn Sie es sagen. Wissen Sie, ich möchte ja nicht lästig sein, weil ich weiß ja, dass Sie auch andere Patienten haben, und nicht nur mich."

Irgendwann, nach Jahren, in denen sich die Gesprächs- und Untersuchungsabfolgen nicht wesentlich voneinander unterscheiden und auch mehrmalige Spitalsaufenthalte keine weiteren Erkenntnisse gebracht haben, fasst sich der Hausarzt ein Herz und durchbricht den gewohnten Untersuchungsreigen. „Frau W., sagen Sie einmal, was genau spüren Sie, was genau ist nicht in Ordnung?"

„Ja, Herr Doktor, wenn ich das selber so genau wüsste, dann könnten Sie mir sicher helfen."

Diese Worte kommen dem Arzt irgendwie eigenartig vor. Er sitzt der Patientin gegenüber und denkt nach, wie er die übliche Unterleibsordination unterbrechen, verändern könnte. Da sagt die 87-jährige Patientin: „Herr Doktor, wenn Sie wollen, können wir ja noch einmal genau nachschauen."

Der Arzt ist fast dankbar für das Angebot der Patientin, die mit diesen Worten die Initiative übernommen hat. Und wieder erfolgt die Aufforderung an die Patientin, sich frei zu machen und sich auf die Untersuchungsliege zu legen. Aber diesmal zieht sich die Frau unaufgefordert auch die Strumpf- und Unterhose aus, schiebt den Rock weit nach oben über den Bauch, besteigt die Liege und wartet auf die Reaktion des Arztes.

Dieser ignoriert zunächst das frei gemachte greise Genitale und tastet wie immer den Unterbauch ab. Aber die Patientin sagt: „Nein, Herr Doktor, da ist nichts." Und weil heute ganz offensichtlich wirklich ein neuer Zugang zu den Problemen der Frau W. gefunden werden soll, fragt der Arzt: „Aber Frau W., können Sie mir gar nicht sagen, wo Sie Ihr unklares Gefühl haben?"

Da antwortet Frau W. ganz klar: „Herr Doktor, ich glaube, das ist nicht außen ...", macht eine Pause und fährt dann fort,„... ich glaube, das ist innen."

Jetzt spürt der Arzt, dass er die Patientin nicht wieder zum Frauenarzt schicken kann, sondern selbst das innere Genitale untersuchen muss, wenn er die Patientin nicht verletzen und zurückweisen möchte. Er sagt:

„Na gut, dann warten Sie eine Sekunde, ich ziehe mir Handschuhe an und werde Sie auch von innen untersuchen." Er sagt diesen Satz ganz bewusst. Er möchte sich noch einmal vergewissern, dass die Patientin die vaginale Untersuchung wirklich nicht vom Facharzt, sondern von ihm durchgeführt haben will.

„Ja, Herr Doktor, das ist mir sehr recht", kommt ihm Frau W. zuvor, „weil Sie sind mein Hausarzt, ich vertraue niemandem so sehr wie Ihnen."

Vorsichtig spreizt der Hausarzt die senilen Schamlippen und führt den befeuchteten, behandschuhten Zeigefinger in die Scheide der Patientin ein. Und er fragt dabei: „Sagen Sie einmal, tut Ihnen da irgendetwas weh?" Die Patientin gibt keine Antwort. Der Arzt blickt ihr ins Gesicht, um bei einer möglichen Schmerzäußerung die Untersuchung jederzeit unterbrechen zu können. Noch zweimal dreht er den Finger vorsichtig in der trockenen Scheide hin und her, da unterbricht ihn Frau W. mit den Worten: „Ja, da, genau da, wo Sie jetzt sind, da spüre ich etwas."

Sofort fragt der Hausarzt: „Bitte beschreiben Sie mir den Schmerz." Und er staunt nicht wenig, als Frau W. antwortet: „Nein, Herr Doktor, das ist kein Schmerz, aber wenn Sie noch einmal das vorne drücken, da spüre ich das."

Kurz denkt der Arzt über ethische und rechtliche Aspekte der Situation nach, kann aber keine Widersprüche finden und befolgt die Bitte der Patientin. Aber sosehr er sich auch bei geschlossenen Augen auf das betastete Gewebe konzentriert, er kann keine Unregelmäßigkeit an der Struktur der Scheidenvorderwand finden. Allerdings bemerkt er, dass die Scheide der betagten Patientin plötzlich feuchter ist als zu Beginn der Untersuchung.

Zeitgleich mit dem Zurückziehen des ärztlichen Fingers sagt Frau W.: „Ja, genau, Herr Doktor, das ist es gewesen."

Der Arzt dreht sich um, streift sich die Handschuhe ab und wäscht sich die Hände. Und ohne das Gesicht der Patientin zuzuwenden sagt er: „Frau W., Sie können sich wieder anziehen", macht eine kurze Pause und fügt innerlich angewidert hinzu: „Und Sie können beruhigt sein, in Ihrer Scheide ist alles in Ordnung." Erst jetzt fällt ihm die Mehrdeutigkeit seiner Worte auf und es wird ihm bewusst, dass er am liebsten sagen würde: „Suchen Sie sich einen Freund und lassen Sie sich regelmäßig die Scheide massieren." Und er ärgert sich, dass ihm erst während der Untersuchung der Gedanke gekommen ist, dass die alte Frau einfach eine unbefriedigte Sexualität mit sich herumträgt. Kurz keimt der Gedanke, dass er sich jetzt auf ein Gespräch darüber einlassen könnte, verwirft ihn aber sofort wieder, als er auf dem Bildschirm die noch abzuarbeitende Warteliste sieht.

Warum auch immer, aber bis zu ihrem Tod zwei Monate später erwähnt Frau W. bei keinem weiteren Arztbesuch ihren Unterleib. Sie stirbt kinderlos an einer bekannten Herzschwäche, so sagt es zumindest der Totenschein.

Wieder lohnt sich hier ein Blick auf die Analogie von Säuglings- und Sterbezeit. Denn wie die Sexualität zu Beginn des Lebens in der analen und in der genitalen Phase noch unbewusst und unkontrolliert stattfindet, so scheint sie sich am Ende des Lebens wieder der Kontrolle des Geistes zu entziehen. Pflegeheiminsassen beschmieren wieder Krankenbett, Wände und Körperteile mit ihrem Stuhl, und vor allem Männer berühren ihr Genitale trotz Katheter, so gut und sooft sie können.

Dabei kann sie keine noch so eng anliegende Windel von diesem Bedürfnis abhalten.

Wie besorgte Eltern bei ihren Babys und Kleinkindern, ziehen – im Umgang mit dem Thema selbst unsichere – Pflegekräfte sterbenden Männern vorsichtig die Hände aus dem gut verpackten Genitalbereich. Einfach um jene Ordnung herzustellen, die ein Leben lang nach außen gewahrt wird. Sexualität ist intim und nicht öffentlich. Und die Hände gehören ein Leben lang über die Decke. Aber alte und sterbende Menschen sind, wieder Kleinkindern entsprechend, nicht mehr imstande oder willens, der allgemeinen und öffentlichen Ordnung zu entsprechen.

Herr O. ist 91 Jahre alt und nach einem Schlaganfall vor zwei Jahren bettlägrig. Die linke Körperhälfte ist fast komplett gelähmt. Essen und Trinken bereiten ihm größte Schwierigkeiten, weil er sich entweder verschluckt oder den gekauten Nahrungsbrei einfach wieder aus dem linken Mundwinkel verliert. Er kann sich kaum noch mitteilen. Die Sprache ist abgehackt, lallend, die Worte klingen verwaschen und sind schwer verständlich.

Jetzt kommt es allerdings zu einer akuten Verschlechterung der Situation. Weil die Angehörigen einen neuerlichen Schlaganfall vermuten, wird der greise Patient noch einmal mit der Rettung ins Spital geschickt. Er wird tatsächlich auf der neurologischen Abteilung aufgenommen, und erst nachdem eine Computertomografie einen weiteren Schlaganfall ausschließt, treten die Ärzte mit der 70-jährigen Gattin des Patienten in Kontakt. Es geht um die Frage einer Magensonde und der weiteren Pflege zu Hause.

Nachdem die Gattin des pensionierten Hofrats eine Magensonde kategorisch ablehnt, wird der Patient um-

gehend zum Sterben nach Hause entlassen. Obwohl nicht mehr ansprechbar, beginnt er dort wieder einige Schlucke Wasser und Suppe zu sich zu nehmen. Herr O. verschiebt das Sterben. Ein sozialer Hilfsdienst hilft der deutlich jüngeren Gattin bei der Pflege des schwerkranken Mannes. Zweimal pro Woche kommt die Hausärztin und bespricht mit der Frau des Patienten die anfallenden Probleme der täglichen Pflege.

Herr O. ist mit einem Harnkatheter versorgt, den er sich schon mehrmals samt dem Ballon, der eigentlich ein Herausrutschen aus der Blase verhindern sollte, aus der Harnröhre gerissen hat. Windel und Hände, Bettzeug und Einlage, jedes Mal ist alles blutverschmiert. Die Gattin ist verzweifelt. Die Hausärztin setzt einen neuen Katheter. Bis die Ehefrau des renitenten Patienten fragt, ob denn der Katheter unbedingt notwendig sei, und man nach einem Gespräch beschließt, einstweilen einmal darauf zu verzichten.

„Und noch etwas", beginnt die Gattin ein Gespräch mit der Ärztin, „wenn ich ihm das Glied und den Geschlechtsbereich wasche, fasst er immer mit der Hand nach der meinen und umklammert sie eisern, und lässt mich nicht mehr los. Vor allem lässt er mich die Hand nicht mehr vom Glied wegziehen." Dann macht die Ehefrau eine längere Pause. Das Thema ist ihr offensichtlich sehr unangenehm. Aber auch die Ärztin schweigt und vermeidet den Augenkontakt. Und als ob sie sich in ihrem einmal gefassten Mut nicht bremsen lassen möchte, fährt Frau O. schließlich fort: „Mir ist das so unangenehm, ich weiß einfach nicht, was ich tun soll."

Die Ärztin spürt, dass sie um ein Gespräch über die offensichtlich noch nicht abgestorbene Sexualität des Patienten nicht herumkommen wird. Nach einer nachdenklichen Weile fragt sie: „Sagen Sie einmal, was haben Sie für ein Gefühl, was will er denn genau?"

Da sagt die Ehefrau des bettlägrigen, kaum noch reagierenden, langsam sterbenden Mannes unumwunden: „Ich glaube, er will, dass ich ihn befriedige." Es folgt eine betretene Pause. Dann sagt die Ehefrau leise und schüchtern, fast entschuldigend: „So wie ich es ihm halt früher manchmal gemacht habe, damit er wieder eine Zeit lang eine Ruhe gibt."

Die Ärztin ist offensichtlich berührt. Spontan sagt sie: „Mein Gott, sind Sie eine liebevolle Frau ...", danach weiß sie anscheinend auch nicht mehr weiter. Dann sprechen die beiden Frauen über Männer, deren sexuelle Wünsche, und über die Treue. Der Patient, an dessen Bettrand das Gespräch stattfindet, atmet ruhig und tief, ein und aus, und reagiert nicht im Geringsten auf das Gesprochene.

Schließlich sagt die Ärztin: „Also, wenn Sie ihm eine Freude machen wollen, schaden können Sie ihm nicht", und schweigt wieder, weil auch sie keine wirklich befriedigende Antwort auf die Frage parat hat. Dann fügt sie noch hinzu: „Das wird Ihre Entscheidung bleiben, Frau O." Und nachdem sich Frau O. bei der Ärztin für das wertvolle Gespräch bedankt hat, verlässt die Frau Doktor ihren Patienten und seine Ehefrau.

Irgendwann, nach etlichen weiteren Hausbesuchen, das Ende des Hofrats kommt ganz offensichtlich immer näher, fragt die Ärztin, scheinbar nebenbei, im Innersten aber überaus neugierig: „Wenn ich Sie fragen darf, Frau O., was hat sich nach unserem Gespräch über das Sexuelle noch getan?", und nach einer Pause fügt sie noch hinzu: „Bei Ihnen und Ihrem Mann?"

Die so angesprochene Ehefrau ist etwas verunsichert, beschließt aber nach einer längeren Nachdenkpause, die *einfühlsame Hausärztin mit der Wahrheit zu belohnen. Um das auch klar zu zeigen, beginnt sie: „Wissen Sie, Frau Doktor, es fällt mir schon wegen meiner Erziehung nicht leicht, über das zu sprechen, aber ich glaube, unter uns Frauen ..., und weil ich weiß, dass Sie ja sowieso eine ärztliche Schweigepflicht haben ...“, macht wieder eine Pause und wirft einen prüfenden Blick in das Gesicht der Ärztin. Dann erzählt sie: „Ich habe es wirklich noch einmal versucht, nach unserem Gespräch, und sein Glied ist auch wirklich ein bisschen angeschwollen, aber wie er dann ohne jede andere Regung nur noch schneller zu atmen angefangen hat, das hat mich einfach angeekelt und ich hab wieder aufgehört.“ Nach einer betretenen Minute des gemeinsamen Schweigens sagt Frau O. noch: „Es tut mir leid für ihn“, dabei streichelt sie liebevoll sein Gesicht, „aber ich kann das nicht mehr.“*

Immer wieder gibt es Berichte von sexuellen Übergriffen in Alters- und Pflegeheimen. Allerdings erreichen solche Nachrichten nie die breite Öffentlichkeit. Erfahrene Schwestern, Pfleger und Ärzte können allerdings bestätigen, dass die Sexualität im Alter im besten Fall ruhiger, im schlimmsten Fall aber nur versteckter und unterdrückter stattfindet. Warum auch sollten sexuelle Energie und Empfindung plötzlich erloschen sein?

Im Blickpunkt sexueller Projektionen alter Menschen stehen vor allem junge Krankenschwestern und – weit seltener – Pfleger. Älteres Pflegepersonal ist erfahrungsgemäß weniger sexuellen Übergriffen ausgesetzt. So ist es auch nicht verwunderlich, dass gerade junge Krankenschwestern aus Scham und Unsicherheit nicht über den Missbrauch durch männliche Patienten berichten. Der beginnt beim Versuch einer Umarmung, eines Kusses, der Berührungen des Gesäßes und geht bis zu eindeutigen Griffen zwischen die Beine oder ans Dekolletee. Eine wirksame Schutzmaßnahme gegen sexuelle Übergriffe dieser Art bietet u.a. das Betreten eines Krankenzimmers zu zweit.

Während aber im stationären Bereich im Zuge von Teambesprechungen zumindest über sexuelle Belästigung geredet werden kann, ist das Thema in der mobilen Hauskrankenpflege leider ebenso präsent wie tabu. Regelmäßig werden mobile Krankenschwestern und Hilfspflegekräfte von männlichen Patienten sexuell belästigt, bedrängt und missbraucht. Vor allem auch deshalb, weil im mobilen Pflegedienst aus Kostengründen primär jeweils nur eine einzelne Pflegerin einen Hausbesuch durchführt. Wer mit seinen Vorgesetzten über eindeutig sexuelle Erlebnisse sprechen will, wird eher mit unprofessionellen Witzen bedient, als dass ernsthaft und kompetent zugehört und reagiert würde. Es verwundert, dass eine Gesellschaft, die alles und jedes evaluiert, dokumentiert und qualitätssichert, im Umgang mit einem so wichtigen Thema wie der Sexualität derart blauäugig und unprofessionell umgeht.

In manchen Pflege- und Altersheimen wird dem Thema Sexualität mittlerweile Rechnung getragen. So werden oftmals bewusst Einlagen und Windeln verwendet, die das Berühren des Genitales und auch die Masturbation zulassen. Doppelzimmer für Ehepaare und die Möglichkeit, sich zurückziehen zu können, sind gute Schritte, Intimität auch im allerletzten Lebensabschnitt möglich zu machen. Alleine schon das Thematisieren der Problematik hilft den Betroffenen, aber auch Angehörigen, Pflegern und Ärzten, besser damit umzugehen.

Die Intimsphäre von Patienten sollte ohnehin immer und bis zum letzten Atemzug gewahrt werden. Dazu gehört nicht nur das Anklopfen an der Zimmertür, bevor ein Krankenraum zur Pflege oder Umlagerung von bettlägrigen Patienten betreten wird. Und vielleicht werden angehende Ärzte irgendwann auch schon in ihrer Ausbildung darauf hingewiesen, dass sexuelles Wohlbefinden auch einen Teil der typischen ärztlichen Frage „Wie geht es ihnen?" darstellt.

Natürlich muss auch berücksichtigt werden, dass sich sexuelles Empfinden im Lauf des Lebens verändert. Bei Männern und Frauen gleichermaßen, aber nicht gleichartig. Erfahrungsgemäß sehnen sich alte und bettlägrige Frauen vor allem nach Berührung und Zärtlichkeit, während Männer immer noch die sexuelle Vereinigung als Ziel und Kulminationspunkt von gegenseitiger Berührung sehen. Wenn auch oft nur noch in der Phantasie, da die körperliche Möglichkeit zur Vereinigung schon längst erloschen ist.

Letztlich bleibt auch bei der Sexualität im Sterben alles so, wie es während des Lebens gewesen ist. Sie bleibt geheimnisumwoben, verborgen, drängend und unterdrückt. Eine Patentlösung wie freiwillige Altenprostituierte auf Krankenschein gibt es noch nicht, auch wenn in Dänemark behinderte Menschen einmal im Monat den Besuch einer Prostituierten vom Staat bezahlt bekommen sollen. Allerdings würde eine breite öffentliche Wahrnehmung und Diskussion des Themas bereits einen Fortschritt gegenüber dem derzeitigen Zustand darstellen.

Endstation Heim

Im Frühjahr des Jahres 1989 hört ein Arzt in einem Wiener Kaffeehaus unbeabsichtigterweise ein Gespräch mit, das vier Frauen an einem der Nachbartische führen. Später wird sich herausstellen, dass die Kaffeehausbesucherinnen Stationsgehilfinnen des städtischen Pflegeheims Lainz sind. In der Unterhaltung sprechen die vier Frauen ungeniert und belustigt darüber, wie sie alte Menschen umgebracht haben. Zunächst glaubt der unfreiwillige Zuhörer an einen Streich, den ihm seine Sinne spielen würden. Doch als die Frauen dann auch noch beginnen, die Opfer zu verhöhnen, wird ihm bewusst, dass er soeben Kenntnis über ein schreckliches Verbrechen erlangt hat. Auch über die, die als Nächste an der Reihe wären, wird am Nachbartisch angeregt geredet, über „Fahrkarten in den Tod", die zu vergeben wären. Der entsetzte Arzt erstattet Anzeige.

Die einsetzenden Untersuchungen sollten einen der größten Skandale in der Nachkriegsgeschichte Österreichs zu Tage fördern. Die vier Stationsgehilfinnen werden zunächst beurlaubt, später auch verhaftet. Etliche Leichen von im Pflegeheim Lainz verstorbenen Patienten werden exhumiert und gerichtsmedizinisch untersucht. Dabei wird bei allen Leichen eine unübliche Häufung von Wasser im Lungengewebe festgestellt. Damit konnte aber eine Ermordung der Patienten noch nicht zwingend bewiesen werden. Als jedoch tödliche Dosen von Insulin und die Rückstände der Schlaftablette Rohypnol nachgewiesen werden konnten, wurden die Stationsgehilfinnen eine nach der anderen des vielfachen Mordes an den ihnen anvertrauten Patienten überführt.

Im Prozess wurden dann Details der Tötungen bekannt: So habe eine Pflegerin den Kopf des Opfers angehoben und die Nase zusammengedrückt, während die andere die Zunge fixierte und so lange Wasser in den Hals einflößte, bis das sich heftig wehrende Opfer gestorben sei. Diese Methode der Ermordung wurde von den Stationsgehilfinnen als „Mundhygiene" bezeichnet. Alleine bei einer der Täterinnen hielt das Gericht 32 Morde für erwiesen.

Dieses historische Fallbeispiel ist nur eines unter vielen. Experten weisen darauf hin, dass nirgendwo so leicht getötet werden kann wie in Alters- und Pflegeheimen. Bei einer Patientengruppe, die durch ihre Altersstruktur ohnehin eine hohe Sterberate aufweist, ist der Nachweis einer Tötung erfahrungsgemäß besonders schwierig. Es muss vermutet werden, dass die Dunkelziffer von in Heimen getöteten Patienten mindestens so hoch ist wie die Zahl der Fälle, die vor Gericht landen.

Ebenso gibt es immer wieder Berichte von bestohlenen alten und dementen Patienten. Hochbetagte Patienten fassen oft wie kleine Kinder sehr schnell Vertrauen zu Personen in ihrem Umfeld, wenn ihnen diese sympathisch sind. Bereitwillig und mit der Freude kleiner Kinder zeigen sie ihren „neuen Eltern" dann Goldschmuck und andere Wertgegenstände. Eine Situation, die einen gefestigten Charakter der Pflegenden erfordert.

Aber ebenso häufig kann es zu Misstrauen und ängstlicher Zurückgezogenheit der Patienten kommen. Zwischen diesen Extremen findet in den Pflegeheimen ein von der Öffentlichkeit unbemerkter Alltag statt, der allen Beteiligten ein Maximum an Toleranz, Zuwendung, Fürsorge und Annehmen-Können abverlangt. Irgendwann wird die Politik, wenn sie ihre Versprechen ehrlich meint, nicht umhinkommen, den Pflegeberuf als äußerst anspruchsvollen, komplexen und herausfordernden Beruf anzuerkennen und entsprechend zu würdigen.

Natürlich werden nicht alle Heiminsassen von den Pflegekräften ihres Goldschmuckes beraubt oder bei Bedarf getötet. Und selbstverständlich stellen Beispiele wie das Verbrechen von Lainz, ebenso wie das in diesem Kapitel noch folgende Fallbeispiel, nur Ausnahmen dar. Wer aber längere Gespräche mit dem Pflegepersonal eines voll belegten Pflegeheims führt, bekommt einen bemerkenswerten Einblick in die Pflegerealität, die sich deutlich von den Versprechungen in den diversen Foldern und Prospekten unterscheidet. Schon die Gerüche und Geräusche einer durchschnittlichen Pflegestation sprengen den Rahmen jeder Hochglanzbroschüre und sind dennoch Alltag für alle im Pflegeberuf tätigen Menschen.

Die psychischen Belastungen für Personal und Patienten sind gleichermaßen extrem hoch. Beide Seiten leiden unter Hoffnungslosigkeit. Denn die Hoffnung auf ein würdiges Lebensende bleibt in vielen Fällen ein frommer Patientenwunsch. Personal-, Kosten- und Gewinnoptimierung lassen die Würde der Patienten und den Wert der geleisteten Arbeit auf ein notwendiges Minimum schrumpfen. Die überdurchschnittlich hohe Burn-out- und Selbstmordrate unter den Angehörigen der Pflegeberufe spricht eine eindeutige Sprache. Überlastete, schlecht bezahlte Schwestern und Hilfskräfte treffen auf fordernde und überforderte Patienten, denen ein Leben lang suggeriert wurde, dass Gesundheit und Wohlbefinden das Selbstverständlichste auf der Welt wären. Durch die vorausgegangene lebenslange Täuschung entsteht in der Situation des Pflegeheimes eine Stimmung der überwiegenden Ent-Täuschung. Einer bitteren Enttäuschung. Einer Konfrontation mit den Grenzen einer grenzenlosen Gesellschaft.

Schon der im Volksmund häufig verwendete Satz „ins Heim abschieben" beschreibt das mehrfache Dilemma der Alters- und Pflegeheime. Der Unterschied zwischen diesen beiden Einrichtungen ist ein gradueller: Während im Leistungsspektrum eines reinen Altersheimes die Pflege nur eine untergeordnete Rolle spielt, stellt sie beim Pflegeheim den Schwerpunkt dar. Viele Institutionen bieten beide Bereiche – mit all ihren Übergängen – unter einem Dach an.

So gut wie niemand möchte in ein Pflegeheim. Das Pflegeheim ist fast immer eine Notlösung. Oft nur für einen begrenzten Zeitraum angedacht und vorgesehen, wird es in den meisten Fällen zum letzten Wohnort. Das Pflegeheim ist ein Ort, in dem das Leid alter und kranker Menschen konzentriert und von der Gesellschaft abgesondert wird. Kinder werden noch im Windelalter in den Hort abgeschoben, alte Menschen mit Windeln in den Altenhort.

Durch die in den letzten Jahrzehnten enorm gestiegenen Kosten, die ein Spitalsbett den Steuerzahlern verursacht, müssen Patienten aus Sicht der Spitalserhalter so früh wie möglich entlassen werden. Dieser ökonomische Entlassungsdruck steigt mit jedem Tag, an dem es zu keiner Besserung des Zustandes des Patienten kommt. Aber wohin mit all jenen hochbetagten und schwerkranken Menschen, die nicht mehr in der Lage sind, für sich selbst zu sorgen? Die medizinisch nicht mehr geheilt werden können, weil die moderne Medizin alles Unheilbare reflexartig von sich weist und in eine medizinische „Bad Bank" auslagern will? Für die es kein Zurück in ein Zuhause gibt, weil es die für eine Pflege notwendigen familiären Strukturen nicht mehr gibt? Weil es zu wenige Kinder und zu viele selbst hilfsbedürftige alte Menschen gibt? Weil in den guten Tagen des Lebens nicht an den möglichen Krankheitsfall gedacht wurde? Weil eine auf Lust und Spaß konzentrierte Gesellschaft auf Lebensende und Tod vollkommen vergessen hat? Schlagworte wie „Rentnerschwemme" und „zweibeinige Kostenfaktoren" tragen auch nicht zum würde- und respektvollen Umgang mit alten Menschen bei. Und immerhin betragen die monatlichen Pflegekosten in einem Heim nur einen Bruchteil der Monatskosten eines belegten Spitalbettes.

„Schwester, warum füttern Sie meinen Papa nicht?" Mit diesen Worten begrüßt eine Frau die Hilfspflegerin, die eben das lauwarme Essen auf das kleine Tischchen neben dem Patientenbett gestellt hat.

„Papa essen schon", antwortet die ausländische Hilfskraft. Dabei setzt sie den Patienten mittels des elektrisch verstellbaren Bettes aufrecht und schiebt das Tischchen so ans Bett heran, dass der alte Mann theoretisch das Essen erreichen könnte. Der scheint aber zu schlafen und bewegt sich nicht. Er macht keine Anstalten, das Essen zu sich nehmen zu wollen.

Die Tochter des Patienten ist ungehalten. „Wenn Sie den Papa nicht füttern wollen, dann schicken Sie mir eben die Stationsschwester." Wortlos verlässt die offensichtlich überforderte Hilfsschwester mit ihrem noch halbvollen Essenswagen den Raum.

An den Vater gerichtet sagt die Tochter: „So iss doch, Papa." Aber der Vater reagiert nur mit einer abweisenden Geste. „Soll ich dich füttern?", macht die Tochter noch einen Versuch. Der Vater schüttelt den Kopf. Er will nicht essen. Wortlos sitzt die ratlose Tochter neben dem Krankenbett, bis die Stationsschwester eintritt.

Noch einmal fragt die Tochter: „Warum kümmert sich niemand um meinen Vater? Sie sehen doch, dass er das Essen nicht anrührt."

Die Schwester reagiert auf den gereizten Tonfall der Angehörigen mit einer ebenso gereizten Stimme: „Frau F., wir haben heute 120 Pflegefälle hier, was glauben Sie, wie sollen wir die mit unserem Personal alle füttern?" Frau F. antwortet zornig: „Erstens zahlen wir ja für die Pflege des Vaters nicht zu wenig, und zweitens müssen Sie eben mehr Personal einstellen, wenn Sie sich nicht um Ihre Pfleglinge kümmern können!"

Da bricht die Stationsschwester in Tränen aus und sagt: „Frau F., gestern hat der Vater noch selber gegessen, und mir sind heute zwei Hilfskräfte mit Grippe ausgefallen. Sagen Sie mir, was ich da tun soll." Und nach einer Pause fügt sie hinzu: „Wenn Sie schon da sind, dann können Sie den Vater ja heute einmal selber füttern." Dann verlässt sie den Raum.

Und wieder einmal werden Behandlungs- und Pflegestandards in erster Linie von den finanziellen Möglichkeiten bestimmt. Von den finanziellen Möglichkeiten des Einzelnen wie auch denen der ganzen Gesellschaft. Denn auch im Bereich des Alters- und Pflegeheimes gibt es eine First, eine Business und eine Economy Class. Was das für die Menschenwürde heißt, kann man in Anbetracht der Platzverhältnisse auf einem Langstreckenflug in der Economy Class gut einschätzen.

Was es bedeutet, plötzlich auf die gewohnte Umgebung eines eigenen Zuhauses verzichten zu müssen, kann nur ermessen, wer schon einmal krankheitsbedingt aus seinem gewohnten Leben gerissen worden ist. Zeitungsberichte von entlaufenen und wieder gefassten Pflegeheiminsassen lassen in ihrer Wortwahl eher an Gefängnisse als an Wohlfühl- und Urlaubsdestinationen denken.

Alle Schlagworte von der Würde des Patienten, seiner Mündigkeit und Selbstbestimmung, von Fürsorge und Autonomie werden von der Realität des Pflegealltags und seinen materiellen Rahmenbedingungen Lügen gestraft. Und auch die von der Politik ernsthaft angedachte Akademisierung der Pflegeberufe wird eine stinkende Windel kaum attraktiver machen. Einzig und alleine geregelte und begrenzte Arbeitszeiten bei einem angemessenen Gehalt können den Pflegeberuf aufwerten.

Sterben und Tod III:
Die Medizin

Woran sterben wir?

Der Tod hat viele Facetten: individuelle, gesellschaftliche, philosophische und ökonomische – und heute mehr denn je ist der Tod auch ein medizinisches Thema. Wenn man sich mit dem medizinischen Blickwinkel auf den Tod beschäftigt, rücken mehrere Fragen in den Vordergrund: Warum oder woran stirbt ein Mensch? Wann soll die Medizin den Tod hinauszögern und wie kann sie ihn erleichtern? Ist der Tod ein ausschließlich medizinischer Belang? Ist die Medizin gar zur Universalinstitution für Beginn und Ende des Lebens geworden?

Zwei grundsätzlich verschiedene Arten des Lebensendes lassen sich beschreiben. Entweder stirbt ein Mensch einen „natürlichen" Tod zu jenem Zeitpunkt seines Lebens, an dem die lebensnotwendigen Organe ohne Einfluss von außen nicht mehr in der Lage sind, die Vitalfunktionen Herzschlag und Atmung aufrechtzuerhalten. Als Ursachen für diese Todesart kommen sowohl Krankheit als auch Altersschwäche in Frage.

Oder ein Mensch stirbt durch äußere Gewalt und damit einen vorzeitig ausgelösten Tod – sei es infolge von Naturereignissen wie Hungersnöten oder Katastrophen, von Unfällen oder von zwischenmenschlicher Gewalt.

Während wir gelernt haben, natürliche Todesfälle oder den Tod als Folge von Unfall oder Naturereignissen als „normal" zu akzeptieren, ist der Tod als Folge zwischenmenschlicher Gewalt – sei sie nun krimineller oder vom Staat geduldeter Natur – gewissermaßen ein Sonderfall. Ein Blick auf die Geschichte zeigt, dass jede Zeit spezielle Formen des Tötens bevorzugt und erlaubt bzw. in unterschiedlicher Weise sanktioniert hat. Je nach gesellschaftlicher Entwicklungsstufe, historischer Epoche oder religiöser Ausrichtung einer Gesellschaft trifft man auf unterschiedliche Arten des Tötens. So ist das Erschießen eines Gegners im Krieg völlig legal, während das Erschießen eines Räubers durch das Opfer eines Überfalls in Friedenszeiten ein Gerichtsverfahren nach sich zieht. Im Namen Gottes sind vermutlich mehr Menschen legal getötet und auf bestialische Weise hingemetzelt worden als im Namen irgendeiner anderen Institution. Diese Aussage gewinnt an Bedeutung, wenn man das blinde Auge der römisch-katholischen Kirche mit einbezieht, mit dem diese z.B. Pogrome und den Antisemitismus betrachtet bzw. ignoriert hat. Die Institution Kirche unterscheidet in ihrem Umgang mit dem Tod offensichtlich sehr genau, ob es um den Tod eines Gläubigen bzw. um den Erhalt kirchlicher Macht geht. Der Tod eines Mitglieds der Kirche wird durch Fürsorge, den Hospizgedanken, durch Sakramente und geistlichen Beistand erleichtert, während der Tod im Namen Gottes nicht weniger brutal und unmenschlich gehandhabt wurde als der säkulare Gewalttod, wie etwa ein Blick auf die Zeit der Kreuzzüge zeigt. Aber auch viele Staaten töten bis heute mit dem Instrument der Todesstrafe ganz legal. Erwähnt werden muss auch jener Graubereich, in dem zum Beispiel die Menschen in belagerten Städten durch Seuchen und künstlich herbeigeführte Hungersnöte zugrunde gegangen sind.

Es gibt keine Studien darüber, in welchem Verhältnis die Zahl von auf natürlichem Weg verstorbenen Menschen zur Zahl der getöteten Individuen steht. Humanethnologische Forschungen zeigen jedoch, dass im Vergleich zu früheren Stammeskulturen die zwischenmenschliche Tötungsrate im heutigen Europa in etwa auf ein Hundertstel gesunken ist. In kriegerischen Stammeskulturen starb immerhin ein Viertel der Männer eines gewaltsamen Todes.

Wie man also stirbt, hat ganz wesentlich mit den kulturellen und gesellschaftlichen Umgebungsbedingungen zu tun. War zum Beispiel im Wien der vorletzten Jahrhundertwende die Tuberkulose, die auch die „Wiener Krankheit" genannt wurde, die Todesursache Nummer eins, so sind es heute Herz-Kreislauf-Erkrankungen, unmittelbare Folgen des materiellen Wohlstandes.

Immer wieder wird betont, dass die moderne Medizin Krankheiten heilen könne, die in früheren Zeiten als unheilbar gegolten haben. Diesem an sich korrekten Satz muss aber die Behauptung gegenübergestellt werden, dass die moderne Medizin gleichzeitig mehr Menschenleben auslöscht, als irgendeine Form von praktizierter Medizin das bisher getan hat – trotz der zahlreichen Patienten, die in früheren Jahrhunderten z.B. infolge eines vom Arzt durchgeführten Aderlasses verblutet sind. Der Tod durch die angewandte moderne Medizin hat sich mit zunehmender Bedeutung der Medizin in unseren Breitengraden vervielfacht – Intensivstationen voll mit septischen Patienten nach an und für sich harmlosen Eingriffen geben ein beredtes Zeugnis von diesem Sachverhalt.

Interessant ist in diesem Zusammenhang auch die Beobachtung, dass Todesfälle, die im Rahmen einer staatlich sanktionierten, qualitätsgesicherten und gesellschaftlich anerkannten Schulmedizin auftreten, in der medialen Öffentlichkeit als legale, wenn auch bedauerliche Zwischenfälle dargestellt werden – Todesfälle, die als Folge von Heilverfahren außerhalb dieser anerkannten Medizin eintreten, werden dagegen als Kriminalfälle eingestuft.

Sterben in der Besenkammer

Krankenhäuser werden in der öffentlichen Wahrnehmung zunächst als Orte der Heilung und der Wiederherstellung gesehen – dass sie auch regelmäßig Schauplatz des Sterbens sind, spielt in dieser Sichtweise so gut wie keine Rolle. 90 % der Menschen wollen laut Umfragen zu Hause sterben, und doch stirbt letztlich die Hälfte von ihnen im Krankenhaus.

So gleichen die letzten Lebensjahre alter und pflegebedürftiger Menschen immer wieder einem „Schwarzer Peter"-Spiel. Moribunde, greise Patienten werden zwischen Alters- und Pflegeheim, zwischen Zuhause und dem Krankenhaus hin- und hergeschoben, weil niemand die Verantwortung für den Tod übernehmen will. Weil jeder Betreiber die eigene Institution frei vom Geruch des Todes und des Sterbens halten will. Aus Sicht der diversen Anstaltserhalter, so hat es zumindest den Anschein, stirbt der Patient im Idealfall im Rettungsauto. Denn immer spielt im Hinterkopf die Schuldfrage mit. Irgendwer muss ja am Tod eines Menschen schuld sein, und der Tod im Rettungswagen hat für niedergelassene Ärzte wie für Spitalsärzte die wenigsten Nebenwirkungen.

Oft werden auch offensichtlich sterbende Menschen noch schnell mit dem Sanitätskraftwagen irgendwohin gebracht. Von zu Hause in ein Krankenhaus, von einem stationären Spitalsaufenthalt zurück ins Heim, vom Alters- ins Pflegeheim, vom Pflegeheim ins Krankenhaus und von dort ins Hospiz. Weil Angehörigen, Ärzten, Altenpflegern oder Pflegeverantwortlichen der

Mut und damit auch die Demut fehlt, das nahende Ende des Lebens zu akzeptieren.

„Herr Doktor, schicken Sie die Mutter nicht mehr ins Spital? Da muss man doch noch was machen. Wir können die arme Frau ja nicht einfach so zu Hause sterben lassen, oder?"

Der so angesprochene Arzt steht am Krankenbett einer 90-jährigen Frau, deren linker Unterschenkel plötzlich blau und kalt geworden ist. Die Patientin selbst hat keine Beschwerden. Sie liegt seit fast zwei Jahren im Bett, wird durch eine Magensonde ernährt und mit starken Schmerzmitteln behandelt. Der Mediziner hat vergeblich versucht, den Angehörigen die Durchblutungsstörung im Bein als Endpunkt im Leben der dementen Patientin darzustellen. „Wenn ich Ihre Mutter ins Spital schicke, wird man ihr dort das Bein amputieren. Möchten Sie der alten Frau das in ihrem Zustand wirklich noch antun?"

„Ja, Herr Doktor, wenn Sie die Verantwortung übernehmen können, dann lassen Sie die Mutter einfach zu Hause sterben. Aber vielleicht könnte man ihr im Spital doch noch helfen. Aber wie Sie wollen, ich überlasse die Entscheidung Ihnen."

Der junge Arzt fühlt sich angegriffen und überfordert. Und stimmt schließlich der Spitalseinweisung zu. In einem Tragetuch muss die Patientin samt Magensonde, Harnkatheter und Urinbeutel durch das Stiegenhaus aus dem vierten Stockwerk zum wartenden Sanitätskraftwagen transportiert werden. Ein unwirklicher Anblick.

Im Krankenhaus entsteht dann ein skurriler akademischer Streit um die neue Patientin. Die Internisten lehnen die Aufnahme mit der Begründung ab, dass nur eine chirurgische Amputation des nicht mehr durchbluteten Beines das Leben der Patientin vorübergehend ret-

ten könne. Die Chirurgen schließen den geforderten Eingriff als zu riskant aus: „In diesem Zustand können wir die Frau auf keinen Fall auflegen, aber vielleicht können die Gefäßchirurgen noch was machen", sagt der chirurgische Oberarzt. Also wird ein Gefäßchirurg angefordert. Nach einer kurzen Untersuchung der Patientin schreibt der Facharzt einen Konsiliarbrief, in dem unter anderem zu lesen steht, dass man in Anbetracht der Krankengeschichte, des stark reduzierten Zustandes der Patientin und ihres hohen Alters weitere diagnostische und therapeutische Schritte derzeit als nicht sinnvoll erachtet.

Obwohl der internistische Aufnahmearzt darauf hinweist, dass er keine freien Betten mehr habe und schon neun Gangbetten aufgestellt werden mussten, bleibt die bettlägrige Patientin nach zwei Stunden auf der interdisziplinären Aufnahmestation dem Internisten zur weiteren Behandlung übrig. Übermüdet, erschöpft und verärgert lässt er der alten Dame eine Infusion anhängen und gibt der Stationsschwester zu verstehen, dass sie die Patientin irgendwo, entweder hinter einem Paravent oder in einer Besenkammer, unterbringen solle. „Ich hab so das Gefühl, die macht's nicht mehr lange."

Als die Tochter später am Nachmittag ins Krankenhaus kommt und sieht, wie und wo die Mutter untergebracht ist, fordert sie ein sofortiges Gespräch mit dem Stationsarzt. Der versucht zu erklären, dass er medizinisch nichts mehr für die Mutter tun könne. „Und weil wir überhaupt keine freien Betten mehr haben, müssen wir Ihre Mutter zumindest für die heutige Nacht hier unterbringen. Ich versichere Ihnen aber, dass sie die beste medizinische Versorgung bekommt."

Verzweifelt fordert die Tochter den sofortigen Rücktransport nach Hause. „Sterben kann meine Mutter auch zu Hause", äußert sie sich entrüstet. Und erleichtert sagt

der Arzt: „Ja, vermutlich ist es das Beste für die Patien-
tin, wenn sie ihre letzten Tage zu Hause verbringen darf."

Die Patientin verstirbt am Rücktransport, spät am
Abend desselben Tages, in einem Tragetuch zwischen
dem zweiten und dem dritten Stockwerk eines Wiener
Zinshauses.

Auf den verschiedenen Stationen eines Krankenhauses ist die Wahrscheinlichkeit, ebendort zu versterben, für den Patienten sehr unterschiedlich. Dementsprechend gut oder schlecht sind die jeweiligen Abteilungen auch auf den Umgang mit sterbenden Patienten eingestellt.

So sind chirurgische Stationen im Allgemeinen am wenigsten mit dem Tod konfrontiert. Chirurgische Eingriffe sind meist geplant und können durch die prä-operative Befunderhebung und entsprechende Vorbereitung des Patienten abgesichert werden. Wenn das Sterben auf einer chirurgischen Abteilung stattfindet, dann in unmittelbarer zeitlicher Nähe, vor oder nach einem geplanten Eingriff. Dieser Tod wird dann mit dem gut klingenden Begriff der „perioperativen Mortalität" beschrieben.

Am besten auf das Sterben ihrer Patienten sind on-kologische Abteilungen, die auf Behandlung von krebs-kranken Patienten spezialisiert sind, vorbereitet. Krebs-kranke, die im Spital behandelt werden müssen, sind dem Tod stets näher als Patienten, die zu Routine-eingriffen stationäre Hilfe in Anspruch nehmen. Aber auch auf internen Abteilungen und, soweit vorhanden, geriatrischen Stationen wird mit höherer statistischer Wahrscheinlichkeit gestorben.

Eine besondere Position nimmt die Intensivstation ein. Nirgendwo im stationären Betrieb wird der Tod mehr als Versagen der Medizin gebrandmarkt als auf der Intensivstation. Einerseits wird mit dem Begriff Intensivstation stets Lebensgefahr verbunden, andererseits ist die Erwartungshaltung von Patienten und Angehörigen nirgendwo höher: Wenn noch geholfen werden kann, dann auf der Intensivstation.

Sterbestatistiken sind eine wichtige Messgröße für Spitalsabteilungen. Wenn auf einer Abteilung zu viele Patienten versterben, müssen sofort Qualitätsstandards und Behandlungsmethoden hinterfragt werden. Ein einziger Arzt, eine einzige Krankenschwester könnte durch allzu menschliches Agieren eine solche Statistik aus wirtschaftlicher Sicht negativ beeinflussen. Das führt dazu, dass vor allem auf Intensivstationen Patienten, deren Tod medizinisch nicht mehr abgewendet werden kann, auf die Normalstation zurückverlegt werden. Also wechseln sterbende Menschen noch einmal Matratze, Bett und Zimmer, vertraute Gesichter, Stimmen und Gerüche werden noch knapp vor dem Tod durch neue und unbekannte ersetzt. Dafür können aber statistische Soll- und Normerwartungen eingehalten werden. Begründet werden diese Rückverlegungen einerseits mit dem Kostenargument – das Intensivbett ist das teuerste im ganzen stationären Betrieb –, andererseits mit der nicht von der Hand zu weisenden Erklärung, dass das Sterben auf der Normalstation menschlicher sei.

Aber nicht nur Ärzte, Spitalserhalter und Pflegepersonal haben eine ängstliche bis feindliche Einstellung zum Tod. Auch Bettnachbarn und Mitpatienten wollen in der Regel keinen Kontakt mit Sterbenden. Wohin also mit den nicht mehr reagierenden, komatösen Menschen auf ihrem Weg aus dem Leben? Vom Zimmer auf den Gang, hinter einen Paravent, manchmal in ein

Sterbezimmer oder ein unbelegtes Zimmer, oder mehrere Sterbende in ein Zimmer, oder eben in ein Putzkammerl. Auf jeden Fall gehört das Sterben versteckt und ausgelagert. Von wo auch immer.

Einmal Intensivstation und zurück

Der normierende und reglementierende Bürokratismus hat auch vor Hospizen und Pflegeheimen nicht Halt gemacht. Jeder Schwester, jedem Pfleger, jeder Hilfsschwester wird in einem nicht mehr überschaubaren Konvolut von Gesetzestexten, Verordnungen und Erläuterungen vorgeschrieben, wie in welcher Situation zu verfahren sei. Jeder Fall ist vorgesehen und vom Gesetzgeber durchgeplant. Nichts darf dem Zufall überlassen werden. Was aber noch schlimmer ist: Nichts darf einer individuellen, persönlichen Betrachtungsweise überlassen werden.

Insbesondere alle das Sterben und den Tod der Menschen betreffenden Fälle werden genauestens geregelt. Fachkundig ist nur noch ein Mitglied des Palliativteams oder das geschulte Personal von geriatrischen Stationen. Nur dort, weitab von zu Hause und der öffentlichen Wahrnehmung, darf der Tod stattfinden. Überall sonst muss gerettet, operiert, infundiert und reanimiert werden.

Man könnte fast den Eindruck gewinnen, dass die Qualitätssicherer und Normierer, die Patientenanwälte und Ethikexperten auch noch im und beim Tod ein Wörtchen mitreden wollen. Sowohl betroffene Patienten als auch Angehörige werden verängstigt und verunsichert. Dem Patienten wird lediglich ein Mitspracherecht in Form der Patientenverfügung eingeräumt.

Am besten wäre wohl, jeder Bürger würde noch zu Lebzeiten einen Sterbekurs mit Diplomabschluss absolvieren. Dann könnte niemand mehr sagen, er habe nicht gewusst, wo und wie er regelkonform zu sterben hat. Als Nebeneffekt wäre damit auch noch eine Menge Geld zu verdienen, bei einer auf Jahre hinaus gesicherten Zahl von Kursteilnehmern. Ein Bombengeschäft.

Vor allem im Pflegeheim und auf geriatrischen Pflegestationen ist zwar das Altern und Siechen erlaubt, nicht immer aber das Sterben.

An einem sonnigen Sonntagnachmittag greift sich eine schwerkranke 89-jährige Insassin eines Landespflegeheims mit der linken Hand auf die Brust und ruft zugleich mit dem Alarmknopf die Schwester.

Sie kann gerade noch sagen: „Ich hab so ein Stechen ...", ehe sie bewusstlos zusammensinkt. Die Schwester weiß zwar, dass die Patientin immer wieder Herzanfälle erlitten hat und dass sie schon seit geraumer Zeit sterben will. Einen solchen Zwischenfall hat es aber noch nie gegeben.

Wie angewurzelt steht die Schwester vor dem Bett der Patientin. Sie sieht, wie sich der Brustkorb weiter hebt und senkt. Damit steht fest, dass die Frau noch atmet. Und lebt. Die Schwester würde der Frau den Tod gönnen. Denn schon unzählige Male hat sie sich den gewünscht, während ihr der Heimarzt eine weitere Spritze gegen die Krämpfe in der Brust verabreicht hat. Aber sie weiß auch, dass sie nur bei bereits eingetretenem Tod auf das sofortige Herbeirufen eines Arztes verzichten darf. Bei den Teambesprechungen ist immer wieder darauf hingewiesen worden, dass das Leben der Insassen stets oberste Priorität habe.

Nach einem kurzen inneren Konflikt ruft die gewissen-
hafte Schwester den Ärztenotruf – denn am Sonntag
gibt es keinen Heimarzt – an und schildert den Fall.

Auch die Dame am Notruftelefon hat eine Checkliste,
nach der sie vorzugehen hat: Patientin mit bekannter ko-
ronarer Herzerkrankung, bewusstlos, atmet noch, keine
Patientenverfügung. Kein Arzt in der Nähe erreichbar.
Und Schönwetter bedeutet in diesem Fall zugleich auch
Hubschrauberwetter.

Zwei Minuten nach dem Anruf startet der Rettungs-
hubschrauber von seinem 70 Kilometer entfernten Stütz-
punkt und landet wenige Minuten später vor dem Pflege-
heim. Sanitäter beginnen sofort mit den notwendigen
Maßnahmen, die Patientin atmet zu diesem Zeitpunkt
immer noch, ist aber tief bewusstlos. Das EKG zeigt ei-
nen ausgedehnten frischen Hinterwandinfarkt an. Der
Notarzt versorgt die komatöse Patientin den medizini-
schen Standards entsprechend. Dann wird sie mit dem
Hubschrauber auf die nächste Intensivstation geflogen,
welche sich nur zwei Kilometer Luftlinie vom Pflegeheim
entfernt befindet. Die herbeigerufene Intensivmedizine-
rin lehnt allerdings die Intubation der sterbenden Frau
aus ethischen Gründen ab. Sie stirbt 40 Minuten nach
ihrer Einlieferung auf die Intensivstation.

Umgekehrt verlassen Tag für Tag „austherapierte" Patienten die Intensivstationen in Richtung Pflegeheim:
Patienten, für die aus Sicht der kurativen (heilenden,
wiederherstellenden) Medizin nichts mehr getan werden kann, und die daher zum Sterben ins Heim entlassen werden.

Schon lange rufen Ökonomen zur Vernunft. Aber
niemand bringt den Satz über die Lippen, dass die Gesellschaft den Tod endlich wieder als essentiellen Be-

standteil des Lebens akzeptieren muss. Stattdessen wird von primärem und sekundärem Therapieverzicht, Patientenautonomie und Fürsorge, Behandlungsqualität und Therapieabbruch gesprochen.

Die Floskel „einfach so sterben lassen" gehört zum Standardrepertoire, wenn es um den Umgang mit dem Sterben geht. In der Regel ist damit ein Versagen der Medizin, ein Mangel an Bemühung und Engagement gemeint. Dass in dem Satz „Wir lassen einen Menschen einfach sterben" auch unendlich viel Güte, Weitsicht und gelebtes Mitleid eingeschlossen sein könnte, käme keinem Verantwortlichen in den Sinn. Nein, einen Menschen einfach sterben zu lassen kann nur kriminell im Sinne der unterlassenen Hilfeleistung und dem Vorenthalten der Segnungen der modernen Medizin sein. Und wenn schon sterben lassen, dann auf keinen Fall „einfach", sondern kompliziert. Mit Schläuchen in Mund und Nase, Harnröhre und Magen, Infusionen und medikamentöser Therapie bis zum letzten Atemzug, und oft auch noch darüber hinaus.

Die letzte Infusion

Immer wieder hört man in Krankenhäusern und bei ärztlichen Hausbesuchen Forderungen wie „Herr Doktor, Sie können doch meinen Mann nicht einfach verdursten lassen!" oder „Frau Doktor, da muss man doch etwas tun, Sie können die Oma ja nicht einfach sterben lassen!", oder aber auch: „Herr oder Frau (ohne Doktor), da muss was geschehen, das kann ja nicht wahr sein, dass Sie in so einem Spital arbeiten und die Frau einfach krepieren lassen."

Tatsächlich werden in unseren Krankenhäusern und Intensivstationen Tag für Tag 90-jährige Patienten reanimiert und im Falle von Herzinfarkten und Schlaganfällen gnadenlos und reflexartig mit dem vollen medizinischen Programm versorgt: Intensivstation, intravenöse Verweilzugänge, Intubation und Beatmungsmaschinen, Blasenkatheter und Sondenernährung. Und vor allem Infusionen. Verschlauchte und verkabelte menschliche Körper, denen die Menschlichkeit wegtherapiert wurde. Von einer Ärztegeneration, die nichts anderes gelernt hat. Von Medizinern, die zu keinem Zeitpunkt ihres Berufslebens zum eigenständigen Denken animiert wurden. Dieser Prozess beginnt übrigens schon zu Beginn des Medizinstudiums in Form eines Multiple-Choice-Tests, der nur auf die passive Reproduktion von Erlerntem ausgelegt ist und damit eindeutig wissenschaftlich denkende Studienanwärter bevorzugt. Vor allem aber von Ärzten, die rechtlich ständig unter Druck stehen und für jede nicht evidenzgesicherte Entscheidung jederzeit gerichtlich belangt werden können.

Herr M., ein pensionierter Staatsbeamter, hat bei einigermaßen guter Gesundheit das stattliche Alter von 86 Jahren erreicht. Sein Leben war geprägt von Bescheidenheit und Dankbarkeit dem Schicksal gegenüber. Regelmäßig, einmal im Monat, besucht er seit Jahrzehnten seinen Hausarzt, um den leicht erhöhten Blutdruck messen und die Medikation bei Bedarf anpassen zu lassen. Einmal pro Jahr lässt er ein großes Blutbild anfertigen, besucht, ebenso einmal im Jahr, den Urologen, der ihm seit 15 Jahren regelmäßig ein Prostatamedikament verschreibt. Wegen eines Glaukoms (grüner Star) ist Herr M. alle zwei Monate beim Augenarzt, der ihm den Augendruck misst und die entsprechenden Tropfen verordnet.

Ab dem 81. Lebensjahr machen sich im Blutbild erhöhte Thrombozytenzahlen (Blutplättchen) bemerkbar, die – nach Ansicht der hämatologischen Ambulanz der Universitätsklinik – schließlich auch medikamentös behandelt werden müssen. Das dazu verwendete Medikament Litalir ist ein Chemotherapeutikum, das als Nebenwirkung zu einer Erhöhung der Harnsäurewerte führt. Das wiederum fällt dem Internisten bei der jährlichen Kontrolle auf und er verordnet ein regelmäßig einzunehmendes Medikament gegen die erhöhte Harnsäure.

Zu dieser Zeit macht auch die rechte Hüfte zunehmend Beschwerden. Ein um Rat gebetener Orthopäde möchte in Anbetracht des fortgeschrittenen Alters mit einer Operation noch zuwarten und verordnet ein schmerzstillendes Medikament. Nach einigen Monaten berichtet Herr M. seinem Hausarzt gegenüber von vermehrt auftretender Übelkeit und häufigen Magenschmerzen, worauf er sowohl Tropfen gegen die Übelkeit, dreimal täglich einzunehmen, als auch ein sogenanntes Magenschutzmedikament verordnet bekommt.

Immer wieder betont Herr M. lapidar, dass er ein braver „Pulverschlucker" sei und alle Anweisungen seiner Ärzte genauestens befolge, „obwohl ich schon oft ein schlechtes Gewissen habe, dass ich dem Staat so lange auf der Tasche liege. Aber wenn es geht, möchte ich meine Pension doch noch eine Zeit in Anspruch nehmen."

Ein paar Jahre lang geht alles gut. Eine Kataraktoperation (grauer Star) an beiden Augen im 84. Lebensjahr verträgt Herr M. relativ gut, allerdings entzünden sich beide Augen ab diesem Zeitpunkt immer wieder. Salben, Tabletten und Schmerzmittel können nur bedingt Abhilfe schaffen. Die Sehkraft wird immer schlechter.

Knapp vor seinem 86. Geburtstag kommt es zu einer unbeherrschbaren Augenentzündung. Seitens der Augenärzte wird die Medikation von mittlerweile 23 Tabletten pro Tag nicht weiter in Frage gestellt.

Herr M., inzwischen deutlich geschwächt und vom Alter gezeichnet, besucht weiterhin all seine Ärzte, inzwischen mit dem Rettungswagen, wobei die Kontrollintervalle zusammen mit der zunehmenden Verschlechterung seines Allgemeinzustandes immer enger werden. Der Urologe mahnt eine Prostataoperation ein, der Internist spricht sich einstweilen dagegen aus, weil der immer höher werdende Blutdruck vor einer neuerlichen Narkose besser eingestellt werden müsse. Die Blutbildkontrollen zeigen eine zunehmende Anämie (Blutarmut) an, Herrn M. werden in immer knapperen Abständen Blutkonserven verabreicht. Ob nicht das Medikament gegen die vermehrten Blutplättchen schuld an der Blutarmut sein könnte, hinterfragt niemand, ein Weglassversuch wird nicht in Erwägung gezogen.

Die Rettungsfahrten werden zunehmend beschwerlich. Der einzige Sohn, der sich zusammen mit den Schwestern des Hilfswerks bis dahin liebevoll um die Koordination aller Arzttermine des Vaters gekümmert hatte, fühlt sich immer mehr überfordert. Die Dienste einer slowakischen Krankenpflegerin werden in Anspruch genommen.

Und plötzlich sinkt der zuvor immer erhöhte Blutdruck. Scheinbar unerklärlich. Wasser sammelt sich in Beinen und Lunge. Als Reaktion werden Entwässerungsmedikamente verordnet. Diese führen zu einem übermäßigen Verlust von Kalium. Also wird Kalium dreimal täglich in Tablettenform zugeführt.

Herr M. ist immer öfter verwirrt. Dann weiß er weder, wo er ist, noch das Datum, und findet sich nicht einmal mehr in der eigenen Wohnung zurecht. Das Gehen fällt ihm zunehmend schwer. Er sitzt den ganzen Tag entweder im Rettungswagen, einer Spitalsambulanz oder in seinem Lehnstuhl. Mittlerweile nimmt er täglich 27 Tabletten zu sich. „Ich lebe nur noch von den Pulvern, Essen brauch ich keines mehr", sagt er in einem der immer seltener werdenden klaren Momente.

In dieser Situation wird ihm vom behandelnden Augenarzt einer angesehenen Spitalsambulanz eine Hornhauttransplantation in Vollnarkose nahegelegt. Nur so könne Herr M. einen Rest seines fast erloschenen Augenlichtes erhalten.

Und natürlich willigt er ein. Ein Leben lang hat er gelernt, in ärztliche Entscheidungen einzuwilligen.

Zu diesem Zeitpunkt wagt der Hausarzt ein erstes Mal dem Sohn gegenüber die Bemerkung, dass der rapide Verfall des Vaters auf den baldigen Tod hinweisen könnte. Trotz des so gut wie erloschenen Augenlichts rate er von der geplanten Augen-OP ab. Seiner Erfahrung nach habe der Vater nicht mehr lange zu leben. Er empfehle, dem Patienten einen würdigen Tod in den eigenen vier Wänden zu gönnen. Er sei auch gerne bereit, sich Zeit zu nehmen, um den Vater vorsichtig auf ein mögliches Sterben vorzubereiten.

Empörung und Unverständnis seitens des Sohnes sind die erste Reaktion. Er sagt: „Die Fachleute werden doch wissen, was sie tun." Der Hinweis des Hausarztes, dass die Pumpleistung des Herzens trotz all der Medikamente laufend nachlasse, kein Druck mehr im Kreislauf aufgebaut werden könne und dass die Nierenwerte bedrohlich angestiegen seien, stimmt den Sohn dann doch nachdenklich. Nach einem längeren Gespräch kommen Arzt und Sohn überein, den Patienten selbst über die Operation entscheiden zu lassen.

Und Herr M., zu diesem Zeitpunkt bereits vollkommen desorientiert und hochgradig verwirrt, sagt mit klarer Stimme: „Na, ich möchte mich schon operieren *lassen, wie der Herr Professor gesagt hat, dann kann ich wenigstens wieder sehen, wie es mir vom Professor versprochen worden ist."*

In der folgenden Nacht sieht er seine Mutter neben sich im Bett liegen und schreit unverständliche Wortfetzen, ist aggressiv und reißt sich alle Kleider vom Leib. Unkontrolliert setzt er Kot und Urin ins Bett ab. Die Pflegerin ist verzweifelt. Er kann das Bett aus eigener Kraft nicht mehr verlassen. Und doch wird er noch einmal mit der Rettung in die Augenklinik gefahren. „Weil der Termin schon ausgemacht ist", argumentiert der Sohn.

Noch einmal kommt Herr M. nach Hause. Er ist kaum noch ansprechbar. Lediglich den Hausarzt erkennt er noch an dessen Stimme. In den Unterlagen, die er vom Spital mitbekommen hat, finden sich eine Überweisung zum Lungenröntgen sowie die Bitte um eine internistische OP-Freigabe.

An diesem Tag kann Herr M. seine Medikamente nicht mehr schlucken. Er erbricht nach der zweiten Tablette und nimmt ab diesem Zeitpunkt weder Nahrung noch Flüssigkeit zu sich. Sohn und Krankenpflegerin fordern jetzt beim Hausarzt vehement eine Infusion, die dieser nach seinen Ordinationsstunden auch verabreicht, um weiteren Konflikten aus dem Weg zu gehen.

Noch während die Kochsalzlösung in den 87-jährigen Patienten hineintropft, verstirbt Herr M. nach einem letzten tiefen Atemzug. Vor seiner letzten Operation.

Jeder Notfall wird blind, nach international festgelegten Schemata und vorgegebenen Behandlungspfaden behandelt, oder besser gesagt: abgehandelt.

Das Zauberwort dabei heißt „Scores". Diese Scores dienen dazu, den Schweregrad von Krankheitsbildern und die jeweils erforderlichen therapeutischen

Maßnahmen festzulegen. Es gibt hunderte solcher Scores.

Bekannt sind unter unzähligen anderen:

- der APGAR-Score zur Beurteilung des Zustandes eines Neugeborenen
- der MMS (Mini-Mental-Score) zur Evaluierung des Stadiums einer Demenzerkrankung
- die CAM (Confusion Assessment Method) als Gradmesser von Verwirrtheit
- die GCS (Glasgow-Coma-Scale) zur Beurteilung von Bewusstseinsstörungen bei Schädel-Hirn-Verletzungen
- der CHADS-Score dient zur Abschätzung des Risikos eines Schlaganfalles und zur Entscheidungsfindung für die Einleitung der Blutverdünnungstherapie bei Vorhofflimmern (=Herzrhytmusstörung)
- der GS (Gleason Score) dient zur Abschätzung der Aggressivität eines Prostatakarzinoms und zur Festlegung der erforderlichen Behandlung
- der SAPS (Simplified Acute Physiology Score) zur Einschätzung der Erkrankungsschwere von Intensivpatienten und deren Sterblichkeitsrisiko, sowie
- das TISS (Therapeutic Intervention Scoring System)
- der Mortality Probability Score
- der SOFA (Sequential Organ Failure Assessment Score)
- die APACHE (Acute Physiology and Chronic Health Evaluation), die auf Intensivstationen zur Optimierung therapeutischer Interventionen herangezogen werden.

Übrigens: Kein Arzt dieser Welt kennt alle Scores.

Aber, und das alleine zählt, diese Scores haben das freie, patientenorientierte ärztliche Denken weitestgehend verdrängt bzw. ersetzt. Zusammen mit Errungenschaften der elektronischen Datenverarbeitung wie zum Beispiel ELGA (Elektronische Lebensbegleitende Gesundheitsakte) sowie der Datenvernetzung von Überwachungs- und Analysegeräten im Intensivtherapiebereich wird über kurz oder lang der Computer über Abbruch, Änderung oder Fortsetzung einer Therapie entscheiden. Besonders kritische Leser dürfen sich ausmalen, wer die Kriterien für die jeweiligen Parameter festlegen wird.

Nur wenn Patienten selbstbewusst, willensstark und noch bei Bewusstsein sind, sind sie in der Lage, sich gegen solche automatisch ablaufenden Programme zur Wehr zu setzen. Denn nicht jeder Patient stimmt im höheren Alter komplizierten Operationen und belastenden Chemotherapien zu.

Oft allerdings sind Ärzte, die ihre Scores brav einstudiert und verinnerlicht haben, gegenüber solchen Patienten völlig ratlos und verunsichert. Denn ein Score, der bei der Behandlung eines selbstbewussten, selbstbestimmenden Patienten hilft, ist noch nicht beschrieben.

So ist die moderne Medizin zwar auf jede Herausforderung, jeden Zwischenfall und jede Krankheitskonstellation bestens vorbereitet. Lediglich individuelle, eigenständig denkende Menschen sind im modernen Medizinbetrieb nicht vorgesehen.

Ein ganz spezielles Problem des sterbenden Menschen ist aber seine eingeschränkte Beurteilungsfähigkeit der eigenen Situation. Der sterbende Patient verliert im klassischen Sinne Schritt für Schritt seine Mündigkeit. Er ist in zunehmendem Maße auf die Fürsorge der für ihn sorgenden Menschen angewiesen. Und besonders in dem Moment, zu dem eine Entscheidung pro oder kontra Infusion getroffen werden muss, ist der sterbende Mensch nicht mehr in der Lage, an einer bewussten Entscheidungsfindung mitzuwirken. Es sei denn, er hat zu einem früheren Zeitpunkt seines Lebens mittels Patientenverfügung eine solche Entscheidung für den Eventualfall getroffen. Und selbst in diesem Fall bleibt die Frage, ob er die damalige Entscheidung unter den jetzt eingetretenen Umständen wieder in der gleichen Weise treffen würde.

Ein markanter Punkt am Weg eines sterbenden Menschen ist der Zeitpunkt, ab dem der Patient nicht mehr willens oder nicht mehr in der Lage ist, Nahrung oder Flüssigkeit zu sich zu nehmen. Dieser Akt ist im Falle eines natürlichen Sterbeprozesses genauso wenig eine bewusste Handlung, wie auch das Gefühl von Hunger oder Durst im Laufe des Lebens nicht bewusst hervorgerufen werden kann. Dieser bedeutende Zeitpunkt kommt auch nicht aus heiterem Himmel. Meist sind ihm Wochen und Monate des körperlichen und oft auch geistigen Verfalls vorausgegangen. Das Wort Reduktion beschreibt diese Periode treffender. Reduktion der Wahrnehmung, Reduktion der Gedankenwelt, Reduktion der körperlichen Mobilität, Reduktion von Bedürfnissen, Reduktion der Beherrschung von körperlichen Funktionen und die Reduktion des Körpergewichts.

Das aktive, vom Patienten ausgehende Beenden der Flüssigkeitsaufnahme führt auf jeden Fall zum Nierenversagen und damit definitiv zum Tod. Das Gleiche gilt selbstverständlich auch für die Beendigung der Flüssigkeitszufuhr im Rahmen eines Therapieverzichts bei austherapierten hochmoribunden Patienten. Normalerweise innerhalb von drei bis fünf, unter besonderen Umständen spätestens aber nach zehn bis zwölf Tagen stirbt jeder Mensch ohne Flüssigkeitszufuhr. Dabei spielen Alter, Körpergewicht, Außentemperatur sowie viele weitere Faktoren eine Rolle.

Während dieser Phase produziert der Körper in zunehmendem Maße Endorphine. Diese körpereigenen, Opiatwirkung nachahmenden Glückshormone verändern sowohl das Bewusstsein wie auch die Schmerzempfindung maßgeblich. Endorphine werden nicht nur während der Geburt, sondern auch im Laufe des Lebens bei unterschiedlichen Stresssituationen ausgeschüttet. So haben zum Beispiel schwerverletzte Unfallopfer im ersten Schock keine Schmerzwahrnehmung. Oft steigen Schwerstverletzte mit Normalität suggerierender Leichtigkeit aus ihren Autowracks und lehnen jede Hilfeleistung brüsk ab, um einige Sekunden oder Minuten später plötzlich bewusstlos zusammenzubrechen. Auch das Auftreten von euphorischen Gefühlen bei Extremsportlern ist auf die Ausschüttung von Endorphinen zurückzuführen.

Die Zuführung von Flüssigkeit in Infusionsform verlangsamt und verzögert diese angenehme Veränderung der Wahrnehmung von Sterbenden. Unabhängig davon, ob eine solche Infusion intravenös oder subkutan, also in eine Vene oder in das Unterhautfettgewebe der Bauchdecke verabreicht wird. Und darüber hinaus bleibt strittig, ob Infusionen bei sterbenden Menschen überhaupt lebensverlängernd wirken, oder ob sie nicht in vielen Fällen zu zusätzlichen Komplikationen führen. In diesem Zusammenhang müssen das Lungenödem, also eine krankhafte Ansammlung von Flüssigkeit in der Lunge, und das chronische Herzversagen, bei dem das Herz nicht mehr imstande ist, eine ausreichende Pumpleistung aufzubauen, erwähnt werden. Denn wenn die durch Infusionen zugeführte Flüssigkeit nicht mehr ausreichend in den Blutkreislauf eingebunden werden kann – und das ist beim chronischen Herzversagen immer der Fall –, bleibt es der Schwerkraft folgend in den jeweils tiefstgelegenen Punkten des Körpers liegen. Diese Ödeme sind oft schmerzhaft und begünstigen die Bildung von offenen Hautstellen bzw. verunmöglichen die Abheilung von bestehenden Druckstellen, weil durch solche Wunden ständig Gewebsflüssigkeit nach draußen drückt und die Wunden somit permanent Flüssigkeit absondern. Auch das bedrohlich klingende Rasseln in den Lungen von Sterbenden wird durch die Gabe von Infusionen noch verstärkt.

Infusionen, die Sterbenden im Rahmen eines natürlichen Sterbevorganges verabreicht werden, dienen also in erster Linie der psychotherapeutischen Eigenbehandlung von Pflegern, Ärzten oder Angehörigen. Die eigene Unsicherheit dem anvertrauten Patienten gegenüber wird durch eine offensichtliche medizinische Intervention überspielt, das eigene Leid weit mehr als das des Patienten behandelt. Das Gefühl, etwas gegen den Tod getan zu haben, reduziert vorübergehend den Druck der Ohnmacht dem Tod gegenüber.

Ausnahmen stellen selbstverständlich all jene Situationen dar, bei denen moribunde Patienten aufgrund ihrer körperlichen Gebrechen zu einem Zeitpunkt keine Flüssigkeit mehr zu sich nehmen können, zu dem sie noch im Voll- oder Teilbesitz ihrer geistigen Kräfte sind. Auch die Bitte eines Patienten um eine Infusion sollte ernst genommen werden, selbst wenn sich dahinter oft irrationale Vorstellungen in Bezug auf die erhoffte Wirkung verbergen.

Frau M. ist 92 Jahre alt. Die letzten Jahre waren vom kontinuierlichen Rückzug gekennzeichnet. Frau M. war Geschäftsfrau und setzte sich erst mit 75 Jahren zur Ruhe. Um in Kontakt mit ihren ehemaligen Kunden zu bleiben, ohne deren unmittelbare Nähe in Kauf nehmen zu müssen, wandelt sie den Verkaufsraum ihres Geschäftes in ihren Lebensabendraum um. Durch die überdimensionierten Scheiben der früheren Auslagen blickt sie auf das Treiben der Menschen auf dem Platz vor ihrem Geschäft. Manchmal, wenn sie ein vertrautes Gesicht bemerkt, winkt sie hinaus. Wenn sie Ruhe und Abgeschiedenheit bevorzugt, schließt sie die Vorhänge. Auf die Straße ist sie seit Jahren nicht mehr gegangen. Sie betont immer wieder: „Die Menschen sollen mich so in Erinnerung behalten, wie ich im Geschäft gestanden bin." Und oft fügt sie diesem Satz einen weiteren hinzu: „60 Jahre lang hab ich das Geschäft keinen einzigen Tag zugesperrt, so war ich einmal."

Ihre Knie sind vom jahrzehntelangen Stehen hochgradig abgenutzt und ständig angeschwollen. Außerdem besucht Frau M. von Zeit zu Zeit einen Internisten, um Herz und Blutdruck behandeln zu lassen. Darüber hinaus ist sie weitgehend gesund. Sie selbst sagt stets: „Ich bin halt eine alte Frau."

Lediglich die nachlassende Funktion ihrer Augen bereitet ihr ernste psychische Probleme. Zu ihrer Ärztin sagt sie immer wieder: „Wissen Sie, Frau Doktor, mein Leben lang hab ich den Leuten in die Augen geschaut. Wenn ich die Menschen, die mit mir reden, nicht mehr sehen kann, hat das Leben keinen Sinn mehr." Weder ihr Herzfehler noch die Tatsache, dass sie kaum noch gehen kann, bereitet ihr solche Qualen wie die Tage, an denen sie glaubt, das Augenlicht einmal ganz verlieren zu müssen. Aber irgendwie gelingt es den Augenärzten immer wieder, einen ausreichend letzten Rest von Sehkraft zu erhalten.

Jahrelang sitzt Frau M. in ihrem Rollstuhl vor dem Schaufenster, sodass man sie von draußen kaum wahrnehmen kann, blättert ständig in einer ihrer unzähligen Zeitschriften und wechselt pausenlos ihre Brillen. Je nachdem, ob sie hinaus auf den Platz vor ihrem Geschäft schaut, eine Zeitschrift durchblättert oder ein Gespräch mit einer ihrer Töchter oder einem der unzähligen Enkelkinder führt.

Nach dem 90. Geburtstag beschleunigt sich der körperliche Abbau. Die Familie richtet eine 24-Stunden-Betreuung durch slowakische Pflegerinnen ein. Ein Spitalsbett muss angeschafft werden, da Frau M. irgendwann nicht mehr in der Lage ist, ihre Hälfte des 70 Jahre alten Ehebettes ohne fremde Hilfe zu verlassen. Der Platz neben ihr ist seit dem Zweiten Weltkrieg verwaist und wurde nie wieder besetzt, auch wenn es immer wieder Freier gegeben hätte.

Frau M. wird weniger und weniger, ruhiger und ruhiger. Und wäre nicht ihre oft ins Groteske übertriebene Sorge um das Augenlicht, so würde, einfach gesagt, Frau M. eines nicht mehr allzu fernen Tages in Frieden an Altersschwäche sterben.

Aber dann, das Sterben scheint nicht mehr allzu weit entfernt, beginnt sie mit schwacher Stimme über immer häufiger werdende Schluckbeschwerden zu klagen. „Frau Doktor, ich kann kaum noch schlucken, ohne dass es mich in der Brust und am Rücken brennt." Sie muss nach diesen Worten einige Male durchatmen, um wieder genug

Luft für einen neuen Satz zu haben. „Bei jedem Schluck brennt es und ich glaub, es zerreißt mir die Brust." Und nach einer weiteren durchatmeten Pause: „Und immer wieder muss ich erbrechen, scheußlich ist das."

Die Ärztin versucht die Beschwerden mit säureverringernden Medikamenten und Schmerzmitteln zu behandeln. Und es gelingt auch, die Beschwerden zu erleichtern. Die Schluckprobleme können dadurch aber nicht beseitigt werden. Immerhin kann Frau M. von Zeit zu Zeit noch etwas flüssig-breiige Nahrung bei sich behalten. Die Hausärztin kommt mit den Angehörigen überein, dass es keinen Sinn machen würde, die ohnehin schon fast nur noch bettlägrige Mutter einer Speiseröhren- und Magenspiegelung auszusetzen. Außerdem haucht Frau M. bei jedem Hausbesuch ihrer Ärztin ins Ohr: „Frau Doktor, bitte, bitte schicken Sie mich nicht ins Spital. Dort würde ich sofort sterben." Allerdings informiert die Ärztin die Familie der betagten Greisin darüber, dass man doch aufgrund der zunehmenden Symptomatik von einem Speiseröhren- oder Magenkrebs ausgehen müsse und dass die Mutter eines Tages überhaupt nichts mehr zu sich nehmen würde können.

Die Töchter samt den anderen Angehörigen reagieren verständnisvoll und stimmen mit der Hausärztin überein, dass die Mutter zu Hause sterben dürfe. Für die Pflege sei ja gesorgt, die Frau Doktor würde weiterhin die Schmerzbehandlung übernehmen, und ganz nebenbei sagt einer der Schwiegersöhne: „Und, Frau Doktor, wir sind der Meinung, dass Sie der Mutter auch keine Infusion mehr geben sollten, weil das doch nur eine sinnlose Verlängerung des Lebens wäre."

Ab diesem Zeitpunkt verkompliziert sich das bisher reibungslose Verhältnis zwischen der Hausärztin und dem selbsternannten Sprecher der Angehörigen. In mühevollen Gesprächen macht die Ärztin ihren Standpunkt klar. Auch sie ist der Meinung, dass eine Sondenernährung in Anbetracht des hohen Alters und des stark reduzierten Allgemeinzustandes nicht mit Menschenwürde und Ethik in Übereinstimmung zu bringen wäre, die Mutter aber – bei noch lebendigem Leibe – verdursten zu lassen lehne sie allerdings strikt ab.

„Was sollen die Infusionen bringen, die Schwiegermutter stirbt ja sowieso", sagt die eine Seite. „Warum haben Sie es denn so eilig mit ihrem Tod?", repliziert die Medizinerin. „Wir möchten es aber nicht", versteift sich der Schwiegersohn. „Es geht aber nicht um uns, sondern um die Patientin", entgegnet die Hausärztin. Und sie hat ein gewichtiges Argument auf ihrer Seite. „Als Hausärztin fühle ich mich auch als Anwältin und Sprecherin der Patientin, nachdem sie weder entmündigt noch sonst irgendwie geistig eingeschränkt ist."

Man kommt schließlich überein, die Patientin, so gut es eben noch geht, in die Entscheidungsfindung miteinzubeziehen. Nach vielen, für Frau M. oft unverständlichen Argumenten von Ärztin und Schwiegersohn gibt sie zu verstehen, dass sie zwar sterben, aber nicht verdursten möchte.

Ein paar Tage später bekommt sie die erste Infusion. Es folgen, jeweils im Tagesabstand, 13 weitere. Dann schließt Frau M. ihre Augen für immer.

Sondenernährt bis in den Tod

Wenn schwerkranke Patienten über einen längeren Zeitraum nicht nur mit Flüssigkeit, sondern auch mit Nahrung versorgt werden müssen, wird häufig eine PEG-Sonde (Perkutane endoskopische Gastrostomie) verwendet: ein durch die Haut der Bauchwand geführter Kunststoffschlauch, der im Hohlraum des Magens endet. Durch diese Leitung können Flüssigkeiten und stark zerkleinerte, breiige Nahrungsmittel und Medikamente in den Magen gespritzt oder infundiert werden. Mundhöhle und Speiseröhre, Kautätigkeit und Schluckakt können damit umgangen beziehungsweise ersetzt werden. Eine lebensrettende medizinische Behandlung für Patienten, die aufgrund einer Erkrankung vorübergehend am Aufnehmen von Nahrung und Flüssigkeit gehindert sind (zum Beispiel ein vorübergehendes Koma bei schwerer Schädel-Hirn-Verletzung). Bei dementen, multimorbiden alten und sterbenden Patienten aber nur eine Maßnahme zur Lebensverlängerung.

Wie die PEG-Sonde sind auch die verschiedenen Formen von Antidekubitusmatratzen unverzichtbarer Bestandteil der modernen Nicht-sterben-lassen-Industrie. Einen Dekubitus bzw. ein Dekubitalgeschwür nennt man eine offene Wundstelle am menschlichen Körper, die durch zu langes Liegen entsteht. Das Gewicht des Körpers drückt dabei die zuführenden Blutgefäße ab, wodurch es zur Mangelernährung der betroffenen oberflächlichen Körperstellen kommt. Treten dann auch noch Scher- und Reibekräfte auf, werden zunächst oberflächliche Hautzellen abgeschoben und es entstehen kleine Wunden. Im weiteren Verlauf bilden sich Geschwüre, die sich ohne entsprechende Behandlung entzünden und zu – oftmals auch tiefgreifenden – Nekrosen (totes Gewebe) führen können. Solche Wundliegegeschwüre sind nicht nur äußerst schmerzhaft, sondern verursachen auch einen beißenden Geruch. Ein Stück organischer Tod zu Lebzeiten.

Es gibt unterschiedliche Spezialmatratzen, die dieser Entwicklung entgegenwirken sollen: von besonderen Fellen über Würfelmatratzen bis hin zu Wechseldruckmatratzen, die durch ständiges Ablassen und Neuzuführen von Luft in einzelne Luftkammern immer andere Körperareale des Patienten mit Druck belasten und dadurch ein Wundliegen verhindern können.

Dank dieser medizinisch-technischen Errungenschaften können Leben auch bei erloschenem Appetit und Schluckreflex fast beliebig verlängert, das Sterben ebenso lange verhindert werden.

Damit sind auch schon die zwei Pole einer ethischen Betrachtung umschrieben. Jeder Arzt, der im Begriffe ist, eine PEG-Sonde zu setzen, jeder Angehörige eines betroffenen Patienten, der dieser Behandlung zustimmt, sollte sich folgende Fragen stellen:

- Soll in erster Linie der betroffene Patient oder vielmehr die eigene Befindlichkeit behandelt werden? Soll ein Weiterleben des Patienten ermöglicht oder lediglich sein Sterben verhindert werden?
- Wie viel Leid und Mitleid wird durch die Anlage eines künstlichen Magenzugangs aus- und wie viel in die Welt geschafft? Welche materiellen und welche psychischen Kosten wird der Schritt beim Patienten selbst und den Angehörigen verursachen?
- Welche heilende Wirkung geht von einer Sondenimplantation aus? In welchem Verhältnis stehen dabei die beiden häufig strapazierten Parameter Autonomie und Fürsorge zueinander? Welche Lebensqualität hat der behandelte Patient zu erwarten? Kann die Sonde als vorübergehende Maßnahme gesehen werden und zu einem späteren Zeitpunkt wieder entfernt werden, oder ist schon im Vorhinein klar, dass der Patient nie wieder selbstständig Nahrung und Flüssigkeit zu sich nehmen wird können?
- Und hätte man auch den Mut und die Demut, die Sonde zu einem späteren Zeitpunkt zu entfernen,

um das endgültige Sterben des Patienten dadurch einzuleiten?

Insbesondere die letzte Frage verdient Beachtung: In der Diskussion über den Wert der PEG-Sonde wird immer nur über ethische Aspekte des Beginns der Behandlung gesprochen. Man kann Menschen ja schließlich nicht einfach sterben lassen. Offensichtlich kann man aber Menschen unbeschränkt dahinvegetieren lassen. Wenn es aber ein Grundrecht auf Leben gibt, müsste es dann, konsequent weitergedacht, nicht auch ein Recht auf das Sterben geben?

Existiert gar eine Parallele zwischen dem legalisierten Schwangerschaftsabbruch zu Beginn des Lebens und dem von einer eigenartigen Ethik legalisierten „Sterbeabbruch" am Ende des Lebens?

Gibt es gar ein generationsübergreifendes schlechtes Gewissen der Gesellschaft? Die, die wir nicht kommen lassen, lassen wir auch nicht gehen? Wenn wir uns den Luxus leisten, auf gezeugtes Leben zu verzichten, müssen wir dann zum Ausgleich das Sterben um jeden Preis verhindern?

Eine einmal gesetzte PEG-Sonde zu entfernen käme dem rechtlichen Tatbestand der Tötung eines Patienten gleich. Einen Menschen aber nicht sterben zu lassen, ist der Rechtsprechung keine Überlegung wert. Wenn Schlafentzug eine anerkannte Foltermethode darstellt, warum ist dann der Akt, einen Menschen nicht sterben zu lassen, nicht auch eine Missachtung menschlicher Würde und Integrität?

„Und, wie geht es der Mutter heute?" Zweimal pro Woche besucht die gewissenhafte Ärztin die 73-jährige Patientin. Zum Missfallen übrigens der zuständigen Kranken-

kasse, die schon öfters auf die Kosten der häufigen Visiten aufmerksam gemacht hat.

„Eh so wie immer", antwortet die 51-jährige Tochter vom Wohnzimmer aus. Seit fast drei Jahren lebt sie mit der bettlägrigen, dementen Mutter in der 3-Zimmer-Wohnung zusammen. „Gehen Sie nur ins Zimmer hinein." Die Tochter ist stark übergewichtig und steht nur auf, wenn es die Situation unbedingt erfordert. Eine schon längst fällige Hüftoperation kann wegen der pflegebedürftigen Mutter nicht durchgeführt werden. Und so hat es sich eingebürgert, dass die Ärztin zuerst die sondenernährte Mutter im ehemaligen Kinderzimmer be- und untersucht und sich erst dann zur Tochter im Wohnzimmer setzt, um die weiteren Behandlungs- und Pflegeschritte zu besprechen.

Im Kinderzimmer befällt die Ärztin ein eigenartiges Gefühl. Irgendetwas ist heute anders als die letzten Monate und Jahre. Aus dem Beutel am Infusionsständer tropft wie immer die Sondennahrung. Auch das Geräusch der Luftpumpe, die die Wechseldruckmatratze betreibt, ist vertraut. Der Harnbeutel, der am Bett hängt, ist zur Hälfte mit Urin gefüllt. Und der Körper der Patientin hebt und senkt sich wie immer. Je nachdem, welche Luftkammern gerade befüllt und welche gerade abgelassen werden. Auf einem Kindertisch stehen Dutzende Fläschchen und Medikamentenpackungen. Verbandsmaterial und Salbentuben. Eine Schere und ein Karton Sondennahrung. Zellstoff und eine große Plastikspritze. Ein Stapel frischer Windeln, eine Flasche mit Desinfektionsmittel und ein Karton mit Einmal-Plastikhandschuhen für die mobilen Krankenpfleger, die in der Früh und am Abend kommen. Aber irgendetwas ist anders als sonst.

Die Ärztin tritt näher an das Bett der alten Frau heran. Und dann wird ihr plötzlich bewusst, was fehlt. Die

alte Frau atmet nicht mehr. Vorsichtig berührt die Ärz-
tin die Hand der Patientin. Die Haut ist kalt. Sie kann
keinen Puls am Handgelenk tasten.
Die Frau muss seit Stunden tot sein.
Nur das Bett bewegt sich weiter, und die Nahrungs-
flüssigkeit tropft unermüdlich in sie hinein. Als ob der
Tod nur ein vorübergehender Zwischenfall wäre. Betrof-
fen steht die Ärztin am Bettrand und hängt ihren Ge-
danken nach. Dann ruft die übergewichtige Frau aus
dem Wohnzimmer: „Ist eh alles in Ordnung da drinnen?"

Aber das Thema hat nicht nur eine ethische, sondern
wie immer auch eine ökonomische Facette: Aus Sicht
der Medizinindustrie ist die Liegezeit von PEG-
Sonden-Patienten auf Spezialmatratzen in High-Tech-
Betten auf jeden Fall ein materieller Gewinn. Die Wech-
seldruckluftmatratzen sind technische Meisterwerke,
elektrisch in fast allen Ebenen verstellbare Spezial-
betten sind das Gegenstück zu Kinderwagen, die vom
technischen Aufwand her schon eher einem Automobil
als einem Bettchen auf vier Rädern entsprechen. Auch
die Sondennahrungshersteller und die Pharmaindustrie haben keine ethischen Bedenken gegen die Magensonde, sichern solcherart behandelte Patienten doch
satte Umsätze. Medikamentös ruhiggestellte, regelmäßig automatisch umgelagerte, von einer Nahrungs-
infusion am Leben gehaltene sprach- und regungslose
Menschen sind die Optimalbesetzung für gewinnori-
entierte Pflegeheime und Sterbeanstalten.
   Neben der vom Gesetzgeber geforderten Dokumentation müssen die Patienten lediglich noch von Zeit zu
Zeit gewaschen und gewickelt werden, denn die läs-
tige Stuhlproduktion kann derzeit noch nicht verhindert werden. Eine Kommunikation ist dabei nicht mehr

möglich und also auch nicht mehr notwendig. Daher muss das Pflegepersonal auch nicht die Landessprache sprechen. Billigarbeitskräfte aus dem Osten versorgen die pflegebedürftigen Altersreste des Westens unter unzumutbaren und würdelosen Bedingungen. 15 Minuten pro Patient. Pflegegeldabhängige Bemessung der Zuwendungszeit. Über Handy und GPS kontrollierte Hauskrankenpfleger. Dabei ist der Pflegeberuf körperliche und seelische Schwerarbeit.

Die konsequente Weiterentwicklung dieses Modells ist eine vollständige Automatisierung der Pflegeprozesse, wie es in Science-Fiction-Filmen schon heute der Fall ist. Dass sich der Einzelne nur durch eine rechtzeitig verfasste und beglaubigte Patientenverfügung vor diesem medizinischen Vorgehen schützen kann, grenzt an Zynismus.

Eine Handvoll Tabletten, dreimal täglich

Eine wissenschaftliche Analyse der Heilmittelabrechnungsdaten des Hauptverbandes der österreichischen Sozialversicherungen aus dem Jahr 2006 hat ergeben, dass circa 30 % der über 60-jährigen Patienten ein bis vier Wirkstoffe, 26 % fünf bis acht, 17 % neun bis zwölf und 19 % der Patienten dieser Altersgruppe 13 oder noch mehr unterschiedliche Medikamente verschrieben wurden. Die Studie zeigt außerdem, dass mit zunehmendem Alter die Anzahl der verordneten Wirkstoffe weiter ansteigt.

In der Gruppe der Patienten mit mehr als 13 verschriebenen Wirkstoffen finden sich nur 13 % der 61- bis 70-Jährigen, aber fast 30 % der über 90-Jährigen. Unter allen verordneten Medikamenten werden am häufigsten „Magenschützer", blutdrucksenkende und cholesterinspiegelsenkende Substanzen verschrieben. Vor allem die Tatsache, dass Ärzte auch noch versuchen, bei über 90-jährigen Menschen den Cholesterinspiegel zu senken, zeigt, wie absurd die Medizin unserer Tage geworden ist. Denn für die verbleibende Lebenserwartung dieser Patientengruppe können durch die Einnahme eines Lipidsenkers keine gesundheitsrelevanten Verbesserungen mehr erwartet werden. Zur Erklärung: Der Prozess der Gefäßverkalkung und der damit verbundenen Gefäßdurchmesserreduktion – eine Folge von zu hohem Cholesterinspiegel – ist ein sehr langsamer und zieht sich über mehrere Jahrzehnte.

Sonntagnachmittag, erste Sonnenstrahlen nach einem langen Winter und 89 Jahren Leben. Blass und ruhig, in sich versunken sitzt der greise Patient nach einem mehrwöchigen Spitalsaufenthalt auf einer Station für innere Medizin inmitten seiner Kinder und Kindeskinder am Familientisch. Fast eine Idylle, wäre da nicht der besorgt-verzweifelte Gesichtsausdruck der Angehörigen.

Der Arzt betritt das Zimmer. Der Grund für die erbetene Visite: hochgradige Verwirrtheit und Aggressivität in der Nacht. „Der Papa schreit in der Nacht wirre Sachen, tobt wie wild und zieht an den Vorhängen, bis die Gardinenstangen herunterfallen. Einmal hat er sich dabei schon verletzt. Wir wissen nicht mehr, was wir machen sollen."

Überhaupt gehe es dem Patienten noch schlechter als vor dem Spital, sagen die Angehörigen. Die ausländische Krankenpflegerin droht wegen Erschöpfung mit dem Rückzug.

Der Arzt studiert zunächst die Diagnosen in dem Arztbrief, den das Krankenhaus ausgestellt hat: PAVK (Periphere Arterielle Verschlusskrankheit), Niereninsuf-

fizienz, Vorhofflimmern, dekompensierende Myocardiopathie, Hypertonie, Prostatahypertrophie, dementielles Syndrom, Osteomyelitis I. Strahl li. Fuß, hochgradige Bandscheibenschäden im HWS- und LWS-Bereich etc. Dass die Gattin des Patienten vor wenigen Monaten gestorben ist, wird im ärztlichen Befund des Krankenhauses nicht erwähnt.

Die Therapie zum Zeitpunkt der Entlassung: Zanidip 20 mg morgens, Concor-cor 2,5 mg 2 × tägl. eine halbe Tbl., Lasix 40 mg morgens, Mikrokalium 3 × tägl., Exelon 4,5 mg 2 × tägl., Dusodril ret. 2 × tägl., Keflex 1000 mg 2 × tägl., Aspirin 100 mg zu Mittag, Lovenox 40 mg 2 × tägl. sc., Pantoloc 40 mg morgens, Alna ret. 1 × abends, Novalgin-Tropfen 3 × 20 gtt, Risperdal 1 mg 2 Tbl. abends, Seroquel 25 mg 3 Tbl. abends, Dominal forte 1 Tbl. abends, Psychopax-Tropfen bis zu 3 × 20 gtt bei Unruhe.

Dann liest der Mediziner noch den bemerkenswerten Satz: „Der Patient konnte in deutlich gebessertem Zustand nach Hause entlassen werden."

Der Arzt beginnt mit seiner Untersuchung. Der Blutdruck beträgt 80/55, der Puls 84, es sind keine Ödeme (Wasseransammlungen) feststellbar, die Lunge ist unauffällig, der Patient ist ansprechbar, reagiert aber nicht ganz adäquat, fällt in seinen Antworten immer wieder in die bewegte und bewegende Vergangenheit zurück. Dass er in der Nacht unruhig sei, ist ihm nicht bewusst. „In der Nacht schlafe ich", sagt er, und: „Ich möchte niemandem Schwierigkeiten machen." Der Patient ist die Höflichkeit selbst.

Die Frage, ob der Patient auch tagsüber schlafe, verneint die Pflegerin. Den Angehörigen sei aber aufgefallen, dass der alte Mann erst nach der Einnahme der Abendmedikation unruhig wird.

Nach einem mehrstündigen Gespräch über Lebenser-
wartung und Erwartungen vom Leben, über die mögli-
chen Wechsel- und Nebenwirkungen der eingenommenen
Medikamente, über Cytochrom P 450, Nierenfunktion,
Plasmaeiweißbindung von pharmakologischen Substan-
zen und andere physiologisch-organische Prozesse be-
schließen Arzt und Angehörige im Beisein des Patienten,
versuchsweise einmal alle Medikamente mit Ausnahme
des niedermolekularen Heparins wegzulassen, da kein
einziges von ihnen als wirklich lebensnotwendig erachtet
werden muss. Man kommt überein, im Falle einer Ver-
schlechterung des Zustandes des Patienten oder eines
Blutdruckanstieges über die Marke von 160/90 die Me-
dikation Schritt für Schritt wieder zu etablieren.

Einige Tage später hat sich der körperliche Gesamt-
zustand des Patienten zwar nicht signifikant verbessert,
aber auch keinesfalls verschlechtert. Die nächtlichen Ver-
wirrtheitszustände konnten aber durch die Minimie-
rung der Medikamente deutlich reduziert werden. Von
Zeit zu Zeit bekommt der Patient eine Tablette Lasix,
und manchmal 20 Tropfen Psychopax. Er lebt noch drei
Monate, ehe er friedlich zu Hause verstirbt.

Ist Alt-Sein wirklich eine Krankheit? Wenn das Altern
an sich krankhaft wäre, dann wäre ja das ganze Leben schon von Geburt an ein krankhafter Prozess.
Muss jede Abweichung von der Norm tatsächlich augenblicklich medikamentös behandelt werden? Seit
wann glauben Ärzte, dass die Heilkunst nur noch in
der Verschreibung von Medikamenten besteht? Führen nur Krankheiten zum Tod, oder führt das Leben
an sich zum Tod? Könnte es nicht sein, dass nur das
vorzeitige Erkranken eines einzelnen Organs oder ei-

nes Regelkreislaufes pathologisch ist, die sogenannte Altersschwäche als Folge eines abgelaufenen Lebens aber ganz natürlich? Muss ein dementielles Syndrom bei einem 89-jährigen Patienten wirklich noch medikamentös erstbehandelt werden? Ist eine Herzschwäche nach fast neun Jahrzehnten Leben wirklich krankhaft oder Teil eines „normalen Alt-Seins"?

Ein überwiegender Teil der Ressourcen des Gesundheitssystems bleibt den älteren Menschen vorbehalten. Das liegt natürlich zu einem großen Teil an der Tatsache, dass junge Menschen im Allgemeinen gesund sind und Krankheiten bzw. Behinderungen nach Krankheiten meist ältere Patienten betreffen. Gleichzeitig sind es aber die jüngeren Generationen, die das Gesundheitssystem mit ihren Beiträgen aufrechterhalten oder in Zukunft aufrechterhalten werden.

So stellt sich die Frage, wie lange sich die immer weniger werdenden jungen Menschen widerstandslos von den Systemverantwortlichen bevormunden lassen. Österreichische Kinder, die komplexe Krebserkrankungen überstanden haben, müssen in Deutschland rehabilitiert werden – in Österreich gibt es kaum Kinderrehabilitationsplätze, denn das Gesetz sieht die Rehabilitation lediglich zur Wiederherstellung der Arbeitsfähigkeit vor. Kinder arbeiten aber noch nicht (oder nicht mehr, wenn man einen geschichtlichen Bogen spannen möchte). Es ist aber kein Problem, einen REHA-Platz für einen über 80-jährigen Patienten nach einem Oberschenkelhalsbruch bereitzustellen und zu finanzieren.

Natürlich darf zwischen einem alten und einem jungen Menschen kein ethischer Unterschied gemacht werden. Trotzdem bleibt die Tatsache, dass ein Kind statistisch gesehen noch fast ein ganzes Leben vor sich hat, während hochbetagte Patienten nur noch eine vergleichsweise kurze Lebensspanne zu erwarten haben. Die Moral der Statistik ist also eine andere als jene der Ethik. Und wenn die Politik nicht den Mut aufbringt, für eine Gleichberechtigung von Alt und Jung in der medizinischen Betreuung einzutreten, sind Konflikte vorprogrammiert.

Intensivmedizin – und was dann?

Die Intensivmedizin unserer Tage betont, dass sie jedes lebensnotwendige menschliche Organ maschinell ersetzen könne. Weder ein intaktes Herz noch die Funktion der Lunge sind zum Leben notwendig. Beides kann auf der Intensivstation durch komplexe Maschinen ersetzt werden. Der Verlust der Nierenfunktion kann mittels Dialyse kompensiert, und die physiologischen Aufgaben der Leber können ebenso von Geräten übernommen werden. Letztlich kann jeder so gut wie tote Mensch beliebig am Leben erhalten werden.

Wenn da nicht die Ethik wäre – und das Geld. Denn schon jetzt stöhnen die Spitalserhalter über die ausufernden Kosten der ständig steigenden Lebenserwartung.

Die Intensivstation ist die höchste und letzte Stufe schulmedizinischen Könnens. Man könnte fragen: Warum wird nicht jeder Patient intensivmedizinisch behandelt, wenn intensive Medizin die beste ist?

Die Antwort ist einfach: Intensivmedizin ist teuer und aufwändig. Sowohl apparativ als auch personell. Daher ist die Verweildauer von Patienten auf der Intensivstation immer zeitlich limitiert. Entweder gibt es eine Verbesserung und die damit verbundene Rückverlegung auf die Normalstation, oder der Patient wird zum Pflege- und Palliativfall degradiert.

In den 1960er-Jahren und Anfang der 1970er-Jahre konnte rund die Hälfte der reanimierten Patienten das jeweilige Krankenhaus einigermaßen gesund verlassen, während die andere Hälfte noch im Spital verstarb. Langzeitbeatmung, Intensivmedizin, wie sie in unseren Tagen praktiziert wird, und künstliche Ernährung waren noch nicht Standard.

Heute überlebt gerade jeder zwanzigste Patient die Wiederbelebung und die unmittelbare Folgezeit. Diese statistische Veränderung zeigt, dass reanimierte Patienten heute vor ihrer Wiederbelebung älter sind und sich in schlechterem Allgemeinzustand befinden, als das früher der Fall war. Immer hoffnungslosere Fälle werden reanimiert, Hauptsache, man hat alles versucht, um den Tod zu verhindern.

Natürlich hängt der Erfolg einer Wiederbelebung wesentlich vom gesundheitlichen Ausgangszustand des Patienten und von der Qualität einer maschinellen Betreuung nach der Wiederherstellung der Herztätigkeit ab. So wird die Reanimation eines 40-jährigen Herzinfarktpatienten eine höhere Erfolgsaussicht haben als bei einem 90-jährigen Patienten, der einen grundsätzlich gleichen Infarkt erlitten hat.

Und als Nebenprodukt der intensivmedizinischen Maßnahmen werden Jahr für Jahr Tausende von Wachkomapatienten produziert, die weder sterben noch leben dürfen.

Frau M. hat vor 17 Tagen im Alter von 87 Jahren einen Herzinfarkt mit vorübergehendem Herzstillstand erlitten. Der zufällig im Altersheim anwesende Arzt begann zusammen mit den diensthabenden Pflegern sofort mit der Wiederbelebung. Nach vier Minuten konnte das Herz wieder zum Schlagen gebracht werden. Für die Statistik eine erfolgreiche Reanimation.

Nun liegt Frau M. seit 17 Tagen auf der Intensivstation. Sie hat das Bewusstsein bislang nicht wiedererlangt. Ihr Gesicht ist aufgedunsen und entstellt. Die Haut ist wegen des neu aufgetretenen Fiebers hochrot und scheint zu glühen. Schweißperlen bedecken die Stirn. Die Augenlider sind mit einem Pflaster zugeklebt, um die Hornhaut vor dem Austrocknen zu schützen. Der rechte Mundwinkel hängt herunter. Von Zeit zu Zeit tropft Speichel aufs Kopfkissen. In der linken Nasenöffnung steckt ein Schlauch. Die Beatmung erfolgt über einen Tubus, der an ein Tracheostoma (Luftröhrenschnitt) angeschlossen ist. Rhythmisch und lautlos bewegt sich der Brustkorb auf und ab. Über einen zentralen Venenkatheter tropfen durch ein Mischventil mehrere Infusionen gleichzeitig. Finger und Zehen sind zu dicken, form- und funktionslosen Anhängen verkommen. Am linken Handgelenk ist ein arterieller Zugang gelegt. Am rechten Mittelfinger steckt ein Pulsoxymeter. Am Brustkorb kleben EKG-Elektroden, die mit Kabeln an einen der vielen Monitore angeschlossen sind. Am Bett hängt ein Urinbeutel. Der Harnkatheter liegt über dem rechten Oberschenkel. Rechts und links vom Krankenbett stehen Apparateschränke mit unzähligen Bildschirmen und Geräten. Kabel, Schläuche und Stecker. Ein Wirrwarr von Elektronik und Mechanik. Es surrt, zischt und piepst von Zeit zu Zeit. Zahlen leuchten auf und wandern wie Börsenkurse von links nach rechts über den Monitor. Und verlöschen wieder. Kontrollleuchten und Tropfenzähler blinken rot, blau und grün. Weit und breit kein Mensch. Schläuche bewegen sich wie von Geisterhand durch den Luftdruck, den das

Beatmungsgerät aufbaut. Ein Kompressor pumpt regel-
mäßig Luft in die Matratze.

Frau M. liegt reglos mitten in diesem technischen
Meisterwerk. Sie ist Zentrum und Fremdkörper zugleich.
An der Wand hängt ein kleines Kruzifix. Und der ans
Kreuz Geschlagene blickt fassungs- und bewegungslos
auf Frau M. herab.

Drei Wochen später wird man den Angehörigen erklä-
ren, dass Frau M. nicht mehr aus dem Koma erwachen
wird. Zusammen mit einem mobilen Pflegedienst und
zwei slowakischen Pflegern wird zu Hause eine kleine
Intensivstation aufgebaut werden. Ein Beatmungsgerät
wird leihweise zur Verfügung gestellt werden. Medizin-
techniker und Intensivschwestern werden das Pflege-
team einschulen. Dann wird Frau M. noch drei Monate
am Leben erhalten werden, bevor der Tod Apparate und
Technik endgültig besiegt haben wird.

Eine deutsche Studie mit 314 intensivmedizinisch be-
treuten chirurgischen Patienten mit einem Durchschnittsalter von 80 Jahren ergab, dass 25 % der Patienten während des Spitalaufenthaltes starben. Die
anderen 75 % lebten nach dem Krankenhausaufenthalt kürzer, als nicht hospitalisierte 80-Jährige statistisch noch zu leben haben. Diese Zeit liegt für die
Gesamtmenge der 80-Jährigen derzeit bei circa 6,9
Jahren. Überlebende 80-Jährige müssen nach einem
Aufenthalt auf einer Intensivstation statistisch gesehen länger auf Normalstationen betreut und häufiger
in Pflegeheime verlegt werden, als dies beim Bevölke-
rungsdurchschnitt in dieser Altersgruppe der Fall ist.

Luzius Müller schreibt in *Grenzen der Medizin im Alter*:
„Statistisch gesehen, bezogen auf den Gesundheitszu-

stand der Gesamtbevölkerung, bewirkt der medizinische Fortschritt eine Verschlechterung! Die durchschnittliche Gesundheit der Bundesbürger ist nicht deshalb so schlecht, weil die Medizin untätig ist, sondern weil die Medizin so viele Kranke am Leben erhält, die früher schon längst gestorben wären. Je mehr die Medizin vermag, desto höher ist der Krankenstand."

Und in einem Interview mit dem Magazin *Spiegel* sagt der bekannte deutsche Rettungsarzt De Ridder über exzessive Reanimationen: „Kein Gehirn überlebt ohne Sauerstoff länger als acht bis zehn Minuten. Wenn ich weiß, dass diese Zeit überschritten ist – der Patient hat weite Pupillen, ist praktisch klinisch tot –, dann sind meine Bemühungen sinnlos. Es sei denn, ich finde es gut, mit 99 %-iger Sicherheit Wachkomapatienten zu produzieren."

Nun gibt es aber immer wieder Studien, die argumentieren, dass unter besonderen Umständen doch noch ein theoretischer hundertster Patient existiert, der auch nach einer solchen Reanimation mit einem einigermaßen guten und sinnvollen Weiterleben rechnen darf. Befragt, ob man diesen einen Patienten opfern sollte, antwortet De Ridder mit einer Gegenfrage: „Darf ich 99 Menschen in eine schreckliche Lage bringen, nur weil meine Maßnahme einem nützt? Was ist das für eine Ethik, in der 99 Entscheidungen, die Leid verursachen, nicht interessieren? Der oberste Grundsatz für den Arzt lautet, dem Patienten nicht zu schaden. Auch bei jemandem, der eine metastasierende Tumorerkrankung hat und ein Nierenversagen, ist die Wiederbelebung nach einem Herzstillstand absolut sinnlos. Das ist auch keine Indikation mehr für eine Dialyse."

So darf kein Mensch sterben

Herr H. ist seit einem Jagdunfall querschnittsgelähmt. Zwischen dem zweiten und dem dritten Brustwirbel leitet sein Rückenmark keine Nervenimpulse mehr. Weder aufwärts noch abwärts. Das heißt, dass er weder die Beine bewegen noch seinen Stuhlgang oder seine Harnausscheidung beherrschen kann. Auch die aktive Bewegung des Brustkorbs ist stark eingeschränkt. Tiefes Einatmen oder ein kräftiges Abhusten ist nicht mehr möglich.

Schon zum Zeitpunkt des Unfalls war Herr H. mit 82 Jahren ein alter Mann. Nach der Einlieferung auf die Intensivstation musste ein Luftröhrenschnitt vorgenommen werden, um den betagten Patienten mit Überdruck beatmen und am Leben erhalten zu können. Zwei unmittelbar hintereinander auftretende Lungenentzündungen hätten ihn schon damals fast das Leben gekostet. Aber Herr H. hatte einen starken Lebenswillen. Und er hatte ein Ziel. Er wollte wieder zu Hause sein. Zu Hause sein zu können überragte alle anderen Lebenswünsche. Hartnäckig versuchte er, am Leben zu bleiben. Und es gelang ihm auch.

Schließlich wurde Herr H., fast immer noch ein Intensivpatient, auf eigenen Wunsch nach Hause entlassen. Seiner Hausärztin gelang es, gemeinsam mit der Familie und den Schwestern des lokalen Pflegedienstes das einfache Wohnzimmer in eine Intensivpflegeeinrichtung zu verwandeln. Mit einem rollbaren Lift kann Herr H. aus dem Bett in den Rollstuhl und wieder zurück gehievt werden. Dank der von der Krankenkasse genehmigten Wechseldruckmatratze liegt Herr H. nicht wund. Durch den zeitweise nicht beherrschbaren Stuhlgang entsteht immer wieder ein schmieriges Geschwür im Kreuzbeinbereich, das aber, bei entsprechend intensiver Pflege, wieder und wieder zuheilt. Der Luftröhrenschnitt entzündet sich von Zeit zu Zeit und produziert ein stinkendes eitriges Sekret, das, wenn es nicht rechtzeitig abgesaugt wird, in die Luftröhre rinnt und zu akuter Atemnot führt. Alle zwei Stunden muss die Stelle am Hals gereinigt und neu verbunden werden. Aber immer dann, wenn Herr H. frisch gepflegt, eingecremt, verbunden, gegen die Gefahr einer Thrombose gespritzt, frisch abgesaugt und mit Tabletten gegen Muskelverspannungen versorgt in seinem Bett liegt und auf seine Jagdtrophäen schaut, gleitet ein Lächeln über sein Gesicht.

Über ein Jahr gelingt es der Hausärztin, Herrn H. zu Hause zu versorgen. Lediglich zum Wechsel seines Harnkatheters muss er die Spitalsambulanz aufsuchen. Die Reise mit dem Rettungswagen ist jedes Mal ein anstrengendes und kräfteraubendes Abenteuer.

Das größte Problem bereiten die immer wiederkehrenden Lungenentzündungen. Trotz des ständigen Wechselns des Antibiotikums gelingt es der Hausärztin nicht, länger andauernde entzündungsfreie Intervalle zu erzielen.

Die Lungenentzündungen kommen rasch und ohne Vorwarnung. Ein kurzer Fieberstoß, schnell einsetzende Atemnot und ein sofortiger Kräfteverfall kennzeichnen den Beginn jeder Krankheitsepisode. Und auch wenn die Hausärztin wegen des mangelnden Behandlungserfolgs verzweifelt ist, lächelt Herr H. und sagt mit leiser, kraftloser Stimme: „Mir geht es eh gut."

„Bekommen Sie genug Luft?", fragt die Ärztin dann ungläubig. Und immer wieder antwortet Herr H. monoton: „Es geht schon."

Dann fragt die Ärztin: „Tut Ihnen irgendetwas weh?" Und Herr H. antwortet im Flüsterton, unendlich angestrengt und langsam, mühevoll Wort für Wort hervorbringend: „Nein, mir tut nichts weh." Dann schließt er die Augen, sein Mund entspannt sich und er schläft vor Erschöpfung ein.

Irgendwann will die engagierte Ärztin Herrn H. zur besseren Behandlung ins Krankenhaus schicken. „Vielleicht können Ihnen die Ärzte dort ein Antibiotikum intravenös verabreichen", versucht sie den Patienten zu überzeugen. Herr H. möchte aber nicht mehr in ein Krankenhaus. „Frau Doktor, ich war schon so lange im Krankenhaus, ich möchte nicht wieder dorthin", wehrt er ihre Versuche zunächst ab und sagt später einmal ganz klar: „Frau Doktor, wenn ich sterben muss, dann lassen Sie mich bitte zu Hause." Und nach einer Pause, er blickt ihr dabei direkt in die Augen, sagt er: „Versprechen Sie mir bitte, dass Sie mich nicht mehr in ein Krankenhaus schicken, lassen Sie mich zu Hause sterben." Dabei lächelt er. Und die Ärztin verspricht ihm, ihn zu Hause sterben zu lassen.

Rund zwei Jahre nach dem Unfall, schon längst hat sich eine Art pflegerischer Alltag eingeschlichen, kommt es zu einer akuten Verschlechterung in Herrn H.s ohnehin labilem Allgemeinzustand. Der Bauch wird immer größer und größer. Obwohl Herr H. dank der Einnahme von Abführmitteln regelmäßig Stuhl hat. Er erbricht auch nicht. Und aufgrund der Lähmung verspürt er keine Schmerzen. Die besorgte Ärztin untersucht den prallen, gespannten Bauch Tag für Tag. Herr H. hat keine Beschwerden. Aber er bekommt wenig Luft. Noch weniger als sonst.

In ihrer Verzweiflung wagt die Ärztin einen Versuch. Sie beugt sich zum Patienten hinunter und spricht klar, langsam und deutlich in sein Ohr: „Wenn ich Ihnen verspreche, dass Sie nicht sterben müssen, würden Sie dann kurz ins Krankenhaus fahren, damit man ein Röntgen vom Bauch und eventuell einen Einlauf machen kann?"

Zuerst lehnt Herr H. ab: „Ich will zu Hause sterben."

„Aber wegen der Gase in Ihrem Bauch müssen Sie nicht sterben. Ich verspreche Ihnen, dass Sie spätestens nach einer Nacht wieder zu Hause sein werden."

Die Ärztin spürt, dass Herr H. letztlich nur ihr zuliebe einwilligt. „Von mir aus, eine Nacht. Aber dann möchte ich wieder nach Hause."

Die besorgte Hausärztin ruft den diensthabenden chirurgischen Oberarzt an, schildert die Besonderheiten des Falles und bittet um eine schonende Untersuchung und die Verabreichung eines hohen Einlaufes, um den Umfang des Bauches etwas reduzieren und Herrn H. das Atmen erleichtern zu können.

So landet der querschnittsgelähmte 85-jährige Patient schließlich auf der chirurgischen Station des nahegelegenen Krankenhauses. Rasch kann ein Darmverschluss ausgeschlossen werden. Auch der Einlauf wird mit Erfolg durchgeführt.

Ohne an die möglichen Konsequenzen zu denken, wird aber routinemäßig eine Blutabnahme veranlasst. Als Ergebnis zeigen sich eine Blutarmut und massiv erhöhte Entzündungswerte. Ein junger Arzt sieht den Befund. Er will keine Zeit versäumen und handelt so, wie er es gelernt hat und wie er glaubt, dass es seine Pflicht sei. Als Folge der Intervention wird Herr H. auf die Innere Medizin verlegt. Die Ursache der dramatischen Entzündungswerte muss gefunden und behandelt werden. Noch einmal wird der inzwischen deutlich verwirrte Patient ins Zentralröntgen geführt. Unter schwierigsten Bedingungen – aufgrund seiner Querschnittslähmung ist der Patient nur schwer auf dem Untersuchungstisch lagerbar – wird noch ein Lungenröntgen angefertigt und die Ursache für die schlechten Blutwerte ist auch sofort gefunden. In der linken Lunge befindet sich ein ausgedehnter Abszess.

Wieder auf die Station geführt, reagiert Herr H. nicht mehr. Ein Fieberthermometer, das ihm unter die Achsel geschoben wird, zeigt nach vier Minuten 38,9°C. Die Stationsschwester verständigt den diensthabenden Oberarzt und erbittet weitere Anweisungen. Ein venöser Zugang wird gelegt und eine antibiotische Behandlung begonnen.

Zwei Tage später ruft die Hausärztin abermals im Spital an und wünscht den Kollegen von der Chirurgie zu sprechen. Sie staunt nicht schlecht, als sie erfährt, dass der Patient auf die Interne verlegt worden ist. „Aber wir haben doch ausgemacht, dass der Herr H. gleich wieder nach Hause darf, Herr Kollege", wagt sie ihrem Unmut über die nicht akkordierte Vorgangsweise Luft zu machen. „Schauen Sie", erklärt der Spitalsarzt nicht unfreundlich, „unter den gegebenen Umständen, immerhin hat Herr H. ein CRP von 18,5 und ist derzeit nicht ansprechbar, können wir den Patienten nicht einfach nach Hause schicken. Das wäre ja grob fahrlässig, Frau Kollegin, oder?" Der Arzt macht eine Pause und fährt dann fort: „Aber es wird wohl am besten sein, Sie setzen sich mit den Kollegen von der Inneren Medizin in Verbindung und machen mit denen alles Weitere aus."

Da beschließt die Hausärztin, die Sache selbst in die Hand zu nehmen, setzt sich in ihr Auto und fährt die 20 Kilometer zum Krankenhaus. Auf der Station findet sie den fiebernden Herrn H. alleine in einem Vierbettzimmer vor. Sie erkennt ihn kaum wieder. Herr H. schläft, sein Gesicht ist kreidebleich, schmal und schweißbedeckt. Die Haare wirr. Er ist seitlich gelagert und drückt sich durch das eigene Körpergewicht auf den Arm, in dem sich der Venenzugang befindet. Die antibiotische Infusion tropft nicht. Sein Atem geht schnell und unregelmäßig. Zwei der drei anderen Betten schauen benützt aus, die zugehörigen Patienten sind aber offensichtlich *ausgeflogen. Ein Bett ist frisch hergerichtet und wartet auf eine Neuaufnahme.*

Die Worte „nicht ansprechbar" haben die Ärztin nicht mehr losgelassen. Aufgeregt, ob Herr H. wirklich nicht reagieren würde, beugt sie sich zu ihm hinunter. Und wie sie es zu Hause macht, mit eindringlichen, langsam und deutlich gesprochenen Worten sagt sie: „Herr H., hallo, wie geht's Ihnen denn?" Dann wartet sie gespannt auf eine Reaktion.

Und wirklich, langsam hebt der tief atmende Patient die Augenbrauen, öffnet die Lider einen Spalt weit und sagt leise: „Frau Doktor." Dabei klingt die kaum wahrnehmbare Stimme überrascht und erfreut. Die Ärztin vermeint beobachten zu können, wie sich die Lippen zu einem leisen Lächeln formen.

Nach diesem kleinen Sieg beschließt die Ärztin, gleich aufs Ganze zu gehen. Sie fragt ihren Patienten: „Wollen Sie lieber hierbleiben oder soll ich Sie wieder mit nach Hause nehmen?" Sie spürt, dass Herr H. die Frage verstanden hat. Und sie sieht, wie schwer es ihm fällt, die Antwort zu geben. In einem sichtlichen Kraftakt formt er die Lippen und sagt mit letzter Kraft: „Ich möchte nach Hause."

Dann fallen ihm wieder die Augen zu. Eine Weile schaut ihm die Hausärztin noch ins schlafende Gesicht, dann verlässt sie das Krankenzimmer.

Die Hausärztin bittet die Stationsschwester, mit dem Oberarzt die Situation besprechen zu dürfen. Sie wird gebeten, noch 15 Minuten zu warten, dann sei ohnehin Zeit für die Nachmittagsvisite und der diensthabende Stationsarzt hätte dann sicher auch ein paar Minuten Zeit für sie.

Und tatsächlich kommt dann auch der Oberarzt. Er erkennt die Ärztin von früher. „Ah ja, Frau Kollegin, Sie sind wegen des Patienten auf Zimmer 3 hier." Und ohne eine Reaktion abzuwarten, ruft er gleich weiter: „Schwester, bitte bringen Sie mir die Unterlagen zu Zimmer 3." Dann schaut er die Kollegin an und sagt: „Na, Frau Doktor, das werden wir gleich haben."

Während die beiden Ärzte langsam vom Schwesternstützpunkt in Richtung Zimmer 3 schlendern, versucht die Hausärztin ihr Anliegen vorzubringen. „Wissen Sie, Herr H. wollte immer zu Hause sterben, und ich habe es ihm auch versprochen." Und weil sie nicht das Gefühl hat, dass der Oberarzt die Intention ihrer Worte verstanden hätte, fügt sie hinzu: „Eigentlich hätte er schon bei der letzten Lungenentzündung sterben können, das war ganz knapp."

Fast haben sie das Bett von Herrn H. erreicht. Die Krankenschwester hat die beiden Ärzte eingeholt und drückt dem Oberarzt einen Stoß Zettel in die Hand. Er stellt sich an das Kopfende des Bettes, durchwühlt die Unterlagen und sagt dann, den Blick hinunter auf den im Kissen eingegrabenen Kopf des Patienten gerichtet: „Na, wen haben wir da, den Herrn H. ... ah ha ... grüß Sie Gott, Herr H., wie geht's Ihnen denn heute, ... besser?"

Herr H. reagiert nicht. Seine Augen bleiben geschlossen. Der Atem geht tief. Vereinzelt rinnen ihm Schweißperlen über die Stirn. Er ist weit von der Wirklichkeit entfernt.

Da fasst sich die Ärztin ein Herz, kniet sich neben dem Oberarzt nieder und wendet ihr Gesicht so nahe wie möglich an das des schwer atmenden Patienten. Eindringlich, leise und doch betont richtet sie ihre Stimme an ihn: „Herr H., können Sie mich noch hören?" Und wieder hebt der Patient nach einer Weile die Augenbrauen. Er versucht offensichtlich, den Mund zu öffnen, aber es gelingt ihm nicht. Der Tod ist zu nahe, das Leben zu weit entfernt. In seine Vene tropft eines der besten und teuersten Antibiotika.

Jetzt kniet sich auch der Oberarzt nieder. Er scheint beeindruckt zu sein, dass es der Hausärztin gelungen ist, Kontakt mit dem scheinbar komatösen Patienten herzustellen. Auch er versucht, seine Stimme an die Situation anzupassen. „Herr H, wollen Sie nicht noch ein paar Tage bei uns bleiben? Denn dann können wir Ihnen auch helfen." Dann macht der Arzt eine Pause und fährt fort: „Und wenn dann eine Besserung eingetreten ist, dann können wir Sie nach Hause entlassen und die Frau Doktor wird Sie mit Tabletten weiterbehandeln, einverstanden?"

Diesmal hebt der Patient beim Klang der Stimme des Oberarztes die Augenbrauen. Und mit einer allerletzten Kraftanstrengung flüstert er verwaschen und unklar, aber doch verständlich: „Jetzt möchte ich zwei, drei Tage nach Hause ... dann kann ich ja wiederkommen ... wenn es sein muss." Und sofort fällt Herr H. wieder in seinen komaähnlichen Zustand. Die Welt rund um ihn herum existiert nicht mehr. Nur seine tiefen Atemzüge sind vernehmbar.

Eine Pattsituation.

Der Oberarzt und die Hausärztin schauen sich gegenseitig ins Gesicht. Beide sind ratlos, beide mit dem Gefühl, die jeweils besseren Karten in der Hand zu haben. Die Hausärztin glaubt, den Wünschen ihres langjährigen Patienten am besten gerecht zu werden, wenn sie ihn zu Hause sterben lässt, der Spitalsarzt versteht seinen Auftrag dahingehend, den Fensterpatienten von Zimmer 3 heilen zu müssen.

Herr H. hat keine Patientenverfügung. Sie hätte auch in der gegebenen Situation keine Auswirkung auf die Entscheidung, kommt man überein. Schließlich setzt sich der Oberarzt durch: Zumindest die Entzündungswerte sollen vor einer möglichen Entlassung besser werden. Keinesfalls will er den Patienten in diesem Zustand nach Hause schicken. „Frau Kollegin, können wir uns so einigen, dass wir Ihnen den Patienten, sobald das CRP sinkt, nach Hause schicken. Dann könnten wir ja die Therapie auf Tabletten umstellen."

Die Hausärztin will keinen Krieg um den Patienten vom Zaun brechen. Mit einem traurigen Blick auf das sterbende Gesicht des Herrn H. willigt sie ein. „Sollten Sie aber sehen, dass unser Herr H. stirbt, gönnen Sie ihm die Erfüllung seines letzten Wunsches. Lassen Sie ihn dann zu Hause sterben."

Der Oberarzt nickt. „Ja, Frau Kollegin, das machen wir gerne." Und er spürt, dass seine Kollegin mit der getroffenen Entscheidung nicht glücklich ist. Er sagt: „Wissen Sie, natürlich kennen Sie Ihre Patienten draußen besser, aber wir sind hier die Feuerwehr. Wir müssen immer schnell und effizient helfen."

Die ärztliche Versammlung löst sich auf, eine weitere Nacht kommt und geht. Eine erneut durchgeführte Blutabnahme zeigt ein weiteres Ansteigen des CRP. Auch das Fieber steigt trotz der Therapie weiter. Herr H. ist nicht mehr weckbar.

Zu Mittag lässt sich der Oberarzt telefonisch mit seiner Kollegin verbinden und stimmt einem Heimtransport des sterbenden Patienten nach der letzten antibiotischen Infusion zu. „Wir wollen seinen Wunsch respektieren, wenn Sie die weitere Betreuung zu Hause verantworten können." Ein letzter Seitenhieb auf die Ambitionen der Hausärztin.

Dann kommt Herr H. zum Sterben nach Hause.

Aber er stirbt nicht.

Die slowakische Pflegerin bettet ihn wieder in sein Bett unter den Dutzenden Jagdtrophäen aus Dutzenden Lebensjahren. Sie spricht kaum Deutsch. So bedauert sie *seinen Zustand mit slowakischen Worten, während sie ihn streichelt. Dann kocht sie ihm seine Lieblingssuppe. Sie kommt mit einem dampfenden Teller zurück in Herrn H.s Zimmer. Sie führt den ersten Löffel zu seinem Mund und lässt ihn seine verschlossenen Lippen berühren. In dieser Stellung verharrt sie ein paar Minuten.*

Dann öffnet Herr H. unendlich langsam die Lippen und lässt seine vertrocknete Zunge mit der Suppe benetzen. Eine halbe Stunde später ist der Suppenteller leer.

Sinngemäß sagt die Pflegerin: „Schön, dass Sie wieder zu Hause sind."

Sie pflegt seinen Körper, gibt ihm frische Kleidung und bringt ihn für die erste Nacht zu Hause zu Bett. Die Nacht verläuft ruhig. Am nächsten Morgen ist auch das Fieber verschwunden.

Und als die Hausärztin zur Visite kommt, lächelt der querschnittgelähmte Herr H. und sagt langsam, mit leiser Stimme: „Danke."

Natürlich kann niemand mit Sicherheit sagen, warum es dem Patienten zu Hause wieder besser gegangen ist. Vielleicht hat die intravenöse antibiotische Therapie spät, aber doch Wirkung gezeigt. Es spricht allerdings einiges dafür, dass die häusliche Vertrautheit stärkere therapeutische Wirkung entfaltet hat als die medikamentöse Therapie, unter der es ja zu keiner Besserung der Entzündungswerte gekommen ist. Im Gegenteil, noch zwei Tage im Krankenhaus und der Patient wäre vermutlich verstorben.

Dennoch sollte man die Vorgangsweise der Klinikärzte nicht leichtfertig kritisieren. Während das medizinische Selbstbewusstsein langjähriger Hausärzte in der Begleitung von Patienten und Menschen gereift ist, beruht ärztliches Selbstverständnis im stationären

Bereich auf Retten. Retten, was noch zu retten ist, und Überleben um jeden Preis. Niedergelassene Ärzte haben meist ein starkes Bewusstsein dafür, dass der Tod integrativer Bestandteils des Lebens ist. Sie betreuen Patienten kontinuierlich oft über lange Phasen des Lebens, während Spitalsärzte den Patienten nur kurzfristig in gesundheitlichen Krisensituationen sehen und behandeln. Das Denken an den Tod ist daher bei jungen Spitalsärzten nicht oder so gut wie nicht existent. Für jeden gut ausgebildeten, engagierten jungen Arzt bleibt der Tod das Feindbild Nummer eins. Denn er wird den Tod eines Patienten immer mit eigenem Versagen gleichsetzen.

Irgendwann im oben geschilderten Fall sagt der Krankenhaus-Oberarzt einen bemerkenswerten Satz: „Wissen Sie, natürlich kennen Sie Ihre Patienten draußen besser, aber wir sind hier die Feuerwehr. Wir müssen immer schnell und effizient helfen." Damit beschreibt der Arzt sehr trefflich das Dilemma der stationären Diagnostik und Therapie. Um jeden Preis Feuer zu bekämpfen bedeutet zwangsläufig auch Nebenwirkungen bis hin zur immer wieder berichteten Erfolgsumkehr: Die Schäden durch das Feuer wären ja noch erträglich gewesen, aber das Löschwasser hat das Haus endgültig ruiniert.

Geradezu pervers ist auch der Streit um den Patienten. Ein alter, kaum mehr ansprechbarer, völlig überforderter Mann im Kreuzverhör über seine Wünsche und Bedürfnisse zwischen zwei Ärzten, das sollte nicht vorkommen. Diese Szene zeigt damit auch eindrucksvoll, dass Patienten im Gegensatz zum immer wieder propagierten Schlagwort vom „mündigen Patienten" eben doch Abhängige sind. Das macht nicht zuletzt ihre körperliche Position im Spitalsbett während der

Visite deutlich. Stehende Ärzte, so gut wie immer in der Überzahl, sprechen im wahrsten Sinne des Wortes von oben herab. Auf einen darniederliegenden Menschen. Der ärztlichen Gedankengängen oft nicht oder nur mangelhaft folgen kann. Der häufig sowohl mit der äußeren als auch mit der eigenen Situation überfordert ist. Der ängstlich ist. Von der Besonderheit des Moments paralysiert.

Vielleicht hätte aber auch die Hausärztin den Mut haben müssen, den Patienten von vornherein zu Hause zu belassen. Denn das wäre eigentlich sein Wunsch gewesen: Trotz aller Beschwerden, Herr H. wollte für immer und unter jedem Umstand zu Hause bleiben. Letztendlich hat die Hausärztin ihren großen Vertrauensvorschuss beim Patienten dazu benützt, die eigene Unsicherheit betreffend die Komplikationen rund um den erkrankten Bauch mittels der Spitalseinweisung zu beruhigen.

Schuld an den vielen Fehlentwicklungen in diesem Fall ist aber auch die immer und überall nur mangelhaft vorhandene Zeit. Hätten die behandelnden Ärzte im Krankenhaus, hätten der Oberarzt und die Hausärztin am Krankenbett mehr Zeit zur Verfügung gehabt, einander den jeweils anderen Standpunkt zu Gemüte zu führen, hätten sie mehr Zeit gehabt, die wirklichen Wünsche des Patienten herauszufiltern, vielleicht hätte sich dann das Leiden des Herrn H. verringern lassen.

So lässt sich aus diesem Fallbeispiel auch ein klarer Schluss ziehen: Es sollte viel mehr Systemzeit für den direkten Kontakt mit dem Patienten zur Verfügung stehen. Denn unabhängig vom Ort des Geschehens wird viel zu viel Zeit in Dokumentation, Qualitätssicherung und Verwaltung der elektronischen Datenflut investiert. Zeit, die dem Arzt im Kontakt mit dem Patienten fehlt.

Menschen in lebensbedrohlichen Situationen sehnen sich vor allem nach Zuwendung, nach Angenommen-Sein. Und ein nicht zu leugnender Teil dieses Angenommen-Seins besteht einfach aus Zeit. Zeit, sprechen zu dürfen. Zeit, gehört zu werden. Zeit, zuzuhören. Ausreichend Zeit für gegenseitiges Verstehen und Verständnis-Haben.

Ein Arzt oder Pfleger, der Empathie und Zeit für seine Patienten erübrigen kann, wird deshalb einem Kollegen, der über die gleiche Ausbildung, aber nicht über dieselben emotionalen Fähigkeiten verfügt, sowohl objektiv als auch subjektiv überlegen sein.

Zwei Knie zu viel

Die 87-jährige Patientin Frau H. hat schon zwei Herzoperationen und einen Eingriff wegen eines Dickdarmkarzinoms gut hinter sich gebracht. Seit Jahren leidet sie an beträchtlichen Schmerzen in der rechten Hüfte. Die Infiltrationen, die ihr der Orthopäde von Zeit zu Zeit verabreicht, können den Schmerz zwar für einige Wochen lindern, sind aber nicht geeignet, zu einem dauerhaft schmerzfreien Leben zu verhelfen.

Frau H. fordert immer offener ein künstliches Hüftgelenk: „Ich möchte ja noch ein bisschen im Garten arbeiten ..."

Der Facharzt versucht Frau H. davon zu überzeugen, dass eine Operation in ihrem Alter ein beträchtliches Risiko mit sich brächte. „Wir wollen ja das Beste annehmen, aber was machen wir, wenn die OP nicht gut ausgeht?" Er versucht die Patientin für seinen Standpunkt der Schmerz- und Symptombekämpfung zu gewinnen. Aber Frau H. hat eine verblüffend einfache Antwort: „Wenn die OP schiefgeht, Herr Doktor, dann werde ich eben sterben, ich bin ja doch schon eine alte Frau."

Der Facharzt erkennt, dass er die Patientin von dieser letzten großen Operation ihres Lebens nicht abhalten wird können, und überweist sie in ein orthopädisches Krankenhaus. Ohne Zögern wird ihr dort der künstliche Gelenksersatz angeboten. Lapidar äußert sie: „Na, ich hätte schon viel früher zu Ihnen kommen sollen. Die ewige Warterei hat ja außer Schmerzen nichts gebracht."

Nach einer entsprechenden OP-Vorbereitung und dem Umstellen der oralen blutverdünnenden Therapie auf gespritztes niedermolekulares Heparin wird der Eingriff problemlos durchgeführt. Die neue Hüfte heilt gut ein, die Schmerzen sind vorbei.

Vier Wochen später sitzt die 87-jährige Patientin zur Kontrolle bei ihrem Orthopäden. „Gott sei Dank, dass alles gut gegangen ist", beginnt der das Gespräch. Frau H. antwortet: „Ja, ich muss sagen, dass es mir wirklich gut geht." Und ohne eine Pause zu machen fährt sie fort: „Und jetzt werden als Nächstes die Knie gemacht."

Damit hätte der Orthopäde auf keinen Fall gerechnet. Für einen Moment verschlägt es ihm die Sprache. Dann wagt er den Satz: „Aber Frau H., Sie haben doch noch nie über Schmerzen in den Knien geklagt, oder?"

„Ja", sagt Frau H., „das ist schon richtig, aber im Krankenhaus haben sie mich gründlich untersucht und auch ein Röntgen von beiden Knien gemacht. Und das hat ergeben, dass beide Knie total am Ende sind und dringend operiert werden müssen." Der erfahrene Orthopäde findet keine Worte. Frau H. nützt die Gelegenheit und spricht gleich weiter: „Ich habe auch schon einen Termin, zuerst einmal für das rechte Knie. Sie sollen mir bitte nur eine Überweisung mitgeben."

Erst jetzt platzt dem Arzt der medizinische Kragen und er erklärt der Patientin: „Wissen Sie überhaupt, was für ein Glück Sie hatten, dass die Hüft-OP so glatt verlaufen ist? Wollen Sie sich wirklich dem Risiko einer OP mit all den möglichen Komplikationen aussetzten? Wollen Sie wirklich nach all dem, was Sie schon hinter sich haben, zwei schmerzfreie eigene Knie gegen zwei metallische Fremdkörper eintauschen? Und erlauben Sie mir, doch noch einmal auf Ihr Alter zurückzukommen. Wenn die Knie bis jetzt nicht weh getan haben, werden sie für die restlichen Lebensjahre auch noch gut genug sein, oder?"

Jetzt reagiert die Patientin doch etwas verunsichert und sagt: „Ja, eigentlich hab ich wirklich noch nie Schmerzen in den Knien gehabt, eigenartig." Dann macht sie eine längere Pause. Und fährt fort: „Also, wenn Sie meinen, dass ich die zwei Operationen nicht brauche, dann brauch ich auch keine Überweisung."

„Nein", sagt der Arzt, „die brauchen Sie sicher nicht." Als Frau H. die Ordination verlässt, macht sie einen erleichterten Eindruck.

Im Wetteifern um Fallzahlen und OP-Auslastungen ist Ärzten und Krankenhausverwaltungen kein Knie zu viel. Und wenn Mediziner, nur um im Ranking gegen Kollegen bestehen zu können, auch bettlägrigen 80-jährigen Patienten künstliche Hüften implantieren – einfach um zu beweisen, dass auch dieser Eingriff erfolgreich durchgeführt werden kann –, dann hat die Medizin ihre eigentliche Bestimmung aus den Augen verloren.

Tödliche Medizin

In einer wissenschaftlichen Arbeit aus Deutschland, 2008 publiziert in der *Deutschen Medizinischen Wochenschrift*, werden die Daten des Statistischen Jahrbuches von 2006 untersucht. Die Autoren kommen in der Studie zum Ergebnis, dass sich jährlich zwischen 400.000 und 600.000 Patienten in deutschen Krankenanstalten mit nosokomialen Keimen (sog. „Krankenhauskeimen") infizieren. 10.000 bis 15.000 der Erkrankten sterben an einer folgenden unbeherrschbaren Infektion. Ein hoher Prozentsatz von ihnen stirbt den Tod auf der Intensivstation.

Niemand lässt sich freiwillig zum Sterben in ein Krankenhaus einweisen. Im Gegenteil, wer immer ein Krankenhaus aufsucht, erwartet sich eine Besserung oder Heilung seiner Beschwerden. Dass der Aufenthalt im Krankenhaus den gegenteiligen Effekt haben kann, bedenkt dabei kaum jemand.

Die Wahrscheinlichkeit tödlicher nosokomialer Erkrankungen ist besonders auf Intensivstationen überproportional hoch. Entlang der gesetzten Katheter und Schläuche dringen die gegen Antibiotika resistent gewordenen Bakterien in den Körper ein und verursachen behandlungsresistente Infektionen. Bei alten und multimorbiden Patienten fallen solche Keime naturgemäß auf besonders fruchtbaren Boden. Nicht umsonst steckt im Wort „Krankenhäuser" auch die Bezeichnung „kranke Häuser".

Dieser Aspekt des Hospitals war schon einmal, nämlich im Mittelalter, eine lebensbedrohliche Realität. Damals waren es die katastrophalen hygienischen Zustände, die Hospitäler zu Orten des Sterbens werden ließen. In unseren Tagen setzt sich diese erschreckende Wahrheit erst sehr langsam und gegen den Willen der

Politik in der öffentlichen Wahrnehmung durch. Denn all die Hochglanzbroschüren und Werbefolder, die von den Spitalserhaltern unters Volk gebracht werden, kennen weder den Tod noch das Sterben. Das veröffentlichte Credo lautet: Heilung um jeden erdenklichen Preis. Die Worte des modernen Politikers lauten unreflektiert und monoton: „Für die Gesundheit darf uns nichts zu teuer sein."

Die sogenannten multiresistenten Krankenhauskeime sind jedoch nur eine Form, wie die Medizin, anstatt zu heilen, Menschen den Tod bringen kann. Ein anderes Beispiel sind der Einsatz und die Dosierung von pharmakologisch wirksamen Substanzen.

Dabei geht es im Wesentlichen um das Enzym Cytochrom P 450 (CYP), das vor allem in der Leber vorkommt. CYPs sind Eiweiße, die unter anderem bei der Verstoffwechslung von Medikamenten eine tragende Rolle spielen. Für den überwiegenden Teil aller Medikamente gilt, dass sie erst nach einem ersten Umwandlungsprozess in der Leber therapeutisch wirksam werden. Und für genau diesen chemisch-physiologischen Umwandlungsprozess ist Cytochrom P 450 verantwortlich und notwendig.

Für den Menschen sind derzeit ca. 60 unterschiedliche CYPs bekannt. Jedes einzelne von ihnen steht bei der Umwandlung des einen oder anderen Medikamentes mehr oder weniger im Vordergrund. Was aber nicht bekannt ist, ist die von Mensch zu Mensch unterschiedlich vorhandene Menge dieser Eiweiße. Das bedeutet, dass Ärzte nicht von vornherein wissen, wie viel von einem gewissen Medikament notwendig ist, um einen gewünschten therapeutischen Effekt hervorzurufen.

Konkret heißt das: Behandelnde Ärzte wissen nicht, ob sie ein Medikament unter- oder überdosieren, oder ob sie gerade die therapeutisch wirksame Mitte getroffen haben. Denn neben vielen anderen Faktoren entscheidet die Menge des entsprechenden CYPs im Körper des Patienten darüber, ob ein Medikament heilend wirkt oder im schlimmsten Fall tödlich dosiert ist.

Da derzeit im medizinischen Alltag die Konzentration von CYPs noch nicht gemessen wird, werden Patienten bis zu einem gewissen Grad blind behandelt. Bis zu einem gewissen Grad deshalb, weil es natürlich Erfahrungswerte gibt. Wenn man aber noch die unzähligen Wechsel- und Nebenwirkungen von Medikamenten und die herabgesetzte Stoffwechsel- und Nierenaktivität alter und schwerkranker Menschen in die Überlegungen miteinbezieht, kommt jede kontrollierbare und sinnvolle Medikation – vor allem bei alten oder sterbenden Patienten – zum Erliegen. Denn gerade in diesem letzten Lebensabschnitt ändern sich die körperlichen Grundvoraussetzungen für den Abbau und Umbau von pharmakologisch wirksamen Substanzen täglich und stündlich. Das bedeutet, dass selbst klinische Pharmakologen und kritische Ärzte nicht wissen, ob nicht der eine oder andere Patient an einer Überdosierung von Medikamenten stirbt.

Zum Tode führende Magen- und Darmblutungen in der letzten Lebensphase sind häufig eine Folge von Medikamentennebenwirkungen. Denn viele Medikamente, die von älteren Patienten bevorzugt eingenommen werden, wirken u.a. auch blutverdünnend. Zu dieser Gruppe gehören Antidepressiva, Schmerzmittel, durchblutungsfördernde Substanzen wie auch der pflanzliche Ginko-Wirkstoff, Aspirin und viele andere. Studien belegen, dass Patienten nicht nur trotz, sondern auch wegen der Therapie sterben.

Trotzdem müssen Patienten dann und wann auch im Sterben noch therapiert werden, wenn sich Ärzte von einer überbordenden Rechtsindustrie nicht der Fahrlässigkeit bezichtigen lassen möchten. So muss zum Beispiel ein Patient mit einer künstlichen Herzklappe aus biologischem Gewebe ein Leben lang blutverdünnt werden, um die Anlagerung von Blutklümpchen an die künstliche Klappe zu verhindern, die unweigerlich zum Tode führen würde. Also muss einem betroffenen Patienten in regelmäßigen Abständen Blut zur Feststellung des momentanen Verdünnungswertes (Thrombo-Test, INR) abgenommen werden – selbst wenn er bereits im Sterben liegt. Aber inwieweit ist es noch sinn- oder würdevoll, einem sterbenden Menschen Blut abzunehmen? Ihm noch einen letzten Schmerz zuzufügen? Und wer soll den Zeitpunkt festsetzen, ab dem keine weiteren Blutabnahmen mehr durchgeführt werden müssen? Oder sollen sterbenden Menschen, auch wenn sie nicht mehr schlucken können, Medikamente über Spritzen oder Infusionen zugeführt werden?

Zurzeit hat es den Anschein, dass niemand mehr den Mut aufbringt, Behandlungsstopps zuzulassen. Dabei wären es oft die Patienten selbst, die nicht mehr weiterbehandelt werden möchten. Aber solche Ansinnen werden von der Medizin mit einem klaren Nein beantwortet. Denn es gibt keine andere Erklärung dafür, dass sterbende 90-jährige Patienten mit Hubschraubern und Notarztwagen zu letzten intensivmedizinischen Untersuchungen und Behandlungen gebracht werden.

Ein 84-jähriger, an den Rollstuhl gefesselter Patient bittet seinen Hausarzt um ein vertrauliches Gespräch. Seit Jahren leidet er an einer heimtückischen neurologischen

Erkrankung, die ihn langsam von oben bis unten lähmt. Die beiden Herren ziehen sich in ein abschließbares Zimmer der Wohnung zurück, dann sagt der pensionierte Gymnasialdirektor: „Herr Doktor, seien wir uns ehrlich, Sie wissen und ich weiß, wie es um mich bestellt ist. Es wird sicher nicht mehr besser, da sind wir uns wohl einig. Und ich möchte Sie bitten, mir beim Sterben zu helfen."

Der Arzt ist betreten. Er schweigt und denkt nach. Dann antwortet er: „Herr Magister, Sie wissen, dass ich einem solchen Wunsch nicht in der Form nachkommen kann." Der Hausarzt macht eine Pause und bemerkt, wie sich die Enttäuschung im Gesicht des Patienten breitmacht. Er sagt beschwichtigend: „Lassen Sie mich einmal die Möglichkeiten aufzählen, die wir haben. Denn das Töten auf Verlangen des Patienten ist in Österreich verboten. Und außerdem muss ich Ihnen sagen, dass ich es sowieso nicht übers Herz brächte, einen meiner Patienten zu töten. Was ich aber schon verstehen kann, ist Ihr Wunsch, nicht mehr ewig so weiterleben zu müssen. Da habe ich vollstes Verständnis für Sie." Wieder entsteht eine Pause. Aber der ehemalige Direktor schweigt. Er wartet auf die weiteren Ausführungen des Arztes.

„Wir könnten zum Beispiel vereinbaren, dass wir die nächste Lungenentzündung nicht mehr antibiotisch behandeln. Diesen Weg könnte ich für mich verantworten." Dann macht der Arzt eine Pause. Er bemerkt, dass er den Faden verloren hat, denn eigentlich wollte er sagen: „Wissen Sie, Herr Magister, das Einzige, was ich Ihnen versprechen kann, ist, dass ich Sie nicht leiden lassen werde. Wir können Ihnen so viele Schmerz- und Beruhigungsmittel geben, dass Sie den Weg, den Sie gehen müssen, nicht mehr so dramatisch und bewusst erleben müssen. Wäre das ein Trost für Sie?"

Aber der Patient wiederholt lediglich, monoton und emotionslos: „Ich möchte nicht mehr leben, ich möchte nur, dass es schon vorbei wäre." Dann sagt er noch traurig und gebrochen: „Herr Doktor, versprechen Sie mir einfach, dass Sie alles tun, was Sie dürfen, damit ich nicht mehr leben muss."

Die Verzweiflung des gezeichneten Patienten erscheint dem Arzt verständlich. „Herr Magister, wenn es Ihnen wirklich so ernst ist, so könnten wir ja einmal alle lebensverlängernden Medikamente absetzen, wenn Ihnen das recht wäre."

Sofort huscht ein leises Lächeln über das erstarrte Gesicht des Patienten.

So kommt es, dass Patient und Arzt an jenem Nachmittag beschließen, die Medikamente gegen erhöhte Blutfette und den grenzwertigen Blutdruck, das gegen den unregelmäßigen Herzschlag, das zur besseren Gehirndurchblutung, jenes gegen die Vergesslichkeit, den Magenschutz, ein Kinderaspirin und die Tabletten gegen die Depression einfach wegzulassen.

Erleichtert, einen ersten wesentlichen Schritt in Richtung schnelleren Tod getan zu haben, entlässt der dankbare Patient seinen Hausarzt.

Aber es kommt anders als von beiden Männern erwartet.

Beim nächsten Hausbesuch eine Woche später zeigt sich, dass es dem Patienten weit besser geht. Offensichtlich waren die verabreichten Medikamente entweder überdosiert oder ihre Wechselwirkungen unkalkulierbar gewesen.

„Seit wir die Medikamente ausgedünnt haben, bin ich einfach nicht mehr so niedergeschlagen. Und das Essen schmeckt mir auch besser", sagt der pensionierte Direktor. Und dann fügt er noch den Satz hinzu: „Wenn es

so bleibt, wie es jetzt ist, kann ich schon noch eine Zeit
weiterleben."

Wie weit darf und soll sich die pharmakologische Be-
einflussung von Körperfunktionen in ein Menschenleben einmischen? Ab welchem Alter und bis in welches Alter ist medizinische Dauerbehandlung sinnvoll
und notwendig? Warum ist noch niemand auf die Idee
gekommen, schon alle Säuglinge mit Aspirin und einem niedrig dosierten Beta-Blocker zu behandeln, lassen Forschungsergebnisse doch erwarten, dass ein so
medizinisch begleitetes Leben länger dauern könnte?

Aber nicht nur medikamentöse Therapien können tödlich sein. Vor einigen Jahren geisterte ein bedauerli-
cher Vorfall durch die Gazetten. Einer 93-jährigen Patientin wurde versehentlich das falsche Bein amputiert.
Der Fehler musste korrigiert und auch das andere Bein
entfernt werden. Ein Aufschrei der Qualitätssicherer
und Patientenanwälte war die logische Folge. Aber niemand stellte die Frage, warum man einem 93-jährigen
Menschen überhaupt noch ein schlecht durchblutetes
Bein amputieren muss.

Seit einem Schlaganfall liegt Frau G. gelähmt in ihrem
Bett. Sie schläft viel. Oder wird mit einem Kran in einen
Rollstuhl gehievt. Wie ein Stapel Ziegel. Und schläft dann
dort im Sitzen weiter. Dabei fällt ihr Kopf zur Seite. Sie
ist 88 Jahre alt. Flüssigkeit und Nahrung werden ihr über
eine PEG-Sonde zugeführt. Der Urin über einen Dauer-
katheter abgeleitet. In einer Windel sammelt sich ihr
Stuhl, manchmal, wenn sie ein Abführmittel bekommt,
bis zu sieben Mal am Tag. Eine Wechseldruckluftmat-
ratze verhindert seit Monaten ein Wundliegen. Häufig

bekommt sie Lungenentzündungen, die mit verschiedenen Antibiotika aber immer wieder zufriedenstellend behandelt werden können.

Niemand weiß, was Frau G. fühlt. Die wenigen Worte aus ihrem Mund sind verwaschen, leise und unverständlich. Manchmal weint sie still. Ihr Gesicht wirkt versteinert und ausdruckslos. Dann und wann rinnt Speichel aus ihrem Mund.

Zwei 24-Stunden-Pflegekräfte aus Rumänien geben – mehr oder weniger wortlos – ihr Bestes, um Frau G. zu Hause zu versorgen. Jeden zweiten Tag schaut die Hausärztin vorbei, untersucht Frau G. und adaptiert die medizinische Behandlung. Manchmal kommt der 62-jährige Sohn, streichelt seine Mutter und weint an ihrem Bett. Der Ärztin gegenüber äußert er lediglich, wiederholt und monoton: „Das hat sich die Mama nicht verdient." Worauf die Ärztin immer wieder beteuert: „Herr G., wir geben alle unser Bestes, um Ihre Mutter gut zu versorgen."

Einmal in der Woche wird Frau G. komplett entkleidet, damit die Hausärztin den Zustand ihrer Haut beurteilen und entsprechende Pflegeanweisungen geben kann. Dabei zeigt sich eines Tages ein kleines Wundliegegeschwür (Dekubitus) im Bereich des Steißbeins. Aber trotz aller Salben und pflegerischen Maßnahmen wird das Geschwür nicht kleiner. Im Gegenteil. Langsam, aber stetig, frisst es sich weiter in den erschöpften, entkräfteten und sinnentleerten Körper. Bald kann man in der Tiefe der stinkenden Wunde den freiliegenden Knochen erkennen. Kochsalzspülungen, häufige Verbandswechsel, regelmäßige Umlagerung, antibiotische und keimtötende Behandlungen lassen keine Besserung erkennbar werden. Die Ärztin wird nervös.

Dann bekommt der verzweifelte Sohn Wind von der Sache. Er stellt die Ärztin zur Rede. „Da muss man doch

was machen, die Mama stinkt ja entsetzlich, das schaut
ja grauenvoll aus!"

Die Ärztin versucht zu erklären, versucht zu beruhigen. „Vermutlich sind die Kräfte Ihrer Mutter völlig aufgebraucht. Schauen Sie sich selbst die Mama an, ihr Allgemeinzustand wird ja immer schlechter, das sehen Sie
doch selbst. Und vielleicht wird sie das Geschwür bald
von ihren Leiden erlösen."

Sie erreicht aber keine Einsicht des Sohnes: „Aber so
kann es auf keinen Fall weitergehen." – „Wenn Sie wollen,
schicke ich Ihre Mutter ins Krankenhaus, vielleicht kann
man dort die Wunde ausschneiden – aber ich sage Ihnen
gleich, erwarten Sie sich bitte keine Wunder."

Der Sohn spricht sich für den Krankenhausaufenthalt
aus. Aber die Patientin wird nicht stationär aufgenommen, sondern lediglich ambulant untersucht. Die Ärzte
stellen dabei fest, dass der regelmäßige Kontakt der tief-
sitzenden Wunde mit dem Kot der Patientin ein natürliches Abheilen des Geschwürs unmöglich macht, und
empfehlen als einzigen Ausweg aus dem Dilemma eine
Operation, bei der der After von Frau G. verschlossen
und der Dickdarm aus der Bauchwand geleitet werden
soll. Dann könnte man den Stuhl in einem Sack auffangen
und eine hygienische Verbesserung rund um den Anus
erreichen. „Wir können aber nichts versprechen, und das
perioperative Risiko ist enorm, wird dem Sohn bei einem
Gespräch erklärt.

Der Sohn erwidert: „Wenn der Eingriff die einzige
Möglichkeit darstellt, dass meine Mutter nicht bei lebendigem Leibe verfault, dann müssen wir es versuchen. So
kann die Mama auf keinen Fall liegen bleiben."

Nach einem ausführlichen Gespräch über Risiken
und Nebenwirkungen der Operation wird mit dem Sohn
ein OP-Termin vereinbart. Die Hausärztin wird über

einen elektronischen Patientenbrief informiert. Als sie
am Abend vor ihrem Bildschirm sitzt und die Zeilen aus
dem Krankenhaus liest, versteht sie die Medizin und die
Welt nicht mehr. Sie beschließt aufgebracht, gleich am
nächsten Morgen den Leiter der chirurgischen Abteilung
des Schwerpunktkrankenhauses anzurufen und den me-
dizinischen Unfug abzusagen.

Allerdings nimmt ihr die Patientin noch rechtzeitig
die Zügel aus der Hand. Sie stirbt, still und leise, irgend-
wann zwischen Mitternacht und 6 Uhr Früh.

Niemand kann ohne Obduktion mit Sicherheit sagen,
woran ein Mensch verstorben ist. Ob an einem Zuviel
oder einem Zuwenig an Medizin. Aber Menschen sterben. Mit und ohne Medizin. Und wenn sich die Medizin wieder dazu durchringen könnte, Alter und Sterben als natürliche Prozesse anzuerkennen, müssten
Schwerkranke nicht mehr mit einer Handvoll Tabletten im Mund oder im Anschluss an eine letzte Operation versterben. Wenn die Medizin wieder Boden unter
den Füßen finden könnte, würden hochbetagte Menschen nicht mehr gefährlichen und aufwändigen Untersuchungen ausgesetzt werden müssen, die ohnehin
keine therapeutische Konsequenz mehr haben. Denn
eine Dickdarmspiegelung bei einer 91-jährigen Patientin hat keinen Sinn, selbst wenn man dadurch heraus-
finden könnte, ob die Frau an einem Dickdarmkrebs
leidet oder nicht. Ebenso wenig könnte der Patientin
eine OP oder eine Chemotherapie zugemutet werden.
Es sei denn, die Medizin würde neben dem Recht auf
Zeugung von Leben auch das Recht auf seine Beendigung für sich beanspruchen.

Patienten verfügen

Ein Blick zurück in die letzten Jahrzehnte des vergangenen Jahrhunderts zeigt, dass die lebensbegleitende hausärztliche Versorgung der Bevölkerung damals einen übergeordneten Stellenwert in der Struktur des Gesundheitssystems hatte. Die Hausärzte waren 24 Stunden täglich an 7 Tagen der Woche erreichbar. Das galt auch für die Zeit der Sterbebegleitung.

Ein heißer Sommernachmittag 1988. Ein Hausarzt steht spätnachmittags am Krankenlager einer 93-jährigen Patientin. Die Frau reagiert nicht mehr. Weder auf Worte noch auf Berührung oder das Zufügen von Schmerz. Der Mund ist verzogen. Speichel rinnt aus dem linken Mundwinkel. Sie atmet tief und regelmäßig. Die Pupillen reagieren kaum noch auf Licht. Der Puls geht schnell und unregelmäßig.

Rund um die Ofenbank, auf der die Patientin liegt, stehen der Sohn, die Tochter, die Schwiegerkinder und etliche Enkelkinder. Nach einer gründlichen Untersuchung der Patientin wendet sich der Hausarzt an die Umstehenden und sagt: „Es hat den Anschein, dass die Oma einen schweren Schlaganfall erlitten hat. Aber ich kann Sie beruhigen, sie leidet nicht. Wenn Sie wollen, können wir sie noch ins Krankenhaus schicken, ich glaube aber nicht, dass man ihr dort noch helfen könnte."

Sofort unterbricht die Tochter den Arzt: „Herr Doktor, wir möchten die Oma ohnehin auf keinen Fall ins Spital schicken. Die Oma war ihr ganzes Leben in keinem Spital und hätte das nie gewollt. Bitte lassen Sie sie zu Hause. Wir kümmern uns ganz sicher um alles." Der Arzt ist sehr froh über diese Aussage. Auch das zustimmende Nicken der anderen Angehörigen beruhigt ihn. Er möchte die offensichtlich sterbende alte Frau auf keinen

Fall in ein Krankenhaus schicken. Alleine die Fahrt im glühend heißen Rettungswagen würde sie in ihrem derzeitigen Zustand sicherlich nicht überleben.

„Das finde ich sehr schön", sagt er, „ich denke auch, so wie ich Ihre Mama kennengelernt habe, dass sie ihr Leben zu Hause beschließen möchte. Also lassen wir sie in ihrer gewohnten Umgebung. Wenn Sie was brauchen, rufen Sie mich an. Aber ich fürchte, so wie es der Oma jetzt geht, dass sie ohnehin bald sterben wird." Dann fügt er noch hinzu: „Ich fahre jetzt wieder in die Ordination, rufen Sie mich einfach an, wenn sie gestorben ist."

Den ganzen Nachmittag über wartet der Arzt auf den Anruf mit der Todesnachricht. Aber es meldet sich niemand. Auch am Abend und die ganze Nacht über läutet kein Telefon.

Na gut, denkt sich der erfahrene Arzt, die alte Frau war immer schon ausdauernd, also wird sie vielleicht auch noch die Nacht überleben. Oder die Familie hat aus Rücksicht auf seine Nachtruhe den diensthabenden Kollegen aus dem Nachbarort zur Todesfeststellung gerufen.

Als er am nächsten Morgen – es hat über Nacht merklich abgekühlt – immer noch nichts von der Familie hört, greift er gegen seine sonstigen Gewohnheiten zum Telefonhörer und fragt nach einer vorsichtigen Begrüßung: „Wann ist denn die Mama gestorben?" Und er staunt nicht schlecht über die Antwort vom anderen Ende der Leitung: „Nein, Herr Doktor, danke für alles, aber die Mama sitzt gerade in der Küche und trinkt ihren Kaffee. Sie brauchen nicht zu kommen, es geht ihr eh gut. Danke noch einmal."

Offensichtlich war die alte Frau durch die tagelange Hitze derart ausgetrocknet, dass sie eine vorübergehende massive Durchblutungsstörung im Gehirn erlitten hatte. Sie erholt sich relativ rasch und lebt noch drei Monate, *bevor sie an einem neuerlichen Schlaganfall verstirbt. Sie hat ihr ganzes 93-jähriges Leben lang kein Krankenhaus von innen gesehen.*

Dass das Modell auch Nachteile hatte, soll gar nicht in Abrede gestellt werden. Besonders der Grad der Verantwortung des Hausarztes rund um das Sterben des Patienten kann mit der heutigen Situation nicht mehr verglichen werden. In einer seriös geführten öffentlichen Diskussion müssten diese Nachteile und Unschärfen aber konsequent den Folgen einer rechtlich-ethisch durchnormierten Medizin gegenübergestellt werden.

Auch die politisch gewollte Auflösung der Institution Hausarzt als „24-Stunden-Erstanlaufstelle" führt letztlich zur Notwendigkeit der Patientenverfügung. Denn der Patient schützt sich durch dieses rechtliche Instrument vor den ausufernden technischen Möglichkeiten einer oftmals entmenschlichten Medizin im Krankenhaus. Patienten werden auch zu ihrem Lebensende nicht mehr nach ihren Bedürfnissen, sondern nach den Kriterien einer Evidenz-basierten Medizinwissenschaft behandelt. Früher hätte der lebensbegleitende Hausarzt zusammen mit den Angehörigen des Patienten durchaus über die Erwartungen und Wünsche des Patienten an seinem Lebensende Bescheid gewusst. Darüber hinaus ist dem Hausarzt im Falle des nahenden Todes auch noch eine tragende Rolle bei der Festlegung noch sinnvoller Behandlungsmethoden zugekommen. Er verkörperte sozusagen auch den Palliativgedanken am Krankenbett zu Hause. Diese Rolle haben zunehmend eigene mobile Palliativteams, Palliativstationen und mehr oder weniger erfahrene Spitalsärzte übernommen. Natürlich hat es auch junge und unerfahrene Hausärzte gegeben, aber ein Spitalsarzt hat zu keinem Zeitpunkt Einblick in die häuslichen und familiären Strukturen rund um einen Patienten. Aufgrund der unzähligen Begegnungen zwischen Patient und Hausarzt im Laufe der gemeinsamen Beziehung und der damit verbundenen Vertrauensbildung erscheint es ausnahmsweise zulässig, der guten alten Zeit nachzutrauern. Zumindest im Zusammenhang mit dem Sterben.

Die Patientenverfügung ist eine schriftlich niedergelegte, rechtlich beglaubigte Willenserklärung darüber, welche Behandlungen ein zukünftiger Patient wünscht und welche er im Falle einer zum Tod führenden Erkrankung ablehnt. Juridisch wird dabei zwischen einer beachtlichen und einer verbindlichen Verfügung unterschieden. Während bei der beachtlichen Verfügung dem Arzt noch ein gewisser Interpretationsspielraum bezüglich der vom Patienten zugelassenen medizinischen Maßnahmen zukommt, müssen bei der verbindlichen Verfügung die abgelehnten Maßnahmen dezidiert aufgelistet sein.

Die Patientenverfügung ist ein indirektes Produkt moderner Hochleistungsmedizin, in der sich der Patient immer mehr einer technisch-apparativen Gesundheitsindustrie gegenübersieht. Die schriftliche Willenserklärung des Patienten ist unter anderem notwendig geworden, weil in der modernen Medizin Zeit und therapeutischer Raum für mündliche Kommunikation zwischen Arzt und Patient fehlen. Kategorien wie Einfühlungsvermögen, Empathie und ärztliche Verantwortlichkeit sind in einer durchreglementierten, normierten und juridisch evaluierten Welt nicht mehr zulässig.

Eine Patientenverfügung, mit der der Patient heute selbst einen Teil dieser ursprünglich ärztlichen Verantwortung übernimmt, ist nur dann sinnvoll, wenn sich die Kommunikation mit dem betreffenden Patienten nicht mehr herstellen lässt. Denn das einfache Gespräch zwischen Arzt, Patient und Angehörigen wäre immer noch der einfachste Weg, den Willen des Patienten herauszufinden und in die Behandlung einfließen zu lassen.

Eine Verfügung wird also nur für den Fall erstellt, dass der Patient die Fähigkeit verliert, den eigenen Willen kundzugeben. Allerdings bedeutet das auch, dass sich der Patient zu dem Zeitpunkt, zu dem die Verfügung wirksam wird, in einer gänzlich anderen Situation befindet als zu dem Zeitpunkt, in dem er die Verfügung aufgesetzt hat. Wenn ein 30-jähriger Mensch der Meinung ist, dass ein Leben im Rollstuhl nicht mehr lebenswert wäre, ist er dann auch mit 75 Jahren zwangsläufig immer noch dieser Meinung? Nein, nicht unbedingt, denn die eigene Situation wird ständig neu reflektiert und das individuelle Denken und Planen entsprechend angepasst. Und nichts verändert die Gedankenwelt eines Menschen derart wie eine schwere Erkrankung.

Diesem Aspekt hat der Gesetzgeber auch Rechnung getragen, indem eine Verfügung in regelmäßigen Abständen erneuert werden muss. Außerdem muss der verfügende Mensch (denn er muss zum Zeitpunkt der Erstellung noch lange kein Patient sein) das medizinische Szenario, bei dessen Eintreten er diese oder jene Behandlungsmethode ablehnt, sehr genau festlegen. Im juridischen Jargon heißt das: „hinreichend konkret bezeichnen". Aber wie soll sich ein Laie medizinisch und juridisch „hinreichend konkret" artikulieren?

Außerdem sieht der Gesetzgeber vor, dass eine Patientenverfügung ihre Wirksamkeit verliert, wenn sie nicht „frei", beziehungsweise „ernstlich" zustande gekommen ist oder ihr Inhalt strafrechtlich nicht zulässig ist. Und auch für den Fall, dass sich der Stand der medizinischen Möglichkeiten im Vergleich zum Inhalt der Willenserklärung des Patienten wesentlich geändert hat, sieht das Gesetz die Aufhebung der Verbindlichkeit vor.

Damit bleibt für rechtliche Spitzfindigkeiten und medizinische Interpretationen jede Menge Spielraum. Es mutet eigenartig an, dass sich Ärzte und Juristen über den Willen eines Menschen den Kopf zerbrechen müssen.

Ein schwer depressiver 82-jähriger Krebspatient mit multiplen Organmetastasen will seinem Leben ein Ende setzen. Weil er aber in Österreich lebt, ist dieser Schritt rechtlich nicht möglich. Für einen Selbstmord ist der Patient laut eigener Aussage zu feige. Er bittet seinen Arzt daher, eine Patientenverfügung aufzusetzen. Er möchte weder wiederbelebt noch durch Infusionen am Leben erhalten werden. Auch eine Magensonde lehnt der Patient kategorisch ab.

Außerdem beschließt er, alle 23 Medikamente (darunter vier verschiedene Antidepressiva), die er zu diesem Zeitpunkt täglich einnimmt, abzusetzen. Alles passiert wie gewünscht, ein Notar bestätigt die Gültigkeit der Verfügung.

Und dann geschieht Folgendes: In den Wochen nach dem Absetzen der Medikamente bessert sich der geistig-emotionale Zustand des Patienten. Trotz seiner schweren Beeinträchtigungen gewinnt er wider Erwarten noch einmal Freude am Leben. Er nimmt Kontakt zu seinen

Enkelkindern auf, zunächst einmal, um sich bewusst zu verabschieden, dann aber gewinnt der Prozess des Abschiednehmens eine ungeahnte Eigendynamik. Ein kurzer Ausflug ins Grüne mit einem Enkel, ein Museumsbesuch im Rollstuhl mit einem anderen. Besuch am Wochenende, jemand liest ihm aus einem Buch vor.

Aber leider schreitet die Krankheit fort. Der Appetit lässt weiter nach, das Trinken fällt ihm schwer. Die in der Patientenverfügung beschriebene Situation rückt näher.

Eines Tages so nahe, dass der Patient mit matter Stimme um eine Infusion bittet. Nach fünf Tagen Krankenhaus mit zwei Infusionen täglich geht es wieder etwas besser. Die Ärzte bieten die Möglichkeit einer Magensonde an. Und ohne nur im Geringsten an seine Patientenverfügung zu denken, bittet der 82-Jährige um eine solche Sonde. Denn, so formuliert er es, er möchte die Früchte seines Lebens genießen, solange er nur irgendwie kann.

Natürlich kann eine Patientenverfügung jederzeit widerrufen werden, und es ist erstaunlich, wie oft solche Verfügungen in der Realität nicht zur Anwendung kommen. Sie scheinen also auch ein Spiegelbild der Zeit zu sein. Einer Zeit, die wenig Raum für Erklären und Verstehen, für verbale und nonverbale Kommunikation bereitstellt. In der zwar alles und jedes dokumentiert und evaluiert, normiert und überprüft wird, die aber trotz der ungeheuren Kommunikationsmöglichkeiten in vielen Fällen zur seelischen Vereinsamung führt. Einer Zeit, in der es immer einen Schuldigen geben muss, in der die juridische Klage zur bevorzugten Kommunikationsart geworden ist. Die Patientenverfügung ist oft ein stummer Angstschrei, ein Verzweiflungsakt, eine Absicherung für den Fall, dass das soziale Netzwerk versagt. Dass medizinische Standardmaßnahmen, wie sie zum Lebensende praktiziert werden, von einem großen Teil der Patienten mit panischer Angst wahrgenommen werden, sollte den Ärzten zu denken geben.

Früher haben Hausärzte durch ihre ständige Präsenz im Ort nicht nur Leben und Umfeld der Patienten, sondern auch deren Denkweisen und Wünsche gekannt. Der aussterbende Beruf des Hausarztes (im Englischen „family doctor") bedeutete auch Kommunikation, Aussprache, Begleitung, Für- und Obsorge für den Patienten, auch im Falle des nahenden Todes.

Ähnliches gilt für die Großfamilie, die zwar oft genug problematisch war, aber auch ein tragfähiges soziales Netz zur Verfügung gestellt hat. Alternde Singles, die in modernen Spitalsambulanzen medizinisch bestens versorgt werden, haben dagegen naturgemäß weniger Zuhörer, weniger Begleiter, weniger Fürsprecher. Facebookfreunde verschwinden in Krisenzeiten schnell im elektronischen Nirwana.

Überall ist wenig Zeit. Obwohl für alle gleich viel Zeit wäre. So ist auch wenig Zeit, sich mit dem Tod auseinanderzusetzen. Den Tod kennenzulernen. Eine Magensonde zu setzen bedeutet für den medizinischen Betrieb wesentlich weniger Zeitaufwand als ein Gespräch mit dem Patienten und seinen Angehörigen über therapeutische Alternativen. Und auch das einfache Zulassen eines natürlichen Todes kann eine durchaus sinnvolle therapeutische Alternative sein.

Aus der Sicht des Zeitgeistes soll der Tod so lange wie möglich hinausgezögert werden. Und wenn er dann unausweichlich ist, dann soll er zumindest schnell, schmerzfrei, unauffällig und ohne großes Aufsehen stattfinden. Und das muss eben verfügt werden.

Aus dieser Perspektive betrachtet ist die Patientenverfügung auf jeden Fall ein Gewinn, aber sie birgt auch die Gefahr einer weiteren Entzweiung der Institution Medizin von ihren Patienten. Denn es wäre ja auch eine Frage der ärztlichen Ethik, ob 90-jährige Karzinompatienten reanimiert werden sollen oder nicht. Aber für moderne Mediziner ist es einfacher, die Entscheidung dem Patienten zuzuschieben. Nach dem Motto: Wir könnten ihn medizinisch ja am Leben erhalten, aber wenn der Patient nicht will, ist er eben selbst schuld an seinem Tod. Keine Anzeige, keine Anklage, kein Richter, der sich über unterlassene Hilfeleistung den Kopf zerbrechen müsste.

Wenn ringsum lautstark nach einem „Sterben in Würde" gerufen wird, wäre es allerdings zweckdienlich, anstelle von Angstverbreitung das Gespräch wieder zur bevorzugten Kommunikationsform zwischen Arzt und Patient zu machen. Denn das derzeit gepflegte gegenseitige Absichern in schriftlicher Form zerstört weit mehr Vertrauen, positive Übertragung und Gegenübertragung, als all die unterfertigten Einverständniserklärungen und OP-Aufklärungsbögen dem Heilungserfolg dienlich sein können. Es ist eine würdelose Medizin, in der sich Ärzte in schriftlicher Form vor dem Patienten und seinen Anwälten und Patienten mittels Verfügungen vor den Möglichkeiten einer aus dem Ruder gelaufenen Heilkunst schützen müssen.

Verfügte Patienten

In einer Gesellschaft, in der der Gesetzgeber immer intensiver bis in tief persönliche Bereiche eingreift, wird auch die Persönlichkeit normiert und an Standards angepasst. Wer diesen zunehmend enger werdenden Standards von Normalität nicht entspricht, muss als alter Mensch damit rechnen, besachwaltet zu werden.

(Kinder werden in solchen Situationen dem Psychologen vorgestellt.)

Die Besachwaltung ist eine Art Gegenstück zur Patientenverfügung – nämlich eine Verfügung der Gesellschaft über den Patienten. Wenn ein Mensch nicht mehr ins Selbstbildnis der Gesellschaft passt, weil er etwas eigentümlich oder vergesslich wird, erlaubt sich der Staat den Kunstgriff der Zwangsentrechtung. Der Elterngeneration werden wieder Eltern zur Seite gestellt.

So haben manche Rechtsanwälte bis zu 50 besachwaltete Klienten, die sie zum Teil gar nicht mehr persönlich kennen. Geschweige denn einmal im Monat besuchen, wie es vom Gesetz gefordert wird. Eine Gesellschaft, die lautstark das Recht der Selbstbestimmung für die Bevölkerung fremder Staaten fordert, hat kein Problem, einem nicht unbeträchtlichen Anteil der eigenen Bevölkerung dieses Selbstbestimmungsrecht abzusprechen.

„Frau Doktor, wir müssen die Mutter entmündigen lassen, weil das geht so nicht weiter mit ihr."

Die Ärztin zieht die Stirn in Falten. „Frau F., jetzt komme ich schon seit fast einem Jahr jede Woche bei der Mutter vorbei, aber ich wüsste nicht, warum Sie sie besachwalten lassen wollen. Mir kommt die Mama für ihre 88 Jahre ganz normal vor."

„Ja, das glaub ich schon, das spielt sie ganz gut, bei Ihnen, dass sie ganz normal ist. Aber uns versteckt sie zum Beispiel das Geld und macht noch ganz andere komische Sachen."

Die Hausärztin versucht die Tochter der betagten Patientin zu beruhigen. „Na, dass alte Leute ihr Geld verstecken, ist nichts Besonderes, deshalb müssen wir sie nicht unter Kuratel stellen lassen."

Die Tochter reagiert verständnislos. „Das letzte Mal hat sie dem Postler 100 € gegeben, und wie ich sie gefragt habe, warum sie so was macht, hat sie nur gesagt, weil der immer so freundlich ist. Wissen Sie, da komm ich mir manchmal schon blöd vor, wenn ich jeden Tag zweimal herfahre und nichts von der Mama bekomme, und dem Postler gibt sie gleich einen ganzen Hunderter."

Noch einmal getraut sich die Ärztin, Öl ins Feuer zu gießen. „Aber Frau F., eigentlich ist es das Geld Ihrer Mutter, und Sie sollte doch damit machen können, was sie will, oder?" Dann macht sie eine Pause. „Stellen Sie sich einmal vor", fährt sie dann fort, „der Staat würde Sie entmündigen lassen, weil Sie sich ein zu teures Auto kaufen und die Kreditraten dafür eigentlich unvernünftig hoch sind."

Jetzt reicht es der Tochter. Fast triumphal erwidert sie lautstark: „Und was sagen Sie, wenn ich Ihnen sage, dass sie sagt, der Mann im Fernsehen, der das Wetter ansagt, der schaut sie immer so lieb an und manchmal zwinkert er ihr sogar zu? Das ist doch wirklich nicht mehr normal, oder?"

Nur mühevoll gelingt es der Ärztin, die Frau davon zu überzeugen, dass die Mutter weder abnormal noch in irgendeiner Weise gefährdet oder gefährlich sei. „Wissen Sie", sagt sie zu Frau F., „wir bekommen alle unsere Eigenheiten, wenn wir alt werden. Aber solange keine Gefahr von unseren betagten Mitbürgern ausgeht und sie sich selbst auch nicht in Gefahr bringen, müssen wir damit leben lernen, dass alte Menschen halt manchmal anders funktionieren, als wir uns das wünschen würden." Und als sie bemerkt, dass Frau F. nachdenklich wird, fügt sie noch hinzu: „Wenn Sie sich erinnern, unsere Kinder sind ja auch nicht immer genau so, wie wir uns das vorgestellt hätten, oder?"

Durch die laufende Reduktion gewohnter familiärer Strukturen werden einerseits Kinder nicht mehr von den eigenen Eltern erzogen, aber umgekehrt werden auch alte Menschen in zunehmendem Ausmaß von staatlichen Institutionen verwaltet. Dem verpflichtenden flächendeckenden Kindergarten steht der staatlich verwaltete Altengarten gegenüber.

In Österreich gibt es heute 59.000 besachwaltete Menschen. Diese Zahl entspricht in etwa der Zahl der jährlich zur Welt gebrachten Babys. Unmündigkeit also nicht nur zu Beginn des Lebens, sondern auch am Ende. Und wieder gibt es eine Parallele. Immer früher werden unsere Kinder in Krippen und Horte gesteckt, damit sich die Eltern selbst verwirklichen können. Und am Ende des Lebens werden spiegelbildlich alte und gebrechliche Mitglieder der Gesellschaft einer staatlichen Versorgung zugeführt.

Sterben verboten, sonst wackelt der Job

„Herr Doktor, stellen Sie sich vor, gerade ist uns die Frau S. gestorben." Die Stimme der Anruferin klingt aufgeregt.

Was soll da so schlimm sein, denkt sich der so angesprochene Arzt, die Dame war immerhin 78 Jahre alt und schwer krank. Alle haben schon lange mit ihrem Ableben gerechnet. Vor allem in Anbetracht der Tatsache, dass Frau S. mit 145 Kilogramm kaum noch pflegbar war. Schon lange konnte sie das Bett nicht mehr verlassen, die abgenützten, schmerzhaften Knie konnten sie seit Jahren nicht mehr tragen. Eine OP war wegen des Übergewichts nicht möglich. Infizierte Ekzeme im Genitalbereich, zwischen den Bauchfalten und unter den Achseln waren trotz aller Salben und Lösungen nicht wegzukrie-

gen und verursachten einen schrecklichen Gestank im Krankenzimmer. Jede Visite bei der undisziplinierten alten Frau war eine Qual, denn die Forderungen der Patientin selbst und der betreuenden Pflegehelfer übertrafen die medizinischen Möglichkeiten stets bei Weitem. Daher kann der Arzt den entsetzten Unterton der Anruferin zunächst überhaupt nicht verstehen.

„Wollen Sie, dass ich die Totenbeschau mache?", fragt er und verhält sich so, als ob er den befremdlichen Unterton nicht wahrgenommen hätte.

„Ja, bitte", kommt die Antwort der Pflegehelferin, und ohne gefragt worden zu sein fährt sie fort: „Mein Gott, Herr Doktor, jetzt bin ich völlig durcheinander, weil die Frau S. einfach so in meinem Dienst stirbt."

Der Arzt will sich am Telefon nicht auf ein Gespräch über die bevorzugten Zeiten des Todes einlassen und sagt: „Schwester W., ich komme in der nächsten halben Stunde, dann können wir ja reden, in Ordnung?" Und so endet das eigenartige Telefonat.

Nach der Beschau der Leiche nimmt sich der Arzt etwas Zeit und fragt die Schwester: „Frau W., darf ich Sie fragen, warum sie so sprachlos sind? Ganz ehrlich, der Gestank und die Jammerei sind uns allen ja schon lange auf die Nerven gegangen, oder?"

Und dann staunt der Arzt nicht schlecht, als er die Antwort der Pflegehelferin hört. „Ja, Herr Doktor, dass die Frau S. gestorben ist, das ist schon O.K., obwohl sie gestern noch ganz normal war. Und auch der Frühdienst hat überhaupt nichts Außergewöhnliches festgestellt. Wir haben sie noch frisch gewickelt und verbunden." Dann macht die Pflegehelferin eine nachdenkliche Pause. Mit versteinertem Blick starrt sie dabei auf das Gesicht der Toten. Der Unterkiefer ist mit einem roten Tuch liebevoll nach oben gebunden, damit der Mund geschlossen

bleibt. Das Tuch ist mit einer Masche über dem Vorder-
haupt zusammengebunden, wie bei einer Puppe.

Dann fährt sie fort, ohne den Blick vom Leichnam
abzuwenden: „Wissen Sie, ich trau mich gar nicht, das
der Chefin zu sagen, weil uns sterben zur Zeit der Reihe
nach die Kunden weg. Die Frau S. ist schon die Dritte
diese Woche. Die Chefin weiß gar nicht mehr, wie sie uns
einteilen soll. Wir müssen schon jetzt unsere Überstun-
den abbauen, und wenn es so weitergeht, dann werden
wir sicher nicht mehr genug Arbeit für uns alle haben."

An diesen Aspekt des Sterbens hat der Arzt bis dahin
noch gar nicht gedacht. Und weil er die engagierte Pfle-
gehelferin trösten möchte, sagt er: „Aber Frau W., wir
haben doch genug alte und schwerkranke Menschen im
Sprengel. Die Kollegen und ich schauen ja eh, dass die
Menschen zu Hause sterben können, da muss doch ge-
nug Arbeit für Sie sein, oder?"

Und wie aus der Pistole geschossen kommt die er-
nüchternde Antwort der Hilfskrankenschwester: „Ja, alte
Menschen und schwerkranke Patienten gibt es genug, da
haben Sie schon recht, aber wir kriegen sie nicht mehr
zur Pflege. Denn sobald die eine Slowakin haben, sind
wir aus der Behandlung draußen. Die sehen wir bis zu
ihrem Tod nie wieder."

Das Nicht-sterben-Dürfen und Weiterleben-Müssen
von schwerkranken und pflegebedürftigen Patienten ist
nicht zuletzt ein ökonomischer Faktor, der das Einkommen vieler Menschen sichert. Insbesondere ausländische 24-Stunden-Pflegekräfte entwickeln sich immer
mehr zu wahren Meistern in der Kunst, ihre neu ge-
wonnenen Arbeitsplätze im Westen so lange wie möglich vor dem Tod zu retten und die anvertrauten Patienten am Leben zu erhalten. Denn jeder Monat, jeder

weitere erlebte Tag eines Patienten bedeutet ein weiteres Einkommen für die Pflegekraft.

Immer häufiger werden Pflegeaufgaben hierzulande von osteuropäischen Arbeitskräften übernommen. Grund dafür ist der Pflegemangel im eigenen Land. So fehlten 2012 alleine in Österreich rund 7.000 ausgebildete Pflegekräfte, bei insgesamt ca. 75.000 Arbeitsplätzen im Pflegeberuf. Auch wenn sich die Situation mittlerweile einigermaßen entspannt hat, steht ab dem Jahr 2020 eine neue demografische Spitze von zu pflegenden betagten und hochbetagten Menschen ins Haus. Bis 2030 werden 640.000 Menschen älter als 80 Jahre und damit in vielen Fällen pflegebedürftig sein.

Abgesehen davon, dass der Pflegeberuf unter einem schlechten Sozialprestige leidet, wäre für die meisten pflegebedürftigen Patienten, die ihren Lebensabend zu Hause verbringen wollen, eine inländische 24-Stunden-Pflegekraft finanziell nicht leistbar. Für slowakische und rumänische Verhältnisse liegt das Gehalt einer Pflegerin in Österreich oder Deutschland aber weit über dem Durchschnitt dessen, was zu Hause verdient werden kann (ist aber immer noch deutlich niedriger als das Gehalt eines arbeitslosen Österreichers), und auch auf das Sozialprestige in der Heimat wirkt sich ein Arbeitsplatz im Westen positiv aus.

Dazu kommt, dass kaum ein anderer Berufszweig ähnlich prosperiert wie der Pflegebereich. Die bürokratischen Hürden sind relativ gering und oft gilt es, einfach einmal den Fuß in der Tür zu haben.

Für Pflegerinnen, die einmal im System etabliert sind, kommt der Auswahl des optimalen Patienten eine immer größere Bedeutung zu. Beliebte Klienten sind alleinstehende alte Männer mit Auto. Damit ist Mobilität sichergestellt, und Männer sind mit weiblichem Charme leichter um den Finger zu wickeln als Frauen. Je selbstständiger und rüstiger der Patient ist, umso begehrter ist der Arbeitsplatz. Denn mit einem alten Mann einkaufen zu fahren und dabei vielleicht auch ein wenig an sich selbst denken zu dürfen ist noch allemal besser, als dreimal täglich eine Windel zu wechseln und Druckgeschwüre frisch zu verbinden. Dazu gilt es auch, immer Ausschau nach noch jüngeren und noch mehr versprechenden „Pflegepartien" zu halten, für den Fall, dass der bisherige Pflegefall zu arbeitsintensiv werden sollte. Vor allem aber gilt es, den Kunden und damit den Arbeitsplatz so lange wie möglich zu erhalten.

Immer wieder werden daher Hausärzte, oftmals in gebrochenem Deutsch, aufgefordert, Sterbenden Injektionen und Infusionen, ja sogar Bluttransfusionen zu verabreichen. Ohne entsprechendes Wissen um Sinn oder Unsinn solcher Forderungen werden diese Begehrlichkeiten oft beharrlich und in aggressivem Ton vorgetragen. Der Arzt soll eingeschüchtert und an seine Verpflichtung erinnert werden, Leben um jeden Preis zu erhalten. Alles mit dem einzigen Ziel, das Leben der Kunden zu verlängern.

Sätze wie „Wissen Sie, machen wir das zu Hause schon öfter so und alte Mensch erholen sich wieder gut" haben schon manchen Hausarzt in Bedrängnis gebracht. Denn auch die Angehörigen werden nur allzu leicht von den Versprechen der selbsternannten Fachleute angesteckt. Diese werden von den Agenturen oft als Beinahe-Ärzte oder Krankenschwestern vorgestellt und angepriesen, ohne dass sich diese Angaben überprüfen oder verifizieren lassen würden. Im Gegenteil, oft stellt sich heraus, dass eine „erfahrene Krankenpflegerin" soeben ihren ersten Pflegeeinsatz angetreten hat. Vermittelt werden diese Fachleute, denen häufig jeder Bezug zu Pflege oder Medizin fehlt, von mehr oder weniger seriösen Vermittlern, die einen Teil des Gehalts als Provision kassieren. Es ist also nicht verwunderlich, dass bettlägrige, ruhiggestellte und relativ unkomplizierte Pflegefälle unbegrenzt lange leben und Profit abwerfen sollen.

Und wenn diese Scheinfachleute auch die – ohnehin oft mit schlechtem Gewissen belasteten – Angehörigen genügend lange aufgeklärt und bearbeitet haben, steht der Arzt einer Phalanx von klar vorgefassten Meinungen gegenüber. Einzig der Gegenschlag mit der Drohung, den sterbenden Kunden doch noch ins Krankenhaus zu schicken, kann die forschen Sterbebegleiter in ihre Grenzen weisen. Denn eine Einweisung des Patienten in ein Krankenhaus bedeutet auch den Verlust des Jobs.

Gut deutsch sprechende slowakische oder rumänische Frauen aller Altersgruppen versuchen so ihr Glück im alternden Westen. Dabei treten die Pflegerinnen immer paarweise auf. Sie wechseln sich im Wochen- oder 14-Tages-Rhythmus in der Pflege ab. Und ziehen von Dorf zu Dorf, bis sie einen passenden Platz gefunden haben.

Diese Entwicklung ist weder gut noch schlecht. Sie ist einfach menschlich und beiden Seiten zweckdienlich. Und sollte auch so betrachtet werden, auch wenn manchmal unvorhergesehene Pannen passieren:

Nach über 60 Ehejahren und kurz vor dem 95. Geburtstag stürzt Herr M. und bricht sich den Oberschenkelknochen. Er wird mit der Rettung ins nächste Krankenhaus gebracht und überlebt die notwendig gewordene

Operation. Er erholt sich erstaunlich gut. Allerdings ist er nicht mehr mobilisierbar.

Nach zehn Tagen soll Herr M. nach Hause entlassen werden. Oder vielmehr nach Hause geschickt werden. Denn die 92-jährige Gattin ist mit der Situation heillos überfordert. Ihre Telefonanrufe im Spital, den Gatten bitte doch noch ein bisschen zu behalten, bringen lediglich einen Aufschub von zwei Tagen.

Der einzige Sohn ist selbst schon 70 Jahre alt und krank. Er kontaktiert daher ein Vermittlungsbüro für ausländische Pflegekräfte. So glaubt er, den Eltern am besten helfen zu können. Zwei Tage später reist die versprochene 50-jährige slowakische Pflegekraft an. Sie bezieht ihr Zimmer, die ehemalige Abstellkammer, und beginnt trotz der beengten Verhältnisse sofort, sich liebevoll um den vom Spital heimgekehrten alten Mann zu kümmern. Zum einen möchte sie sich von ihrer besten Seite zeigen, zum anderen ist es ihr Anliegen, Frau M. vollkommen zu entlasten.

Am eilig organisierten und vom Rettungsdienst aufgestellten Pflegebett besprechen die beiden ungleichen Frauen, wie sie sich die häusliche Arbeit in den nächsten Tagen aufteilen wollen. Ein feinfühliger Beobachter der Szene hätte bemerkt, dass Frau M. dabei die bewundernden Blicke ihres bettlägrigen Mannes für die Pflegerin mit Argwohn beobachtet.

Voller guter Vorsätze beginnt so eine Tragödie.

Frau M. fühlt sich schon in den nächsten Stunden zur Seite gedrängt, links liegengelassen und all ihrer gewohnten Aufgaben beraubt. Innerhalb kurzer Zeit schlägt ihre schlechte Stimmung in Feindseligkeit um. Und als sie dann auch noch mit ansehen muss, wie die attraktive blonde Frau den Gatten am ganzen Körper wäscht und abtrocknet, setzt ihr in die Jahre gekommener Verstand *vollkommen aus. Mit einem Besenstiel geht sie plötzlich und unvermittelt mit voller Kraft von hinten auf die Slowakin los und verletzt sie nicht unerheblich.*

Während die verängstigte Frau vor Schmerz schreiend aus dem Haus stürzt und um Hilfe ruft, traktiert die Gattin voller Wut den im Bett liegenden Ehemann. „Du wirst mir nichts mit der slowakischen Hure anfangen!", brüllt sie in einem fort und schlägt auch ihn blutig.

Als schließlich die von Nachbarn gerufene Polizei eintrifft, sitzt sie völlig erschöpft und weinend auf dem Sofa. Auf dem Tisch vor ihr steht eine halbvolle Flasche Schnaps. Sie ist nicht ansprechbar und lallt nur: „Dass ich in meinem Leben noch so eine Sauerei erleben muss ..." *Im Bett liegt der blutüberströmte Herr M. und wimmert „Hilfe ... Hilfe ... bitte ..."*

Fluchtartig packt die slowakische Pflegerin wieder ihren Koffer und verlässt den Haushalt. Sie reist noch am selben Abend mit dem Zug zurück in den Osten. Das alternde Ehepaar wird zunächst ins Krankenhaus und von dort schließlich in ein Pflegeheim gebracht.

Amtlich gestorben

Nachdem der letzte Atemzug getan und der Tod eingetreten ist, beginnt der amtliche Tod. Frühestens zwei Stunden nach dem Tod und jedenfalls bei Tageslicht, so sieht es das Gesetz vor, findet die Totenbeschau durch einen amtlich bestellten Arzt statt.

In dem Schriftsatz „Methodik der österreichischen Todesursachenstatistik – Allgemeine Informationen und Richtlinien zum Ausfüllen des Formblattes" heißt es unter anderem: „Um Sterbeziffern unterschiedlicher Bevölkerungsgruppen, Regionen oder Zeiträume vergleichbar zu machen, wird der Einfluss des unterschiedlichen Altersaufbaus der Bevölkerung durch Gewichtungen kontrolliert. Die so standardisierte Sterblichkeit ist in den letzten zehn Jahren sogar um 21,4 % zurückgegangen."

In einem Punkt irrt dieser amtliche Schriftsatz allerdings: Die Sterblichkeit des Menschen kann unter keinen Umständen um 21,4 % zurückgehen. Denn die Sterblichkeit des Menschen bleibt, bis auf weiteres, 100 %-ig sicher. Wenn man korrekt bleiben wollte, kann sich höchstens eine Sterblichkeitsrate verändern.

Wer in Österreich stirbt, muss dies nach den Prinzipien des Formblattes „Anzeige des Todes" der Statistik Austria tun. Dabei soll der bescheinigende Arzt wenn möglich eine Kausalkette von Krankheiten in die durchnummerierten Zeilen des Formulars eintragen. Die so zusammengetragenen Daten werden dann zur Grundlage weiterer Forschungen. Der statistische „Idealfall" wäre z.B. ein Raucher, der nach 40 Jahren Nikotinmissbrauch an Lungenkrebs erkrankt, nach einem Jahr Lungenkrebs Gehirnmetastasen bekommt und nach weiteren sechs Monaten eine tödliche Gehirnblutung erleidet. Leider verhalten sich Krankheitsverläufe und Sterbeprozesse aber nicht nach den von Statistikern geforderten Idealfällen. Wer regelmäßig Krebspatienten beim Sterben begleitet hat, weiß, dass sie in den seltensten Fällen an einer akuten Komplikation wie z.B. einer Blutung versterben. In der Regel werden Karzinompatienten schwächer und schwächer, verlieren Appetit und Durst, fallen irgendwann in einen komaähnlichen Zustand und sterben, ohne dass für den Arzt eine exakte Sterbeursache feststellbar wäre. Sie sterben einfach, weil ein Zusammenbruch der Regelprozesse stattfindet, die das Leben ermöglichen. Anders ausgedrückt: Krebspatienten sterben zum Teil an

Lungenentzündung, zum Teil an Nierenversagen oder an Gehirnschwellungen etc.

In der Anleitung zum Ausfüllen des Formblattes „Anzeige des Todes" heißt es: „Im Idealfall wird pro Zeile in Abschnitt 1 höchstens eine Krankheit angegeben. Soweit zwei voneinander unabhängige Krankheiten gleichrangig an der zum Tode führenden Kausalkette beteiligt waren, können sie in derselben Zeile eingetragen werden." Und weiter: „Tragen Sie nun jeweils den Zeitraum ein. Ausgangspunkt ist hier der (geschätzte) Krankheitsbeginn und nicht der Zeitpunkt der Feststellung."

Sterben ist generell ein multifaktorieller Prozess, so wie ja auch das zum Sterben führende Leben nur durch das Zusammenspiel unzähliger physiologischer Regelketten möglich ist. Kein Arzt kann eine seriöse Auskunft geben, wann z.B. eine Krebserkrankung entstanden ist. Und kein Arzt kann ohne Obduktion eine sichere Auskunft über die Erkrankungsketten geben, die zum Tod geführt haben.

Obduktionen werden allerdings aus Kostengründen kaum noch durchgeführt. Damit verliert die Medizin aber einen essentiellen Bestandteil ihrer Selbstkontrolle. Denn die Obduktion eines verstorbenen Menschen dient auch zur Kontrolle der zu Lebzeiten des Patienten gestellten Diagnosen.

„Warum", fragt ein Arzt seinen besorgten Patienten, „warum lassen Sie sich alle 14 Tage einen neuen Blutbefund anfertigen? Wir haben doch vor zwei Wochen eine ganze Vorsorgeuntersuchung durchgeführt."

Der so angesprochene ältere Herr reagiert überrascht. „Sind Sie mir etwa böse, Herr Doktor? Es geht doch um meine Gesundheit, oder?"

Der Arzt versucht ruhig zu bleiben und antwortet:
„Herr Z., das ist schon der achte Untersuchungsbefund,
den Sie mir heuer zeigen. Dass Sie andere Kollegen befra-
gen, stört mich nicht. Aber ich frage mich schon, was Sie
sich von all den Untersuchungen erwarten?" Er macht
eine Pause und sucht den Augenkontakt zu Herrn Z. „Ha-
ben Sie etwa Angst, dass in all den bisherigen Untersu-
chungen eine Krankheit übersehen worden ist, oder füh-
len Sie sich nicht wohl? Wenn aber beides nicht der Fall
ist, so muss ich Ihnen in aller Deutlichkeit sagen, dass
Sie mit allen Untersuchungen dieser Welt Ihren eigenen
Tod innerhalb der nächsten 25 Jahre nicht werden verhin-
dern können. So schaut es auf jeden Fall statistisch aus."

Der Arzt hofft, mit seiner provokanten Aussage nicht
zu weit gegangen zu sein, und wartet gespannt auf die
Reaktion seines Gesprächspartners. Aber der sagt ruhig
und gefasst, und blickt dabei sehr selbstsicher in die Au-
gen seines Arztes: „Wissen Sie, Herr Doktor, ich bin mir
meines Alters sehr wohl bewusst, und ganz offen gesagt,
ich fürchte weder Tod noch Teufel. Und mir ist auch be-
wusst, dass ich eines Tages werde sterben müssen. Aber
wenn ich eines Tages sterben muss, so möchte ich ge-
sund sterben. Ich möchte eines Tages gesund einschla-
fen, und einfach nicht mehr aufwachen." Und fügt nach
einer kleinen Pause mit einem Augenzwinkern hinzu:
„So schön stelle ich mir das Sterben vor."

In einem Rundschreiben stellt die Statistik Austria klar,
dass Altersschwäche keine Todesursache sein könne.
Vielmehr müssen für jeden Verstorbenen eine Grund-
krankheit, die Folgeerkrankungen und eben jene Or-
ganerkrankung angegeben werden, die letztendlich
zum Tod geführt hat. Derzeit ist es also nicht möglich,
das Leben als gesunder alter Mensch zu beenden. Wer

ordnungsgemäß aus dem Leben verabschiedet werden will, und das Gesetz lässt da keine Ausnahmen zu, muss eine zum Tode führende Krankheit aufweisen können. Sonst gibt es keinen gültigen Totenschein. Und ohne Totenschein keine Beerdigung.

Was also, wenn Menschen sich bis zu ihrem Tod dem medizinischen System verweigern? Was, wenn der erste Arztkontakt erst nach dem letzten Atemzug stattfindet, wie es, vor allem im ländlichen Bereich, immer noch vorkommt?

Die Antwort ist einfach: Der totenbeschauende Arzt stellt eine Vermutungsdiagnose, die wohl in den meisten Fällen Herzschwäche oder Herzversagen lautet und unreflektiert in die amtliche Statistik aufgenommen wird. Es verwundert daher nicht weiter, dass in der Altersgruppe der über 65- bis 70-Jährigen die Herz-Kreislauf-Erkrankungen die Todesursachenstatistik anführen und sich bis zur Altersgruppe der über 90-Jährigen noch weiter steigern. Zwischen dem 40. und dem 65. Lebensjahr überwiegen Krebserkrankungen und ihre Folgen als Todesursache Nummer eins. Im Alter zwischen dem 20. und dem 25. Lebensjahr sterben sieben von zehn Verstorbenen an Verletzungen als Unfallfolge oder Vergiftungen, während diese Todesursachen bei den 90-Jährigen nur noch eine untergeordnete Rolle spielen.

Wer entscheidet über Leben und Tod?

Dass die Ausgaben im Gesundheitssystem nicht beliebig weiter gesteigert werden können, liegt auf der Hand und wird von allen Verantwortlichen gebetsmühlenartig wiederholt. Schon heute fließt ein Großteil der Ressourcen des Gesundheitssystems in die Betreuung alter Menschen, während die Kosten weitgehend von den arbeitenden jüngeren Generationen getragen werden. Es bedarf keines mathematischen Genies, um auszurechnen, wann der Zeitpunkt erreicht sein wird, zu dem ein junger Mensch unter 30 Jahren drei alte Menschen über 75 Jahren am Leben erhalten muss. Spätestens dann werden sich Solidarität, Ethik und Humanismus in einem neuen Gewand zeigen.

Doch schon heute hat insgeheim die konfliktbeladene Auseinandersetzung um die Ressourcen der Gesundheitssysteme der westlichen Welt begonnen.

Ärzte und Pflegepersonal aus Finnland und Schweden zum Beispiel betonen in einer Studie, dass sie bei ihrer Arbeit nicht in die Diskussion um eine faire Verteilung der finanziellen Möglichkeiten der jeweiligen Gesundheitssysteme eingebunden werden möchten. Sie sehen ihre Aufgabe lediglich in der bestmöglichen Behandlung der ihnen anvertrauten Patienten. Die Politiker der beiden Länder wünschen sich jedoch eine Beteiligung der Ärzte, etwa in Form von Rationalisierungsentscheidungen am Krankenbett. Auch in Deutschland und Österreich wünschen sich Ärzte und Krankenhauspersonal eine Lösung der Ressourcenverteilung im politischen Bereich. Es scheint also eine Situation wie im „Zauberlehrling" eingetreten zu sein. Wir werden „die Geister, die wir riefen, nicht mehr los".

Diese Geister heißen: Spitzenmedizin vom ersten bis zum allerletzten Atemzug, intensiv-medizinische Betreuung selbst noch greiser Patienten, und das unreflektierte Versprechen, dass Gesundheit das oberste Ziel jeder volkswirtschaftlichen Überlegung zu sein hat.

Die Gesundheitsökonomen haben in der laufenden Diskussion den Begriff der „Priorisierung" geprägt. Dabei kann nach verschiedenen Gesichtspunkten priorisiert werden: nach medizinischen Indikationen, nach Patientengruppen oder nach der Festlegung von Gesundheits- und Behandlungszielen.

Hinter all diesen euphemistisch klingenden Formulierungen verbirgt sich die eine unangenehme Wahrheit, die niemand auszusprechen wagt: Die Gesellschaft kann sich den medizinischen Aufwand, der um das Ende des Lebens betrieben wird, nicht länger leisten. Die medizinische Hyperaktivität unserer Tage leistet einen direkten Beitrag zu den Schuldenbergen, die die westlichen Staaten angehäuft haben.

Wer wird also in Zukunft entscheiden, welche Krankheit bis zu welchem Alter behandelt wird? Wer wird die Behandlungsstandards festlegen – die Ärzte, die Wissenschaft oder die Politik?

Wer wird festlegen, wie weit und wie lange menschliches Leben lebens- und erhaltenswert ist? Wer wird den Gott in Weiß ersetzen?

Naturgemäß unterscheiden sich die Antworten auf diese Fragen, je nachdem, wem man sie stellt. Wer selbst von einer schweren Krankheit betroffen ist, wird sie anders beantworten als gesunde Menschen, Alte anders als Junge, und Steuerzahler sehen das soziale Solidaritätsprinzip differenziert, wenn sich der Verdacht breitmacht, dass sie selbst einmal nicht mehr in den Genuss desselbigen kommen werden.

Der Allgemeinzustand einer 67-jährigen Patientin, die bereits zwei Mal eine Spenderniere implantiert bekommen hat, verschlechtert sich relativ schnell. Schon nach wenigen Untersuchungen kann eine Abstoßungsreaktion der Niere als Ursache ermittelt werden. An der Universitätsklinik macht man ihr keine großen Hoffnungen auf eine erneute Spenderniere.

Nachdem das Kreatinin unaufhaltsam steigt, muss schon nach kurzer Zeit mit der Dialyse begonnen werden. Zuerst zweimal wöchentlich, dann dreimal. Durch die schlechte Nierenfunktion während der letzten 30 Jahre ist die Patientin überdurchschnittlich gealtert. Der hohe Blutdruck sowie eine chronische Überlastung des Herzens lassen keine gute Prognose erwarten. Laufende Probleme mit einem schlechten Blutbild und massiven Wassereinlagerungen im Bindegewebe machen die Situation im medizinischen Sinne fast ausweglos.

Da nimmt sich die betreuende Hausärztin ein Herz und damit auch Zeit, mit der verzagten Frau zu sprechen. Vorsichtig bemüht sie sich, in diesem Gespräch den Unterschied zwischen Lebensqualität und Lebensdauer darzustellen. Eine Zeit lang hört die Patientin zu. Dann wirft sie ein: „Heißt das, dass ich bald sterben muss?"

Die Ärztin antwortet ausweichend: „Ich glaube, dass es von jetzt an viel wichtiger ist, dass Sie keine Schmerzen haben und jeden Tag ein paar Stunden, in denen Sie noch Freude am Leben haben, oder?"

Die Patientin schweigt zu dieser Frage.

Vorsichtig wagt sich die Ärztin vor: „Sagen Sie einmal, haben Sie Angst vor dem Lebensende?"

Da sagt die Frau entrüstet: „Was reden Sie da von meinem Lebensende, ich habe doch ein Recht auf meine restliche Lebenserwartung. Das ist mir das System schon schuldig. Schließlich habe ich mein ganzes Leben brav eingezahlt. Ich brauche nur wieder eine neue Niere, dann gehts mir eh wieder gut."

In dem letzten Satz der Patientin liegen gleich vier Irrtümer. Es gibt erstens kein Recht auf Lebensjahre. Zum Zweiten hat diese besondere Patientin schon wesentlich höhere Kosten verursacht, als sie Geld in die Krankenkasse eingezahlt hat. Zum Dritten zahlt niemand brav ein. Denn es führt, brav oder nicht brav, kein Weg am Lohnabzug für das Sozialsystem vorbei. Und zu guter Letzt ist viertens eine neuerliche Nierentransplantation aus medizinischer Sicht einfach nicht mehr möglich. Die Patientin würde den Eingriff nicht überleben.

In einer Zeit von Normierungen und Qualitätsstandards macht auch der eigene Körper, das individuelle Sein keine Ausnahme. Wenn durch laufende medizinische Untersuchungen und Überprüfungen die organischen Parameter als ordnungsgemäß eingestuft werden, wird der persönliche Tod am Ende des Lebens oft erst recht unbegreiflich.

Untersuchungen zeigen, dass Menschen mit schlechter Gesundheit auch öfter an den Tod denken. Ebenso haben Menschen mit ungesundem Lebenswandel im Durchschnitt eine schlechtere Einschätzung der eigenen Gesundheit und damit vermehrt Angst vor chronischen Erkrankungen und verminderter Lebenserwartung. Sie fürchten, ihr Leben vorzeitig beenden zu müssen, und meinen damit: vor dem Erreichen der statistischen Lebenserwartung. Moderne Patienten verwechseln häufig die statistische Lebenserwartung mit einem Recht darauf, die mathematisch ermittelte Zahl der Lebensjahre gewährt zu bekommen.

Welches Leben lebenswert ist und welches nicht, ist an sich schon eine anmaßende Fragestellung. Und die ebenso anmaßenden Antworten haben sich im Lauf der Geschichte schon oft geändert, und sie werden sich in Anbetracht der immer enger werdenden finanziellen Ressourcen auch wieder ändern. Dann wird aber nicht mehr vom Töten oder Sterben-Lassen gesprochen werden, sondern von „adaptierten Therapiezielen" und

der „Priorisierung bestimmter Behandlungsmethoden".
Nichts in der Geschichte der Menschheit ist wirklich
neu, lediglich die Bezeichnungen ändern sich.

*Schauplatz der folgenden Episode aus dem Jahr 1979 ist
ein kleines Landspital in Österreich. Es gibt ungefähr
180 Betten auf den drei klassischen Stationen: Chirurgie, Innere Medizin und Geburtshilfe. Neben den drei
Primarärzten gibt es jeweils einen Oberarzt, jeweils einen Assistenzarzt und insgesamt zwölf Turnusärzte, die
im Rotationsprinzip zu praktischen Ärzten ausgebildet
werden.*

*Die gesamte Medizin spielt sich innerhalb dieser drei
Abteilungen ab. Dennoch gibt es keine Krankheit, die nicht
zufriedenstellend therapiert oder zumindest erstbehandelt werden könnte. Der Chirurg entfernt auch Mandeln
und trepaniert im Bedarfsfall sogar Schädel. Psychiatrische Fälle werden auf der Abteilung für Innere Medizin
mitbehandelt. Es gibt keine Intensivstation und keine
eigene Abteilung für Anästhesiologie. Die zwei Anästhesisten sind der Chirurgie zugeteilt und deren Chef
unterstellt. Der Hubschrauber als medizinisches Trans-
portmittel ist noch unbekannt. Komplizierte Fälle werden nach telefonischer Rücksprache mit dem Rettungswagen in einer fast zweistündigen Fahrt in die nächste
Universitätsklinik verlegt.*

*Pro Fachabteilung gibt es zwei 24-Stunden-Dienste.
Einen Oberarztdienst, den entweder der Primar selbst,
der Ober- oder der Assistenzarzt besetzt, und einen Tur-
nusarztdienst. In der Realität obliegt die Erstbetreuung
aller Aufnahmen nach 14 Uhr dem jeweiligen Turnusarzt. Der Primararzt arbeitet zu der Zeit entweder in
seiner Kassenpraxis oder ist aus anderen Gründen nicht
erreichbar. Ähnlich verhält es sich mit den Oberärzten.*

Sie vertreten von Zeit zu Zeit ihre Chefs in deren Ordinationen oder kümmern sich um eigene Praxen.

Es ist ein ungeschriebenes Gesetz, dass der diensthabende Turnusarzt seinen Oberarztdienst während der Nachtstunden nur in absoluten Notfällen wecken darf. Der bezahlte Schlaf der Chef- und Oberärzte ist sakrosankt. Darunter leiden vor allem die neu eingetretenen Turnusärzte. Ihnen stehen in ihren ersten Nachtdiensten lediglich die erfahrenen Krankenschwestern zur Seite. Manchmal helfen sich auch die jungen Ärzte untereinander („Wenn du was brauchst, kannst du mich zu Hause anrufen!").

Durch die hohe Anzahl von bis zu 30 24-Stunden-Diensten pro Monat entwickeln auch junge Turnusärzte bald eine gewisse Routine in der Erstbehandlung der gängigsten Akut- und Notfälle. Stationsärzte, die seit drei Monaten im Krankenhaus arbeiten, sind die Lehrer der Neuen. Sie versorgen Wunden, dürfen nach ein paar Monaten sogar Blinddarmoperationen eigenständig durchführen, etablieren kardiologische Therapien, assistieren den Hebammen bei unkomplizierten Geburten. Der Kaiserschnitt wird 1979 nur in seltenen Ausnahmefällen durchgeführt. Die allgemeine durchschnittliche Lebenserwartung liegt ein paar Jahre unterhalb der heutigen, Kinder, die vor der 32. Schwangerschaftswoche zur Welt kommen, gelten als nicht lebensfähig.

Der nächste Inkubator ist 60 Kilometer weit entfernt. Es gibt weder Mobiltelefone noch elektronische Krankenakten. Die Patientenanwaltschaft ist noch nicht erfunden, erste Computertomografen werden an wenigen Schwerpunktzentren in Betrieb genommen. Das Gesundheitswesen ist noch finanzierbar.

Eines Tages – eigentlich ist es tiefste Nacht, circa 3 Uhr – wird der diensthabende internistische Turnusarzt vom Portier des Krankenhauses angepiepst. Er eilt zum nächsten Telefon und ruft in der Portierloge an. Der junge Arzt erfährt, dass eben ein Rettungswagen mit einem Schlaganfallpatienten aus einem 25 Kilometer entfernten Ort eingetroffen sei.

Der Arzt eilt zum Aufnahmezimmer und wartet, bis die Sanitäter den Patienten vom Rettungswagen auf das fahrbare Bett des Nachtwärters umgebettet haben. Der schiebt die menschliche Fracht dann gemächlich in den Aufnahmeraum. Der Arzt ist nervös, aber die Nachtschwester beruhigt ihn. „Herr Doktor, Sie werden das schon schaffen."

Der Patient, laut Rettungsprotokoll 72 Jahre alt, ist nicht ansprechbar. Sein Atem ist flach und unregelmäßig. Der Blutdruck beträgt 240/125.

Gemeinsam verkabeln die Schwester und der Arzt den Patienten mit den Elektroden des EKG-Gerätes. Bei allen Patienten wird sofort ein EKG angefertigt. Der Chef wünscht das so.

Der junge Arzt überprüft die Reflexe des bewusstlosen Patienten. Die gesamte rechte Seite ist gelähmt. „Was sollen wir denn mit dem machen?", fragt er die Krankenschwester. Nach einer Pause fährt er fort: „Soll ich den Oberarzt anrufen?"

Die Schwester antwortet ausweichend. Sie ist sich selbst nicht sicher. Also beschließt der Turnusarzt, seinen Oberarzt anzurufen. Der geweckte Kollege steht knapp vor seiner Pensionierung. Am Telefon lässt er sich die medizinischen Einzelheiten des Falles schildern. Dann fragt er noch: „Sind Angehörige dabei?" Der Jungarzt verneint.

„Dann lassen wir ihn sterben", sagt die müde Stimme aus dem Telefon und legt auf.

Damit ist die weitere Vorgangsweise ausreichend festgelegt. Der komatöse Patient wird auf die Bettenstation

verlegt, gewaschen und mit Windeln versorgt. Der dienst-
habende Arzt setzt einen intravenösen Zugang und ver-
abreicht eine Infusion. So will es der Primararzt auch bei
den Patienten, die auf der Station versterben.

Bei der Morgenvisite wird der Chef auf den neuen
Patienten aufmerksam gemacht. Der Turnusarzt erklärt,
dass sich der Zustand des Mannes seit den Nachtstun-
den nicht verändert habe. Er bekommt ein kleines Lob:
„Gut so, gut haben Sie das gemacht."

Drei Tage lang stirbt der Patient.

Bei der obligaten Obduktion in der Prosektur des
Krankenhauses wird eine Massenblutung in der linken
Gehirnhälfte als Todesursache festgestellt. Der Ober-
und Turnusarzt stehen während der Sektion neben dem
Pathologen und sehen ihre Diagnose sowie ihr therapeu-
tisches Vorgehen bestätigt bzw. gerechtfertigt.

Böse Stimmen könnten an dieser Stelle sagen, der Patient sei einfach zum Tode verurteilt worden. Man
könnte aber auch sagen: Turnus- und Oberarzt haben
einfach das gemacht, was sich die Politik heute von
Ethikkommissionen und Guideline-Erstellern erwartet. Nämlich Standards festzulegen, nach denen die
hohen Gesundheitsausgaben zum Ende des Lebens
gesenkt werden können.

Der oben beschriebene Patient hat, soweit das
überhaupt beurteilbar ist, zu keinem Zeitpunkt seines
Sterbens Schmerzen gelitten. Er ist adäquat gepflegt
worden, und seine Angehörigen sind von den Krankenschwestern und Stationsärzten ausreichend aufgeklärt
und in ihrer Trauerarbeit begleitet worden.

Heute wäre ein solches Vorgehen allerdings grob
fahrlässig und kriminell. Ein gefundenes Fressen für
die Patientenanwaltschaft.

Mit den Möglichkeiten moderner Medizin hätte man, wäre dieser Fall heute passiert, im Computertomografen schnell eine linksseitige Massenblutung mit Einbruch in das Ventrikelsystem (Hohlraumsystem) des Gehirns konstatiert. Eine Notoperation wäre sofort angesetzt und nach Transport in die nächstgelegene Neurochirurgie noch in der Nacht durchgeführt worden. Vielleicht hätte der Patient den Eingriff überlebt. Vielleicht hätte er noch zwei, drei Jahre als rund um die Uhr betreuter Pflegefall leben können. Aber mit Sicherheit kann gesagt werden, dass er nicht hätte geheilt werden können. Geheilt im Sinne einer „Restitutio ad integrum", was so viel bedeutet wie: Wiederherstellung des ursprünglichen Zustandes.

Guidelines für das Sterben

Die moderne Medizin versucht seit Jahrzehnten, alles Individuelle aus ihren Verfahrensweisen zu eliminieren. Den Gipfel hat diese Tendenz in den Forderungen der „evidence-based medicine" (EBM) gefunden. Statistiken und groß angelegte multizentrische Studien sollen zeigen, was im Einzelfall die bestmögliche Behandlung darstellt. Die so herausgearbeiteten Leitlinien (Guidelines) über Diagnoseschritte und therapeutische Maßnahmen werden dann von Politikern und Gesundheitsökonomen in den Rang von verpflichtenden Vorgehensweisen bei bestimmten Beschwerdebildern erhoben. Aufgabe des Arztes ist es nicht mehr, den individuellen Patienten in seiner Gesamtsituation zu beurteilen, sondern nur mehr, die festgelegten Schritte der jeweiligen Guideline abzuarbeiten. In manchen Fällen ein Vorteil, oft aber ein Nachteil für die Patienten.

Die Heilkunst wird durch die EBM ihrer Kunst und der Patient seiner Seele beraubt. Die Arzt-Patient-Beziehung verliert ihren Nimbus des Besonderen. Der Ärztestand wird von den Machtausübenden nicht mehr als Bedrohung empfunden.

Wie aber soll eine Medizin, die alles und jedes genau beschrieben und festgelegt hat, mit dem diffusen und unbestimmten Bild des Sterbens umgehen? Wie soll sie auf die Summierung unterschiedlicher Beschwerdebilder eines Menschen, der im Sterben liegt, reagieren? Welche allgemeingültigen Verfahrensweisen können im Kampf gegen den Todfeind der Medizin herausgearbeitet und festgelegt werden? Soll wirklich bis zum Eintreten des Todes diagnostiziert und therapiert werden?

Denn eines steht fest: Keinesfalls darf ein Patient mit medizinischem Einverständnis versterben. Sterben stellt immer ein Versagen der Medizin dar. Im medizinischen Fachjargon heißt es, dass der Kampf gegen den Tod verloren wurde. Diese ärztlich-medizinische Grundhaltung macht verständlich, warum bis zum letzten Atemzug des Patienten gegen und mit dem Tod gerungen wird. Und wenn der natürliche Tod schon nicht verhindert werden kann, dann soll er wenigstens herbeioperiert oder herbeitherapiert werden. Dann war die Medizin wenigstens nicht untätig. Hat nicht einfach zugeschaut. Nicht anders kann man die Tatsache interpretieren, dass immer mehr Menschen im Anschluss an eine letzte Operation sterben.

Selbst Palliativmediziner bleiben erschreckend oft bis zum letzten Augenblick aktiv. Wechseln Medikamente, intensivieren die Schmerztherapie und stören den – an sich friedlichen – Tod bei seiner Arbeit.

Forscher der Queen Mary University in London haben die Daten von 46.000 Patienten analysiert, die während sieben Tagen im April 2011 in einem von 500 europäischen Spitälern zu einer Operation angemeldet waren. Dabei wurden Patienten mit ambulanten Eingriffen sowie Patienten mit Herz- oder Gehirnoperationen vom Ergebnis ausgeschlossen, da sie im Normalfall spezielle Vorbereitungspfade durchschreiten und damit nicht medizinischen Standardverfahren entsprechen. In allen übrigen Fällen wurde erfasst, ob die Patienten in den Tagen nach der Operation verstarben, wie lange sie im Krankenhaus blieben und ob sie im Rahmen des untersuchten Eingriffes je auf der Intensivstation waren.

Das Ergebnis der im renommierten Medizinjournal *The Lancet* veröffentlichten Studie: Die durchschnittliche Todesrate in den ausgewählten 500 Spitälern lag bei 4 % – deutlich über den Erwartungen der Forscher, die aufgrund früherer Studien weit niedrigere Werte erwartet hätten. Erstaunlich war auch die große Schwankungsbreite der Sterblichkeitsraten. Sie reichte von 1,2 % in Island bis zu 21,5 % in Lettland.

Um diese Zahlen ins rechte Licht zu rücken: Das durchschnittliche europäische Operationsprogramm würde bei einem perioperativen Todesrisiko von 4 % augenblicklich zum Erliegen kommen. Selbst bei hochkomplexen kardiologischen Operationen liegt das Sterblichkeitsrisiko weit unter einem Prozent. Operieren wir also zu viel? Oder zum falschen Zeitpunkt?

Eine im *British Medical Journal* veröffentlichte Studie zeigt, dass am Freitag oder am Wochenende operierte Patienten häufiger an den Folgen des Eingriffes sterben als am Montag oder am Wochenanfang operierte Menschen.

Untersucht wurden circa vier Millionen Operationen in den Jahren 2008 bis 2010. Es zeigte sich, dass am Wochenende Operierte ein 82 % höheres Sterberisiko hatten. Das Sterberisiko nahm von Montag an mit jedem Wochentag signifikant zu. 6,7 von 1.000 Patienten überlebten die ersten 30 Tage nach der Operation nicht.

So viel zu Qualitätsmanagement und Normierung. Weitere Forscherteams werden nach den Ursachen für das erschreckende Ergebnis der Studie suchen. Und sie werden erschöpfte und übermüdete Ärzte und Spitalsangestellte finden und neue, noch bessere, noch schwerer einzuhaltende Regeln vorschlagen.

Viele operative Eingriffe gegen Ende des Lebens sollen das Leben verlängern und das Sterben des Patienten verhindern. Dennoch führt in vielen Fällen gerade eine Operation zum Tod. Wobei: Im Wortlaut des Gesundheitssystems versterben Patienten immer trotz eines durchgeführten Eingriffes, aber so gut wie nie wegen einer Operation.

Was kostet das Leben?

Wie viel kostet ein Lebensjahr?

Der Zugewinn eines statistischen Lebensjahres kann für ein Kleinkind mit einem medizinischen Kostenaufwand von circa 6.000 € veranschlagt werden. Für einen 40-Jährigen kostet ein Lebensjahr schon 39.000 €. Für die Gruppe der über 80-Jährigen steigen die Kosten eines Lebesjahres auf weit über 100.000 €.

Studien belegen, dass die Sterbekosten – das sind die medizinischen Kosten des letzten Lebensjahres eines Patienten eines gewissen Jahrgangs – etwa zehnmal höher sind als die durchschnittlichen Gesundheitskosten von gleichaltrigen Überlebenden. Diese Kosten setzen sich aus den Aufwendungen für komplizierte Operationen mit hohem perioperativem Risiko und den erhöhten Pflegekosten zusammen. Die absolute Höhe dieser Kosten variiert nur wenig, unabhängig davon, ob ein Mensch mit 70, 80 oder 90 Jahren stirbt.

Bis zuletzt werden am menschlichen Körper medizinisch-technische Korrekturen durchgeführt, um das Sterben zu verhindern. Ein Blick auf die finanziellen Konsequenzen dieses Handelns macht klar, dass es sich um ein Verhindern „um jeden Preis" handelt. Denn egal, welchen Studien man Glauben schenken oder welche Statistiken man heranziehen will, Tatsache ist, dass die letzten drei bis sechs Monate des Lebens annähernd ebenso viel an finanziellen Ressourcen im Gesundheitssystem verschlingen, wie das ganze Leben zuvor verursacht hat.

Dazu muss allerdings gesagt werden, dass der enorme Anstieg der Gesundheitskosten im letzten Lebensabschnitt vor allem darauf zurückzuführen ist, dass das Sterben durch den medizinischen Fortschritt ins hohe Alter gedrängt werden konnte. Mit zunehmendem Alter steigt aber die Sterblichkeitsrate und damit die Zahl jener Menschen, die sich im letzten Lebensjahr befinden und damit statistisch gesehen die höchsten Kosten im Medizinsystem verursachen.

Auch der Anteil der Pflegekosten an den medizinischen Gesamtausgaben steigt mit zunehmendem Alter steil an. Während die Pflegekosten bei den unter 65-Jährigen fast noch zu vernachlässigen sind, steigen sie bei den im 95. Lebensjahr Verstorbenen auf drei Viertel der Gesamtausgaben für medizinische Versorgung an. Multinationale Studien zeigen, dass die Kosten für kurative, also auf Heilung ausgerichtete Medizin in den letzten fünf Jahren vor dem Tod stagnieren oder sogar sinken.

Der 2006 verstorbene US-amerikanische Nobelpreisträger und Ökonom Milton Friedman hat in seinem Buch „Input and output in medical care" den Gesundheitssektor der westlichen Demokratien als volkswirtschaftliches „Schwarzes Loch" beschrieben. Viele Gesundheitsökonomen unserer Zeit ziehen aber aus dem immer umfassender werdenden Zahlenmaterial den umgekehrten Schluss. Sollten wir also wirklich noch mehr Geld in die Gesundheit investieren?

Es scheint, dass auch Politiker und Gesundheitsökonomen, EDV-Fachleute und Medizintechniker, Ethiker und Patientenanwälte, Bandagisten und Apotheker in vermehrtem Maße auf der Seite der Mediziner in den aussichtslosen Kampf gegen den Tod eintreten wollen. Wie könnte das eigene Handeln denn auch mehr geadelt werden als durch die edle Absicht, den Tod ein für alle Mal besiegen zu wollen? Aussagen wie „Für die Gesundheit darf und wird uns nichts zu teuer sein!" zeugen von dieser ritualisierten Einstellung.

Ihnen könnte man entgegenhalten, was Anton Wildgans (1881–1932) über kirchliche und staatliche Rituale sagt und was auch für alle Formen von Ritualen des modernen Gesundheitssystems gelten kann: „Für was und wen immer dergleichen veranstaltet wird, es hat zu allen Zeiten nur den einen und selben Zweck: jene, die noch nicht klar genug denken können, etwas glauben zu machen, wodurch sie von den anderen, die es bereits im kleinen Finger und faustdick hinter den Ohren haben, leichter gezähmt, und (natürlich immer zu ihrem Besten!) beherrscht werden können."

Bestmögliche Versorgung?

Das gesellschaftlich anerkannte allgemeine Sterbeverbot gilt nicht für alle Menschen und nicht überall. Es ist nur im Kreuzungsbereich von hochtechnisierter Medizin einerseits und einer postmodernen Scheinethik andererseits unverrückbar. Und immer noch gilt, was George Orwell 1945 in *Farm der Tiere* gesagt hat. „Alle Tiere sind gleich. Aber manche sind gleicher als die anderen."

In der Presse vom 5.7.2014 kann man über den Tod des ehemaligen österreichischen Bundespräsidenten Dr. Rudolf Klestil lesen: „Dann kommt Klestil, im Vorgarten bricht er zusammen. Herzstillstand. Die Sicherheitsbeamten laufen zum Auto, bringen den Defibrillator, Margot Klestil-Löffler verständigt die Rettung. Es ist 8.44 Uhr. Um 9.04 Uhr fliegt der Notarzthubschrauber mit dem Patienten bereits ins AKH, drei Minuten später ist man dort. Ein Ärzteteam kämpft um das Leben des Mannes. Zwei Mal an diesem Vormittag gilt er als klinisch tot, man versetzt ihn in künstlichen Tiefschlaf. Primarius Wolfgang Granninger bezeichnet der Presse gegenüber den Zustand als ‚sehr kritisch'. Am Montagabend spendet Kardinal Christoph Schönborn dem Bewusstlosen die Krankensalbung. Den ganzen Dienstag hindurch bangt Österreich um das Leben des Prominenten. Die Aussagen der Mediziner klingen von Stunde zu Stunde düsterer. Ein Multiorganversagen kündigt sich an.

Kurz vor Mitternacht dann die Mitteilung aus dem Allgemeinen Krankenhaus: Der Präsident ist tot, eine Rettung war unmöglich."

Aber wie sieht es aus, wenn die Segnungen der modernen Medizin nicht zugänglich sind? Wenn nicht jedes Auto mit einem Defibrillator ausgestattet ist? Denn schon die Verfügbarkeit von Rettungshubschraubern und Notarztwagen unterliegt regionalen und tageszeitlichen Schwankungen. Viele Hubschrauber können während der Nachtstunden keine Menschenleben retten, weil sie nur bei Tageslicht fliegen können. In ländlichen Gebieten von einer adäquaten medizinischen Versorgung während der Nachtstunden zu sprechen wäre eine Verkennung der Tatsachen. Notarztwagen sind damit beschäftigt, an Grippe erkrankte Menschen, die über ein Stechen in der Brust klagen, zu besuchen, während andernorts keine entsprechende Hilfe für einen wirklichen Herzinfarkt aufgetrieben werden kann. Während entlang spektakulärer Schi-Abfahrtspisten und Formel 1-Rennstrecken medizinische Hilfe für kurze Zeit geballt auftritt, warten Lawinenopfer und Höhlenforscher im Nofall verständlicherweise länger auf medizinische Rettung.

Der Tod wird sich also weiterhin Opfer und Orte suchen, die für ihn trotz der ständigen Verbesserung der medizinischen Versorgung immer erreichbar bleiben werden. Und er wird weiterhin, trotz all unserer Versuche der verzweifelten Gegenwehr, keinen Unterschied zwischen den verschiedenen Arten von Lebensenden machen.

Jänner 1993, ein Provinzlandstrich im Osten Österreichs. Die Weihnachtsfeiertage sind vorbei. Der Winter ist schneearm, aber kalt. Mit Hochdruck werden zwei Ortschaften an eine neuerrichtete Kläranlage angeschlossen. Die letzten Kilometer Kanalrohre sollen bis Ende des Monats fertig verlegt sein.

Ein Lkw-Fahrer erreicht die Baustelle kurz vor 16 Uhr mit einer Ladung voller Betonrohre. Die winterliche

Dämmerung hat bereits eingesetzt, die letzten Arbeiter verlassen gerade die Baustelle. Er soll die Rohre einfach abladen, damit der Kanal am nächsten Arbeitstag weiter verlegt werden kann. Die Betonröhren, jede zwei Meter lang, liegen quer am Lkw und sind mit Stahlketten auf der Ladefläche fixiert.

Der Fahrer steht am hinteren Ende des Lastwagens und bedient den Ladekran mit einer Fernbedienung. Er trägt Arbeitshandschuhe und eine Wollhaube. Immer, wenn er ein Rohr am tiefgefrorenen Erdreich abgesetzt hat, klettert er wieder auf die Ladefläche, löst die nächste Stahlkette und hängt sie in den Kranhaken ein. Dann springt er wieder von der Ladefläche hinunter, nimmt die Fernbedienung und manövriert das nächste Rohr gekonnt neben das zuletzt abgeladene. Er hat den Vorgang schon hunderte Male erledigt. Im Sommer und im Winter. Für heute ist es die letzte Lieferung.

Noch zwei Betonröhren und er würde fertig sein. Da sieht er, dass die zuletzt abgesetzte Röhre einen halben Meter zur Seite gerollt ist. Er legt die Fernbedienung auf das hintere Ende der Ladefläche zurück und hebt einen der herumliegenden Holzkeile auf. Er geht zum Lagerplatz der Kanalröhren und setzt ein Kantholz knapp neben dem Punkt an, an dem das abgesetzte Kanalrohr den Boden berührt. Er hebelt die widerspenstige Röhre zurück an ihren Platz.

Während er sich bückt, um die Röhre mit dem Keil zu fixieren und am Abrollen zu hindern, hört er hinter seinem Rücken ein klirrendes metallisches Geräusch. Es klingt wie das Bersten einer Stahlkette. Er dreht sich um. Aber alles ist wieder ruhig. Nichts bewegt sich. Gerade will er mit dem Fuß noch einmal gegen den Holzkeil treten, um ihn fest unter die Betonröhre zu schieben, als er hinter sich ein dumpfes Poltern wahrnimmt.

Dann geht alles in Sekundenschnelle.

Noch einmal dreht er sich um und sieht nur noch die letzten zwei Rohre von der Ladefläche rollen. Direkt auf ihn zu. Sofort versucht er zur Seite zu springen. Aber es gelingt nicht mehr. Das auf ihn zurollende Rohr erwischt ihn und drückt ihn gegen das soeben korrekt fixierte Kanalrohr. Ein kurzer heftiger Schmerz durchzuckt Becken und Bauch. Dann verschwindet der Schmerz augenblicklich.

Der Mann verfällt in Panik. Er bemerkt, dass er in seiner rechten Hand immer noch das Kantholz hält, und versucht verzweifelt, sich vom Druck des Rohres zu befreien. Aber nichts bewegt sich. Er schreit um Hilfe. Niemand antwortet. Jetzt mischt sich Angst in seine panischen Versuche, der eisernen Umklammerung zu entkommen. Er brüllt immer wieder „Hilfe!" in die eisige Dämmerung. Im Westen sieht er einige rot angeleuchtete Wolken am Winterhimmel.

Der letzte Arbeiter, der die Baustelle vor wenigen Minuten in Richtung Parkplatz verlassen hat, hört die Schreie gerade, als er in sein Auto einsteigen will. Er läuft sofort zurück in Richtung Baustelle. Dann sieht er den eingeklemmten Lkw-Fahrer. Sofort erkennt der Arbeiter, dass es ihm alleine nicht gelingen würde, den Mann aus seiner Lage zu befreien. Er verspricht, Hilfe zu holen.

Eine gespenstische Ruhe breitet sich aus.

Die Hilfeschreie sind verstummt. An ihrer Stelle vernimmt man nur noch ein leises Wimmern und Stöhnen. Aus allen Himmelsrichtungen hört man nach einiger Zeit Sirenen. Dann sieht man das näher kommende Zucken von Blaulichtern. Ein Arzt kommt als Erster zum eingeklemmten Mann. Die Nacht senkt sich langsam über die Unfallstelle.

„Ich bin der Arzt, wir werden Ihnen gleich helfen", stellt sich der Mediziner vor. „Bitte, bitte", sagt der eingeklemmte Mann mit leiser Stimme, „bitte helfen Sie mir:"

Der Arzt hat die Schwere der Verletzungen sofort erkannt und läuft zurück zu seinem Auto, fordert über Funk jede nur verfügbare Hilfe an, nimmt seinen Notfallkoffer und kehrt zu seinem Patienten zurück. „So, als Erstes kriegen Sie eine Infusion und etwas gegen die Schmerzen, O.K.?" Der Mann zwischen den Rohren nickt nur. „Dann warten wir auf die Feuerwehr und holen Sie da heraus", sagt der Arzt. Wieder nickt der Eingeklemmte. Dann hebt er noch einmal seinen Kopf und sagt zum Arzt, der gerade mit klammen, zittrigen Händen die Infusion vorbereitet: „Bitte, bitte, ich hab zwei kleine Kinder."

„Wir werden alles für Sie tun", verspricht der Arzt, der mit Bangen an den Augenblick denkt, in dem die Feuerwehrmänner das vordere Betonrohr von seinem Patienten wegrollen werden. Er weiß, dass das Becken und all seine Organe zerquetscht sein müssen. Im Augenblick der Dekompression würde der Patient sicherlich sofort das Bewusstsein verlieren.

Ein zweiter Landarzt aus einem anderen Ort erscheint. Gemeinsam gelingt es den Ärzten, einen Venflon in der rechten Ellenbeuge zu platzieren. Endlich bekommt der Mann Flüssigkeit und ein in ihr gelöstes Schmerzmittel. Es ist eisig kalt. Der Lkw-Fahrer reagiert nicht mehr. Aber er lebt noch.

Ein Sanitätskraftwagen fährt so nahe wie möglich an die Unfallstelle heran. Die Ärzte wissen, dass im Angesicht der hereingebrochenen Nacht der Rettungshubschrauber nicht mehr starten wird. Und sie sind sich einig, dass der Mann gerade dabei ist, innerlich zu verbluten.

Inzwischen hat ein Gendarm die Personalien des Unfallopfers aufgenommen und in seinen Papieren auch einen Blutgruppenausweis gefunden. Die Feuerwehr hat das zu entfernende Rohr mit einer Seilwinde fixiert und ist bereit, es auf Geheiß der Ärzte wegzuziehen. Eine Liege wird so nahe wie möglich herangebracht. Lichtkegel von Taschenlampen beleuchten den Unfallort.

Dann hört man ein lautes Kommando des Arztes: „Jetzt!"

Die Seilwinde surrt, das Rohr entfernt sich Zentimeter um Zentimeter und der eingeklemmte Mann sinkt in sich zusammen. Sanitäter und die Ärzte legen den leblosen Körper auf die Krankenliege. „Ins Auto, sonst erfriert er uns!", schreit jemand. Im Rettungswagen gelingt es den Ärzten, auch in der zweiten Ellenbeuge eine Vene zu finden und zu punktieren. Der Mann atmet flach und schnell. Der Blutdruck ist nicht messbar. Das Herz schlägt schnell.

„Wir brauchen Blut", sagt einer der beiden Ärzte. „Aber wo sollen wir welches herbekommen?", fragt der andere. „Aus dem Krankenhaus", sagt der erste. „Na, wir können es ja versuchen." In diesem Augenblick hört das Herz des bewusstlosen Patienten zu schlagen auf. Die Ärzte beginnen sofort mit der Wiederbelebung. Der ersten von vielen an diesem Abend. Ein Sanitäter versucht über Funk, einige Konserven der Blutgruppe 0-positiv aufzutreiben. Aber das Krankenhaus lässt ausrichten, dass Konserven nur von einem Anästhesisten und nur im Spital verabreicht werden dürfen. Die Ärzte wissen, dass nach sieben Infusionen das Blut des Patienten so stark verdünnt ist, dass an ein Weiterleben bald nicht mehr zu denken sein wird.

Die Ärzte heben die Beine des Mannes an, um die letzten Blutreserven in den Kreislauf zurückzuführen. Immer wieder müssen sie das Herz massieren, um das Unfallopfer ins Leben zurückzuholen. Ein Mobiltelefon *wird gebracht. Ein Arzt telefoniert jetzt direkt mit dem ärztlichen Direktor des 17 Kilometer entfernten Krankenhauses. Noch einmal öffnet der Mann seine Augen. Er versucht etwas zu sagen, bringt aber kein Wort heraus.*

Der ärztliche Direktor sagt zum Landarzt: „Entweder Sie bringen uns den Patienten, oder wir können Ihnen leider nicht helfen. Die gesetzliche Lage ist eindeutig."

„Wir können den Mann aber nicht bringen, weil sein Herz immer wieder aussetzt und er ohne Blut keinesfalls zu stabilisieren ist."

Der Blutdruck ist jetzt bei 70 zu unmessbar. Zum Leben zu wenig und zum Sterben zu viel.

„Wir bekommen kein Blut", sagt der eine Arzt zu seinem Kollegen. „Ja, wir werden ihn verlieren", sagt der andere. „Und seine Kinder werden ihren Vater verlieren", sagt der Arzt, der als Erster an der Unfallstelle eingetroffen ist. „Was meinst du?", fragt der andere. „Ich hab noch mit ihm geredet, bevor du gekommen bist. Er wollte für seine zwei kleinen Kinder weiterleben, das hat er mir noch gesagt."

Dann bleibt das Herz des Mannes für immer stehen.

Doch nicht nur ein Unfall unter derartigen Extrembedingungen führt unser Medizinsystem an seine Grenzen und die Behauptung vom beinahe unbeschränkt besiegbaren Tod ad absurdum. Ebenso gibt es Krankenhäuser, in denen lebensnotwendige Untersuchungen und Eingriffe nicht permanent zur Verfügung stehen. Das kann im konkreten Fall bedeuten, dass ein Patient, der untertags einen Herzinfarkt erleidet, sehr wohl modernsten Standards entsprechend im örtlichen Krankenhaus behandelt werden kann, bei einem Herzinfarkt zur Nachtzeit aber 80 Kilometer weit ins nächste Schwerpunktkrankenhaus gebracht werden muss, ehe eine Akutangiografie (Katheteruntersuchung der Herz-kranzgefäße) durchgeführt werden kann.

Solche Ungerechtigkeiten oder Ungleichgewichte kann und darf es geben. Was es nicht geben dürfte, sind die Lügen, mit denen Politiker immer wieder ihrer Wählerschaft vorgaukeln, dass zu jeder Zeit, an jedem Ort des Landes und für jedermann optimale und maxi-male Gesundheitsversorgung gewährleistet sei.

Von chronisch überarbeiteten Fachärzten auf so mancher Akutabteilung darf in der Öffentlichkeit ohne-hin nicht gesprochen werden. Denn auch angestellte Ärzte werden von ihren Dienstgebern der Ethik der Zeit entsprechend bis zur totalen Erschöpfung aus-gequetscht. Denn wie soll auch gerechtfertigt werden, dass notwendige Operationen aus Personalmangel auf unbestimmte Zeit verschoben werden müssen? Die Realität des Arbeitsalltages in deutschen und öster-reichischen Krankenanstalten weicht erheblich von den gesetzlichen Forderungen ab.

So schmerzhaft die Tatsache erscheinen mag. Nicht jeder Patient kann sich zu jeder Zeit und an jedem Ort die bestmögliche medizinische Versorgung erwarten. Denn nicht jeder Arzt ist gleich, nicht jedes Team agiert ident, nicht jede Stunde des Tages und jede Einrich-tung bieten die idente medizinische Versorgung.

Falsch verstandenes Mitleid

Es ist verwunderlich, wie sentimental und unsicher Menschen, die im Alltag problemlos virtuelle Bilder des Todes in seinen grausamsten Formen über sich erge-hen lassen, am Kranken- und vor allem am Sterbebett auf den Tod reagieren. Immer wieder wird ängstlich die Frage gestellt, ob und wie sehr, bis zu welchem

Grad Sterbende leiden. Leiden müssen. Wie weit sie leiden dürfen.

Dabei hat sich bis zum heutigen Tag noch niemand die Frage gestellt, ob und in welchem Ausmaß der zur Welt kommende Fötus leidet. Noch gibt es keine Lobby, die dem Kind auf seinem Weg durch die Finsternis und Enge des mütterlichen Geburtskanals medizinische Versorgung zukommen lassen möchte. Niemand macht sich eine Vorstellung, wie es sich anfühlen muss, stundenlang eingeklemmt, eingeengt, von den Muskelkontraktionen der Gebärmutter mit brutaler Kraft Zentimeter um Zentimeter in einem viel zu engen Tunnel ohne Fluchtmöglichkeit und ohne Sicherheitsleitsysteme vorgeschoben zu werden. Niemand will sich vorstellen, wie es sich anfühlen muss, wenn die Schädelknochen von besagter Muskelkraft und dem entgegengesetzten Widerstand des Geburtskanals übereinandergeschoben werden, um den Querschnitt des Kopfes möglichst gering zu halten. Hat der Fötus Angst? Bräuchte er psychologische Betreuung? Ein Kriseninterventionsteam?

Nichts von alledem ist der Fall.

Und man könnte den Gedanken auch weiterspinnen und fragen: Wie fühlt sich die Tötung im Mutterleib an? Ab welchem Zeitpunkt entwickelt ein Fötus Gefühl und Schmerzempfinden? Oder entsteht Schmerzempfinden erst mit der Entwicklung eines „Ich-Gefühles"? Kaum ein Mensch macht sich ernsthaft Gedanken über Schmerz und Leid in der „Vorlebenszeit".

Ganz einfach deshalb, weil sich niemand an seine eigene Geburt erinnern kann. Es gibt kein kollektiv lebendiges Geburtsschmerzempfinden. Weil es enddorphinbedingt auch keinen Geburtsschmerz gab. Oder das menschliche Gehirn ihn gar nicht wahrnehmen konnte. Oder es keine Erinnerung für später abspeichern konnte. Eine Art infantiler Demenz also, die uns ein Leben lang vor unangenehmen Erinnerungen schützt.

Nachdenklich stimmt auch die Tatsache, dass im Kreißsaal Bewunderung, Mitgefühl oder Mitleid immer für die gebärende Mutter gehegt wird, aber nie für das zur Welt kommende Kind. Weil die Schmerzen und Anstrengungen der Mutter erkenn- und sichtbar sind, die des Fötus aber nicht.

Die moderne Wissenschaft legt den Gedanken nahe, dass Babys in einer Art selbsteingeleiteter Narkose zur Welt kommen, also genauso wenig oder viel von den Mühen und Plagen des Zur-Welt-Kommens mitbekommen wie ein Patient, dem in Narkose der Blinddarm operativ entfernt wird. Auch ein solcher Patient kann sich nicht an seine Operation erinnern, obwohl ihm Schmerz zugefügt worden ist.

Und genau das legt die Beobachtung auch für den Prozess des natürlichen Sterbens aus Altersschwäche nahe: Sterbende sehen nur für den Beobachter leidend aus. Man darf getrost davon ausgehen, dass der Sterbende selbst nicht leidet. Anders wäre es nicht erklärbar, dass Sterbende auf die Frage von Sterbebegleitern, ob sie denn Hilfe oder Unterstützung benötigen, in der überwiegenden Zahl der Fälle eine solche Hilfe ablehnen. Und das zu einem Zeitpunkt, der knapp vor dem endgültigen Verlust des Bewusstseins und dem Zusammenbruch der Kommunikationsfähigkeit liegt.

Vermutlich ist es genauso wenig angebracht, einen sterbenden Menschen nach seinem Wohlbefinden zu fragen, wie es sinnvoll ist, einem Fötus eine derartige Frage zu stellen. Die Antwort wird in beiden Fällen die gleiche sein. Nämlich keine. Weil es in beiden Fällen so gut wie keine Reflexion über ein eigenes Befinden gibt. Und das, was Menschen ihr Wohlbefinden nennen, ist an die Möglichkeit der Reflexion und der Selbstbeobachtung gebunden. Diese Möglichkeiten existieren in der uns bekannten Form zu Beginn und ganz am Ende des Lebens nicht.

Es ist für den Laien weder verständlich, warum ein Patient am Operationstisch trotz Messerschnitten und anderer Manipulationen in und an seinem Körper nicht leidet, noch scheint verständlich, warum der scheinbare Todeskampf in den meisten Phasen für den Betroffenen akzeptabel bleibt und schmerzarm verläuft. Aber so wie die Natur den Weg ins Leben sinnvoll und effizient gestaltet hat, so hat sie auch den letzten Weg vom Leben in den Tod für alle Menschen gleich und für alle Menschen bewältigbar vorbereitet.

Das Mitleid, das Sterbenden von den Angehörigen entgegengebracht wird, ist wohl zu einem guten Teil das eigene Mit-Leiden. Denn vieles im Verhalten von Angehörigen rund um den Tod dient weit mehr der Behandlung des eigenen Leides, als dass es dem Patienten nützlich wäre.

„Herr Doktor, kommen Sie schnell zu meinem Opa, ganz schnell bitte." Der so angesprochene Oberarzt blickt erstaunt in das verunsicherte, ängstliche Gesicht der offensichtlich aufgebrachten Enkelin eines Patienten.

„Junge Dame", antwortet der ältere Mediziner, „ich habe Ihren Opa vor zehn Minuten bei der Nachmittagsvisite gesehen, und da ist es ihm noch ganz gut gegangen." Er macht eine kurze Pause, um die Reaktion der ca. 20-jährigen Frau abzuwarten. Als er aber spürt, dass sie mit dieser Antwort ganz und gar nicht zufrieden ist, fährt er fort: „Sie können sich erinnern, dass wir gestern

über den nahenden Tod des Großvaters gesprochen haben. Leider hat sich an all dem nichts geändert."

Aber sie antwortet nur: „Wenn Sie jetzt nicht gleich kommen, muss ich den Chef ausrufen lassen. Das ist ja ein Wahnsinn, wenn Sie sagen, dass es ihm ganz gut geht."

Der Oberarzt spürt die Drohung, lächelt innerlich, weil er weiß, dass auch sein Chef nichts an der Therapie ändern würde. Er will die Situation aber nicht eskalieren lassen. Und sagt: „Also gut, kommen Sie, gehen wir."

Damit macht sich das ungleiche Paar wortlos auf den Weg in das Krankenzimmer. Und bald stehen Enkelin und Stationsarzt vor dem Bett des Patienten. Der Oberarzt sagt mit verhaltener Stimme: „Also was beunruhigt Sie so?"

Und wie aus der Pistole geschossen kommt die Antwort: „Herr Doktor, sehen Sie nicht, wie schlecht der Opa atmet. Der kriegt ja viel zu wenig Luft." Die Enkelin streichelt mit nervösen und hektischen Bewegungen die Hand und den Unterarm ihres Großvaters. „Sie müssen unbedingt was machen, Sie können ihn ja nicht so leiden lassen."

Der Oberarzt nimmt die Verzweiflung der Enkelin wahr, die, wie er von den vorhergehenden Gesprächen weiß, noch nie in ihrem Leben mit dem Tod eines Menschen konfrontiert war. Der Arzt ist innerlich zerrissen. Er ist einerseits froh, dass der langjährige Krebspatient in Bälde versterben wird, denn medizinisch kann ihm nicht mehr geholfen werden. Und die Enkeltochter, die er all die Jahre, in denen der Patient immer wieder stationär behandelt wurde, noch nie gesehen hat, geht ihm mit ihren ständigen Forderungen schon gehörig auf die Nerven. Andererseits spürt er ihre Verzweiflung im Angesicht des Todes. Er sagt: „Kommen Sie, setzen Sie sich ans Bett. Wenn Ihr Großvater uns hören könnte, wäre er sicher mit dem einverstanden, was ich Ihnen jetzt noch einmal sagen werde."

Die Enkelin setzt sich vorsichtig und zögerlich zu ihrem bewusstlosen, tief atmenden Opa und der Arzt hat das Gefühl, dass in dem Augenblick die ganze Anspannung und Angst von ihr abfallen. Die junge Frau sinkt in sich zusammen und beginnt zu weinen. Ihre Tränen fallen auf die heiße Hand des sterbenden Großvaters. Dabei blickt sie in sein Gesicht, das völlig ohne Reaktion bleibt.

Mit leisen und eindringlichen Worten beginnt der Arzt: „Liebes Fräulein, Sie sehen ja selbst, dass Ihr Opa nicht mehr reagiert. Vermutlich hört er uns auch nicht. Und selbst wenn er uns hört, dann versteht er die Bedeutung der einzelnen Wörter sicher nicht mehr. Wissen Sie, er ist auf seiner Reise schon sehr weit weg von uns." Dann macht er eine Pause, damit die Enkelin seine Worte aufnehmen und verstehen kann. „Wenn Sie Ihren Opa so gerne haben, dann gönnen Sie ihm jetzt den Tod. Denn für ihn wird in dieser Situation der Tod eine Erlösung von all den Schmerzen und Qualen der letzten Jahre sein. Können Sie das verstehen?"

Die beiden sitzen noch eine halbe Stunde beim sterbenden Krebspatienten. Jeder auf einer Seite des Bettes. Dann und wann erklärt der Oberarzt auf die Fragen der Enkeltochter medizinische Details. Über die Tiefe der Atemzüge, über die Hitze des Körpers. Über das spitze Kinn, und warum die Schwestern die künstlichen Zähne aus dem Mund genommen haben.

Dann sagt die Enkelin: „Danke, jetzt geht es mir besser."

Ärzte sollten sich im Idealfall nicht nur um den sterbenden Patienten bemühen, sondern auch dessen Angehörige begleiten. Aufgeklärte und beruhigte Familienmitglieder wirken ihrerseits wieder beruhigend auf den Sterbenden. Wie auch besonnene und beruhigende Mütter und Väter eine heilende Wirkung auf ein krankes Kind haben.

Es kann unter anderem helfen, den Angehörigen von sterbenden Menschen zu zeigen, dass der Patient auch auf das Zufügen von gezielt gesetzten Schmerzimpulsen keine Reaktion zeigt. Dazu eignet sich zum Beispiel ein festes Kneifen in eines der Ohrläppchen. Der dadurch hervorgerufene Schmerz würde jedem Menschen ein „Au!" entlocken oder zumindest eine Schmerzgrimasse provozieren. Ab einer gewissen Tiefe des Sterbevorgangs zeigen Menschen aber keine Schmerzreaktion mehr.

Wenn ein Patient in den Prozess des Sterbens eingetreten ist, indem er nicht mehr trinkt und nicht mehr isst, sollte sich medizinische Therapie nur noch auf die Schmerzbekämpfung reduzieren, wenn eine solche notwendig sein sollte. Es gibt genügend Untersuchungsmethoden, die Ärzte in die Lage versetzen, mit einiger Sicherheit feststellen zu können, ob ein Patient unter Schmerzen leidet oder nicht. Und wenn nur der geringste Verdacht besteht, dass ein sterbender Patient leidet, sollte mit Schmerzmitteln bis hin zu Morphium nicht gespart werden. Wozu – und worauf auch?

Es ist also Aufgabe des Arztes, den sterbenden Patienten bzw. den alten Menschen bis zu dem Punkt zu begleiten, an dem der natürliche Sterbevorgang einsetzt. Ab diesem Zeitpunkt benötigt ein sterbender Mensch weder Infusionen noch Injektionen noch Tabletten (die er ohnehin nicht mehr schlucken könnte), und auch keine Operationen.

Die „Bad Bank" der Medizin

Die WHO definiert Palliativmedizin folgendermaßen: „Palliativmedizin umfasst die aktive, ganzheitliche Behandlung von Patienten mit einer progredienten (voranschreitenden), bereits weit fortgeschrittenen Erkrankung und einer begrenzten Lebenserwartung zu der Zeit, in der die Erkrankung nicht mehr auf eine kurative (heilende) Behandlung anspricht und die Beherrschung von Schmerzen, anderen Krankheitsbeschwerden, psychologischen, sozialen und spirituellen Problemen höchste Priorität besitzt."

Eine andere Definition lautet: „Palliativmedizin dient der Erhaltung und Behandlung der Lebensqualität von Patienten und ihren Familien, die mit den Problemen konfrontiert sind, die mit einer lebensbedrohlichen Erkrankung einhergehen, und zwar durch Vorbeugen und Lindern von Leiden, durch frühzeitiges Erkennen, gewissenhafte Einschätzung und Behandlung von Schmerzen sowie anderen belastenden Beschwerden körperlicher, psychosozialer und spiritueller Art."

Diese Beschreibungen haben eines gemeinsam: Nämlich die Unterteilung von medizinischen Bemühungen in zwei Kategorien. Erstens Therapien, die zum Ziel haben, die Gesundheit wiederherzustellen, und zweitens diagnostische und therapeutische Maßnahmen, die per se nicht mehr zur Wiederherstellung der Gesundheit führen, sondern nur noch lindern und erleichtern.

Dabei sollten die beschriebenen Tugenden der Palliativmedizin – eine umfassende, schmerzorientierte, auf die Seele des Menschen Rücksicht nehmende Medizin – eigentlich zu jedem Zeitpunkt des Lebens Gültigkeit haben. Und nicht erst an seinem Ende.

Welche Gefahren bringt aber diese Zweiteilung der Medizin in eine kurative (heilende) und eine palliative (lindernde, erleichternde) Medizin mit sich?

Zu jedem Zeitpunkt des Lebens wird Heilung vom Betroffenen selbst unterschiedlich wahrgenommen. Die Wiederherstellung eines sogenannten gesunden Zustandes bleibt immer auf den jeweiligen Lebensabschnitt mit seinen jeweiligen Besonderheiten reduziert, und sie ist immer mit den Erwartungen des betroffenen Patienten verbunden.

Nach der Abheilung einer Schnittwunde am Fuß eines krabbelnden Säuglings ist lediglich die Möglichkeit des uneingeschränkten Krabbelns wieder gegeben. Die Möglichkeit des aufrechten Gehens bleibt dem Säugling trotz der Heilung weiter verwehrt. Und trotzdem würde niemand auf die Idee kommen, die Versorgung einer Schnittwunde am Fuß eines Babys als palliativen Schritt zu sehen.

Das Gleiche gilt für eine Augenoperation bei einem hochbetagten Patienten. Wenn durch das Einsetzen einer künstlichen Linse ein zuvor fast blinder Patient plötzlich wieder mehr schlecht als recht sehen kann, auch wenn die Gesamtsichtigkeit wegen einer Makuladegeneration (langsamer Funktionsverlust des „gelben Fleckens", dem Punkt des schärfsten Sehens auf der Netzhaut) immer noch schlecht ist, so wird er über diese Veränderung sehr erfreut sein. Auch wenn von einer Heilung im klassischen Sinne keine Rede sein kann.

Die Liste von medizinischen Maßnahmen, die zwar zu einer Verbesserung der Situation des Leidenden führen, aber dennoch den Sachverhalt „Heilung" nicht erfüllen, ist unendlich lang. Die sogenannte „Restitutio ad integrum", also die Wiederherstellung der Unversehrtheit, bleibt wohl lebenslang ein relativer und fragwürdiger Begriff. Denn auch nach der Implantation eines künstlichen Knie- oder Hüftgelenks sind zwar die zuvor bestehenden Schmerzen gelindert, die eingeschränkte Beweglichkeit verbessert, aber niemals ist der ursprüngliche natürliche Zustand wiederhergestellt worden. Anstelle des eigenen Knochens und des natürlichen Knorpels erfüllen jetzt metallische Implantate die Körperfunktion. Und auch das nur vorübergehend. Im Schnitt müssen solche künstlichen Gelenke wegen auftretender Verschleißerscheinungen nach 15 bis 20 Jahren wieder ausgetauscht werden. Trotzdem käme auch hier niemand auf die Idee, eine solche Operation als palliativen Eingriff zu bezeichnen.

Umgekehrt hat sich schon so manche Operation, die ursprünglich nur als palliativer Eingriff geplant war, für den Patienten als voller kurativer Erfolg herausgestellt. Nämlich dann, wenn durch eine solche Operation, Bestrahlung oder Chemotherapie ein Tumor plötzlich und schulmedizinisch fast unerklärbar verschwindet. Leider passieren solche Spontanheilungen nicht regelmäßig, aber es gibt sie doch immer wieder.

Und wenn man schließlich – aus einem philosophischen Blickwinkel – berücksichtigt, dass das Leben jedes Menschen, unabhängig von Art, Umfang und Qualität der medizinischen Betreuung, zum Tod führen muss, so könnte man sogar behaupten: Auch die beste Medizin ist im Grunde „lediglich" palliativ.

Vielen Definitionen haftet das Utopische der Unmöglichkeit an. Wie auch die WHO-Definition des Begriffs „Gesundheit" nichts anderes als das theoretische Paradies auf Erden beschreibt.

Auch der sorgen- und schmerzfreie Tod, den sich die Palliativmedizin zum Ziel gesetzt hat, bleibt in den meisten Fällen eine solche Utopie. Denn selbst bei medikamentös erreichbarer körperlicher Schmerzfreiheit kann der seelische Schmerz über das Ende des Lebens nicht aus der Welt des Individuums geschafft werden. Die Trauer über das Abschiednehmen von Angehörigen, über das Zurücklassen-Müssen von materiellen und ideellen Werten bleibt schmerzhaft. Es bleibt der Schmerz der Angehörigen, den Sterbenden gehen lassen zu müssen. Es bleiben Angst, Unsicherheit und Ungewissheit.

Unrealistische medizinische Zielsetzungen finden dann einen guten Nährboden, wenn das Bedürfnis des Menschen nach Trost und Erleicherung auf eine Institution trifft, die sich durch das Versprechen, Angst und Schmerz jeder Art verhindern zu können, Zulauf, Anerkennung und ein Behandlungsmonopol sichern will. Und kann. Ein weiteres Geschäft mit der Angst. Parteien, Staaten, Glaubensgemeinschaften und Sekten haben es seit jeher vorgezeigt: Im Gegenzug zur Befolgung der jeweis vorgeschriebenen Gesetze gibt es Absolution und die ersehnte Aufnahme, verbunden mit allen Vorteilen der jeweiligen Institution. Ein jahrhundertelang gut funktionierendes Geschäft, bei dem auch der Staat und vor allem seine Machthaber nicht schlecht ausgestiegen sind.

Was aber, wenn das Leben auf Erden bereits den früheren Ausschmückungen eines Himmels entspricht – zumindest für einen gewissen Prozentsatz der Menschen? Woran dann noch glauben? Wozu überhaupt noch sterben wollen? Und wer, oder welche Institution, könnte das eigene Sterben verhindern?

Heute haben Medizin- und Pharmaindustrie mit staatlicher Duldung die Rolle von Glaubensgemeinschaften eingenommen. Die Medizin bietet immerwährende Heilung von allen erdenklichen Leiden an. Sollte es dennoch zum Schlimmsten kommen, verspricht die Palliativmedizin die schmerz- und sorgenfreie Bewältigung des Sterbens.

Aber beides ist unrichtig.

Und entspricht nicht immer den Wünschen der Patienten.

Eine 36-jährige Patientin leidet an Eierstockkrebs im fortgeschrittenen Stadium. Der ganze Körper ist voll mit Metastasen. An eine Heilung ist schon lange nicht mehr zu denken. Von Seiten des betreuenden Krankenhauses wird die junge Frau palliativ betreut („nur noch", wie es in einem Arztbrief heißt).

Sie wiegt noch 39 kg, als sie wieder einmal ein Gespräch mit ihrer betreuenden Ärztin führt. „Wie geht es Ihnen so, Frau A.?", fragt die Ärztin. Frau A. lächelt verzweifelt. Tränen rollen ihr über die eingefallenen Wangen. „Schauen Sie mich einfach an, Frau Doktor, dann sehen Sie eh, wie es mir geht." Dann schweigt Frau A. erschöpft. Und auch die Ärztin schweigt. Es ist ein ruhiges, gehaltvolles Schweigen voller gegenseitigem Respekt.

Dann sagt die Medizinerin: „Frau A., ich wiederhole die für mich wichtigsten Fragen ... wie immer ... erstens, kriegen Sie genug Luft, und zweitens, kommen Sie mit unserer derzeitigen Schmerzmedikation zurecht?" Frau A. atmet schwer. Und sie sagt leise, um Kraft zu sparen: „Ja, mit der Luft komme ich zurecht, aber Schmerzen hab ich schon immer wieder." Liebevoll versucht die Ärztin zu intervenieren: „Ich habe Ihnen schon oft gesagt, dass Sie von den 1,3 mg Morphium-Tabletten locker bis zu vier am Tag dazunehmen können. Das ist überhaupt kein Problem. Und wenn das zu wenig sein sollte, dann

werden wir eben die Basistherapie um eine Stufe auf-
stocken."

Daraufhin sagt die sterbende junge Patientin einen
bemerkenswerten Satz: „Frau Doktor, das hab ich schon
versucht, aber dann schlafe ich den ganzen Tag, und das
will ich auch nicht, den kurzen Rest von meinem Leben
einfach so verschlafen." Sie macht eine Pause, um wie-
der mit der Luft auf gleich zu kommen, und sagt dann:
„Sagen Sie mir lieber, wie ich mit meiner Mutter umge-
hen soll, die zerbricht mir sonst noch."

Wer also über den fragwürdigen Begriff einer momentanen Heilung hinausblicken möchte, wird nicht imstande sein, eine klare Trennlinie zwischen kurativer
und palliativer Medizin zu erkennen.

Die Auslagerung unheilbar kranker Menschen in
ein neues Spezialfach der medizinischen Versorgung
ist vielmehr das Resultat eines Zeitgeists, der auch faule
Kredite in sogenannte „Bad Banks" auslagert. Nur damit das ursprüngliche Geldinstitut von allen Schulden
reingewaschen und lastenfrei erscheint. So bleibt auch
die Medizin eine gute, ja eine perfekte Institution. Denn
sie heilt, repariert alles. Sollte ein Mensch nicht mehr
heilbar sein, so ist er nicht länger ein Fall für die eigentliche Medizin. Es scheint, dass die ständig wach-
senden Strukturen rund um die Palliativmedizin nichts
anderes zum Ausdruck bringen als die Angst der Medizin, ihren Nimbus der Allmacht und Unbesiegbar-
keit im westlichen Wertesystem zu verlieren.

Dabei übersieht diese kurzsichtige Nomenklatur das
seelische Heil als integrativen Bestandteil eines um-
fassenden Gesundheitsbegriffes. Psychisches Wohlbefinden ist und bleibt essentieller Faktor des Begriffes
Gesundheit. Die Diagnosen Burnout-Syndrom und De-

pression sind anschauliche Beispiele dafür, dass auch körperlich gesunde Menschen als ungeheilt bzw. temporär unheilbar eingestuft werden müssen. Trotzdem käme niemand auf die Idee, solche Patienten der Palliativmedizin zuzuführen. Auf der anderen Seite gibt es multimorbide Karzinompatienten, deren Gesamtzustandsbild durchaus die Kriterien des Begriffes „gesund" widerspiegelt und die dennoch in die Palliativmedizin „abgeschoben" werden.

Herr A. ist 71 Jahre alt. Seit sieben Jahren leidet er an einem Prostatakarzinom. Korrekterweise müsste man sagen: Er trägt ein Prostatakarzinom in sich, denn er leidet nicht darunter. Weil es ihm weder Schmerzen noch Funktionseinschränkungen verursacht.

Seit sieben Jahren besucht er regelmäßig die urologische Spitalsambulanz. Zum Zeitpunkt der Diagnosestellung wurde nach reiflichen Überlegungen und ausführlicher Aufklärung des Patienten auf eine operative Entfernung der kranken Prostata verzichtet und einer medikamentösen Therapie der Vorzug gegeben. Herr A. hat diese Entscheidung zu keinem Zeitpunkt in Frage gestellt oder bereut. Außerdem fühlt er sich im Schwerpunktkrankenhaus bestens betreut. Er kennt schon so gut wie alle Ärzte und ist aufgrund seiner Bescheiden- und Zufriedenheit beliebt bei den Krankenschwestern.

Bis Folgendes passiert: Anlässlich der aktuellen Untersuchung sagt ein junger Oberarzt freundlich, aber unvermittelt: „Herr A., wir möchten Sie heute unserem Palliativteam vorstellen."

Der 71-jährige Patient fällt aus allen Wolken. Mit zitternder Stimme fragt er den Urologen: „Aber Herr Doktor, warum? Muss ich jetzt sterben? Es geht mir doch gut. Was ist passiert, was hat sich gegenüber dem letzten Mal verändert?"

Der Arzt bemerkt, was er beim Patienten angestellt hat, und versucht zu beschwichtigen: „Nein, Herr A., es ist nichts Schlimmes passiert, ich habe nur geglaubt, dass es vielleicht gut für Sie wäre, unsere Ärzte und Schwestern von der Palliativstation kennenzulernen."

Aber der Schaden ist nicht wiedergutzumachen. „Herr Doktor, ich möchte wissen, was sich derart verschlechtert hat."

Der Mediziner sieht keinen Ausweg mehr und sagt: „Na gut, Herr A., es ist einfach so, dass die Metastasen in der Wirbelsäule trotz der Medikamente und Spritzen immer mehr werden. Wir haben die Befürchtung, dass wir Sie nicht mehr heilen können."

Herr A. lächelt. Und mit beruhigender Stimme sagt er: „Also, Herr Oberarzt, Sie haben mich ja schon seit sieben Jahren nicht heilen können, und Sie sehen ja, dass ich immer noch lebe. Ich würde Sie bitten, dass Sie mich einfach weiterhin so behandeln wie bisher, weil es mit wirklich gut geht."

Für manchen Patienten bedeutet die Mitteilung, dass er ab einem gewissen Zeitpunkt seiner Erkrankung „nur noch" palliativ behandelt wird, die schöngefärbte Form eines Todesurteiles. Und todgeweihte Patienten passen nicht in das Selbstbildnis der modernen Medizin, die von sich selbst glaubt, alles zu jedem Zeitpukt heilen und reparieren zu können.

Doch nicht nur aus ethischer Sicht muss das Konzept der Palliativmedizin kritisch reflektiert werden. Man muss auch hinterfragen, welches Ziel die staatlichen Gesundheitslenker mit dieser Entwicklung verfolgen. Alleine schon die Trennung medizinischer Kosten in Vorsorge- und Heilungskosten, wie sie vom Hauptverband der Sozialversicherungen vorgenommen wird, lässt ahnen, dass die Medizin, so wie eine große Firma, in viele kleine, deutlich mehr Gewinn abwerfende Einzelunternehmen zerschlagen werden soll. Der nächste Schritt wäre dann die Aufschlüsselung der Behandlungskosten in kurative und palliative Kosten. Vielleicht wird es irgendwann auch einzeln zu bezahlende Versicherungen für den einen und den anderen Bereich medizinischer Versorgung geben. Denn schon jetzt wird zwischen den einzelnen Körperschaften in zunehmendem Maße über die Aufteilung der anfallenden Gesundheitskosten gestritten. Was liegt da näher, als sterbende Menschen aus der Gesamtheilkunde auszugliedern und in einem eigenen Topf zu sammeln. Jede Generation kann dann ja selbst bestimmen, wie gut dieser Topf finanziell ausgestattet werden soll.

Dabei gibt es gute Gründe, diese Entwicklung abzulehnen. Genauso wenig, wie es verschiedene Religionen für die verschiedenen Stadien des Lebens gibt, ist es notwendig, verschiedene Bereiche der Medizin für verschiedene Lebensabschnitte zu erfinden. Eine menschenwürdige Medizin sollte vielmehr eine ganzheitliche, lebensbegleitende Institution sein, in der dem einzelnen Mitglied einer Gesellschaft, je nach Situation und Bedürfnis, die jeweils beste Hilfe zuteilwird. Das kann im Fall einer schadhaften Herzklappe eine Operation sein, aber genauso gut kann einem Krebspatienten mit multiplen Metastasen durch Schmerzstillung und Gesprächsbegleitung eine Form von Heilung im Sinne von „Heil" zuteilwerden. Denn letztlich bleibt ja, umfassend betrachtet und auf längere Sicht gesehen, auch der operative Ersatz einer Herzklappe palliativ.

Frau G. begleitet ihren Gatten seit Jahren liebevoll. Er ist 82 Jahre alt und leidet seit zehn Jahren an Darmkrebs. Drei große Operationen, immer wieder Chemotherapien, Untersuchungen, Nachsorge und Vorsorge kennzeichnen diesen Lebensabschnitt. Jetzt allerdings scheint sich der nahende Tod abzuzeichnen. Die letzte Chemotherapie konnte die Gehirnmetastasen nicht mehr zum Schrumpfen bringen. Der Allgemeinzustand verschlechtert sich zusehends.

Im Krankenhaus, in dem bis jetzt alle Behandlungen durchgeführt worden sind, legt man Frau G. nahe, den Gatten mit nach Hause zu nehmen. Das mobile Palliativteam würde die weitere Behandlung übernehmen. Ohne die Tragweite der Entscheidung des Stationsarztes zu begreifen, willigt die Frau ein. Sie sagt: „Herr Doktor, Sie werden schon wissen, was für meinen Mann gut ist."

Der Entlassungsbrief wird geschrieben. Frau G. staunt nicht schlecht, als sie bemerkt, dass unter den 19 verordneten Medikamenten auch noch ein Chemotherapeutikum ist. Denn Chemotherapien haben ihrem Mann noch immer geholfen.

Dann kommt der erste Besuch des Palliativteams. Eine Ärztin und eine Schwester. Beide sehr bemüht und liebevoll.

„Frau G., das Chemo-Medikament und die Blutdruckmedikamente können wir eigentlich absetzen. Dann muss der Gatte nicht mehr so viele Medikamente schlucken."

Aber Frau G. wehrt sich. „Wenn mein Mann seine Blutdruckmedikamente nicht mehr bekommt, dann kriegt er ja noch einen Schlaganfall. Er hat eh schon so mit dem Krebs zu tun."

Die Ärztin und die Schwester bemühen sich, Frau G. klarzumachen, dass Herr G. den jetzigen Zustand nicht überleben wird. Frau G. ist tief verunsichert. „Bisher hat es aber immer geheißen, dass ich ihm die Medikamente regelmäßig geben soll, weil er nur so gesund werden kann. Warum jetzt auf einmal nicht mehr?" Sie weint. „Ich will meinen Johann aber noch nicht hergeben!"

Eine ganze Stunde lang bemüht sich die Palliativärztin, der Gattin des schwerkranken Patienten klarzumachen, dass Herr G. sterben wird. Und eine ganze Stunde lang wehrt sich Frau G. gegen diesen Gedanken. Sie will die Hoffnung nicht aufgeben. „Mein Johann hat sich schon so oft wieder erholt."

Bis die Ärztin mit einem Blick auf die Uhr sagt: „Frau G., wir müssen jetzt weiter. Für heute haben wir einmal die wichtigsten Sachen besprochen, wir lassen Ihnen jetzt eine Mappe da, in der Sie alle Unterlagen für die nächste Zeit finden. Ich kann übermorgen wieder kommen, dann können wir ja weiterreden. Freundlich und mitfühlend verlässt das mobile Palliativteam den Haushalt der Familie G.

Wieder alleine, blättert Frau G. in den zurückgebliebenen Unterlagen, während ihr Mann tief schläft und laut hörbar ein- und ausatmet. Dabei findet sie eine DIN-A4-Seite mit der Überschrift: „Was tun, wenn der Tod kommt." Sie erschrickt. Ist es mit ihrem Johann wirklich schon so ernst?

Und sie liest unter anderem: „Der Tod tritt ein, wenn der Herzschlag und der Atem aufhören. Was manchmal wie der allerletzte Atem wirkt, wird nach einigen Minuten noch von ein oder zwei langen Atemzügen vollendet."

Sie hält den Tränen nahe inne und lauscht den Atemzügen ihres Mannes. Nein, noch sind sie regelmäßig, oder? Sie wird unsicher.

Und sie liest gebannt weiter: „Wenn der Tod eingetreten ist, sollten Sie nicht gleich aktiv werden. Lassen Sie die Stille und Besonderheit dieses Augenblickes auf sich wirken. Lassen Sie sich Zeit. Lassen Sie Ihre Gefühle zu. Lassen Sie Erinnerungen an Gemeinsames auftauchen."

Frau G. bricht in Tränen aus. Ganz alleine mit ihrem Mann im Haus befällt sie plötzlich eine schreckliche Angst. Sie spürt einen Druck in der Brust. Aufgeregt geht sie auf und ab und misst ihren Blutdruck. Der ist viel zu hoch. Panik befällt sie. Was, wenn sie selbst ins Spital müsste? Wer würde sich dann um ihren Johann kümmern?

Draußen wird es dunkel. Wieder läuft sie zur Kommode, auf der die Sterbegebrauchsanweisung liegt: „Manche Angehörige haben Schuldgefühle, wenn sie im Augenblick des Todes nicht beim Sterbenden waren. Die Erfahrung zeigt jedoch, dass der Sterbende häufig geht, wenn er alleine ist." Vor ihren Augen verschwimmt noch: „Schließen Sie behutsam die Augenlider, legen Sie eventuell ein feuchtes Wattebäuschchen für ca. eine Stunde auf die Augenlider. Geben Sie vorsichtig die Zahnprothese wieder in den Mund." Dann wird ihr schwarz vor den Augen. Sie verliert das Bewusstsein.

Als Frau G. wieder erwacht, liegt sie auf dem Teppichboden. Als Erstes nimmt sie das ruhige, tiefe Atmen ihres Mannes wahr. Langsam rappelt sie sich hoch. Und glaubt, aus einem Albtraum erwacht zu sein. Bis sie auf der Kommode den Zettel mit den Todesanweisungen sieht.

Vermutlich gibt es keine universell gültigen Gebrauchsanweisungen und Vordrucke für den Augenblick des Todes. Jeder Mensch wird seinen eigenen Zugang finden wollen und müssen. Und immer ist dem individuellen Gespräch der Vorzug zu geben gegenüber der unpersönlichen amtlichen Information.

Und ob ein Verstorbener seine Zahnprothese wieder in den Mund, einen Wattebausch auf die Augen bekommt oder nicht, hat mit Palliativmedizin nichts zu tun. Den Leichnam wie eine Puppe zu drapieren kann vielleicht den Prozess des Abschiednehmens erleichtern, hat aber keinen Einfluss auf die künftigen Geschehnisse unter der Erde. Denn ab dem Augenblick des Todes sollte mehr und mehr die Erinnerung an den Verstorbenen die gedankliche Verbindung zu ihm übernehmen.

Tod auf Krankenschein?

Es existiert ein ungeschriebener, aber in den Köpfen und Handlungen der Mediziner tief verwurzelter Kodex, der heißt: Heilen und Leben retten um jeden Preis. Nicht zuletzt deshalb scheiden sich auch die ärztlichen Geister am Begriff der Sterbehilfe. Denn das Töten eines Menschen scheint auf den ersten Blick nicht mit den ärztlichen Tugenden vereinbar zu sein.

Der ethisch einwandfreie Arzt rettet und erhält körperliches Leben, auch um jeden psychischen Preis. Denn die Seelen der Patienten hat die Medizin schon lange aus den Augen verloren.

Es ist derzeit keine therapeutische Option, den körperlichen Tod in Kauf zu nehmen, um das seelische Wohlbefinden zu wahren. Die moderne Medizin steht der Seele und ihren Bedürfnissen ebenso hilflos und abschätzig gegenüber, wie die Religion jahrhundertelang dem Körper verständnislos gegenübergestanden ist.

Hinter dem allgemeinen Begriff der Sterbehilfe verbergen sich mehrere verschiedene Sachverhalte, die sorgfältig voneinander differenziert werden sollten:

1. Die aktive Sterbehilfe (aktive Euthanasie), also das Töten – im besten Fall – auf Verlangen des Erkrank-

ten. Diese Form der Sterbehilfe ist in den meisten westlichen Ländern nicht erlaubt und strafbar.

2. Die Beihilfe zur Selbsttötung. Der Arzt stellt dabei die Mittel zur Verfügung, allerdings nimmt der Patient die zum Tode führende Handlung selbst vor. Diese Form der Sterbehilfe ist im Gegensatz zu Österreich zum Beispiel in Deutschland und Schweden erlaubt.

3. Sterbehilfe durch Therapieverzicht oder -abbruch, auch passive Sterbehilfe genannt. Diese Form der Sterbehilfe ist in fast allen Ländern straffrei.

4. Die indirekte Sterbehilfe durch schmerzlindernde Therapie unter Inkaufnahme einer Lebensverkürzung, die aber nicht Primärziel der Behandlung ist. Diese Form der Sterbehilfe ist ebenso straffrei.

5. Der Vollständigkeit halber sollte noch die versehentliche Sterbehilfe als Nebenwirkung einer medizinisch gut gemeinten pharmakologischen Therapie am Lebensende erwähnt werden.

Penibel unterschieden werden sollte zwischen aktiver Sterbehilfe im Sinne einer Tötung auf Verlangen des Patienten und einem medizinisch begleiteten Sterben-Lassen. Während medizinische Maßnahmen der aktiven Sterbehilfe auch bei einem gesunden Menschen zum Tode führen würden, führen die medizinischen Maßnahmen im zweiten Fall nur beim Kranken zum Tode.

Es muss auch in Betracht gezogen werden, ob medizinische Interventionen zu einem vorzeitigen Ende eines natürlichen Krankheitsverlaufes führen, oder ob durch das Aussetzen von medizinischen Maßnahmen ein sinnloses Leiden weiter verlängert wird.

Immer wieder werden im Zusammenhang mit Sterbe-hilfe die beiden institutionalisierten Fachwelten Recht und Ethik bemüht. Dabei muss klar gesagt werden, dass beide Begriffe im Laufe der Geschichte zahlreichen äu-ßeren Größen angepasst und in ihrem Inhalt jeweils verändert wurden. So ist die kirchlich-religiöse Ethik eine andere als die eines demokratischen säkularen Gesellschaftssystems. Ethik verändert sich im Lauf der Geschichte, indem sie sich an Kriegs- und Friedenszei-ten anpasst. Die Ethik des Kommunismus unterschei-det sich wesentlich von der Ethik des Kapitalismus. Islamische Ethik unterscheidet sich von jüdischer Ethik. Die Ethik der Räuber ist eine andere als die der Gen-darmen. Naturheiler haben eine andere Vorstellung von Ethik als die Pharmaindustrie.

Die Aufzählung der Differenzierungsmöglichkeiten könnte beliebig fortgesetzt werden und ist selbstver-ständlich auch auf den Begriff des Rechts anzuwenden. Es ist unglaublich, wie schnell die Ethik der Schlachtfel-der des Zweiten Weltkriegs oder der Indochinakriege vergessen war. Besonders in Hinblick auf den Wert und die Integrität des Lebens. Und doch war eine heute unvorstellbare Ethik für einen erschreckend langen Zeitraum Realität.

Wenn man nach einer wirklich konstanten und im-mer gleichbleibenden, verlässlichen Größe im Leben und Sterben der Menschen seit Anbeginn der Tage su-chen möchte, muss man schon auf verlässlichere und konstantere Größen wie die Gravitationskraft zurück-greifen. Auch andere physikalische Grundgrößen wie das Wellenspektrum des Sonnenlichts und der Erhal-tungssatz des Gesamtimpulses eines Systems sind zu-verlässiger als unterschiedliche Definitionen von Recht und Ethik. Denn ihre Beschaffenheit ist unabhängig von menschlicher Denkweise und wesentlich solider und zeitgeistresistenter als religiöse, ethische oder rechtliche Grundwerte.

Erwähnt werden muss in diesem Zusammenhang auch die aktive Sterbehilfe gegen den Willen des Patienten. Diese unfreiwillige Euthanasie passiert immer dann, wenn noch lebensfähige Patienten aufgrund einer Entscheidung von Dritten getötet werden. Diese Form der aktiven Sterbehilfe kann in gewissen Fällen, wenn schon nicht gegen den Willen, so doch zumindest ohne Einwilligung des Patienten erfolgen, wie zum Beispiel bei geistig schwer behinderten Personen.

Diese Form der aktiven Sterbehilfe gegen den Willen des Patienten bringen wir in erster Linie mit menschenverachtenden diktatorischen Systemen wie etwa dem Nationalsozialismus in Verbindung, wo unzählige Menschen als „unwertes Leben" etwa in Behindertenheimen getötet wurden. Doch man muss sich bewusst sein, dass es bei jeder Form der Sterbehilfe Grauzonen gibt: Wenn – mit oder ohne Gespräch mit den Angehörigen – entschieden wird, die lebenserhaltenden Geräte, an die ein Wachkomapatient angeschlossen ist, abzuschalten, oder auf eine weitere Behandlung eines schwerkranken, sterbenden alten Patienten verzichtet wird, dann fallen auch diese Entscheidungen ohne explizite Einwilligung der Patienten. Und ob wir dafür den schönen Begriff des Therapieverzichts wählen oder jenen der Sterbehilfe, ändert nichts an den Fakten.

Wenn in Belgien als erstem Land Europas 2014 die Sterbehilfe für Kinder legalisiert wird, stellen sich aber folgende Fragen: Wie kann das geforderte Kriterium der Urteilsfähigkeit des Kindes je erfüllt sein? Wie kann die Urteilsfähigkeit eines gesunden Erwachsenen mit der eines unheilbar kranken Kindes verglichen, wie soll sie evaluiert werden? Welche Autonomie hat ein Kind? Welcher Arzt, welcher Richter kann sich in ein unheilbar krankes Kind hineindenken, welches todkranke Kind versteht die Gedankengänge eines Arztes oder eines Richters? Ab welchem Alter kann und darf ein Kind entscheiden, ob es weiterleben oder sterben will? Machen Kinder nicht prinzipiell das, was sie von ihren Eltern gelernt und bei ihnen erlebt und gehört haben? Bis zu welchem Grad haben Eltern überhaupt ein Recht, über Leben und Tod eines Kindes zu entscheiden? Und sollte es nicht vielmehr Sorgepflicht als Sorgerecht heißen? Bedeutet die Tatsache, dass immer mehr Kinder erfolgreich im Reagenzglas künstlich gezeugt werden, auch, dass die Gesellschaft künstlich Leben beenden darf? Wann wird Fürsorge zur Anmaßung?

Und all diese Fragen, die für die Sterbehilfe für Kinder gelten, sollten auch bezüglich todkranker Menschen am Ende des Lebens gestellt werden.

Sterbehilfe – beim Sterben helfen

Es ist wenig erstaunlich, wie unterschiedlich die Begriffe „Sterbehilfe" und „Geburtshilfe" in der öffentlichen Diskussion bewertet werden. Während die Geburtshilfe in der einen oder anderen Form seit Jahrtausenden anerkannt und in ihrer Notwendigkeit unstrittig ist, scheiden sich am Begriff der Sterbehilfe die Geister. Geht man aber davon aus, dass der Geburtsvorgang zu Beginn des Lebens das natürliche Gegenstück zum Sterben am Ende des Lebens darstellt, so fragt man sich: „Warum all die Aufregung?"

Natürlich ist der Irrtum rasch aufgeklärt. Das Wort Sterbehilfe wird für zwei vollkommen unterschiedliche Vorgänge synonym verwendet. Denn niemand stößt sich an der Sterbehilfe in Form des Hospizgedankens oder der ärztlichen Begleitung beim Vorgang des Sterbens. So sollte aus der Sicht des Arztes Sterbehilfe auch stattfinden. Gespräch, so lange und so weit wie möglich, Schmerzfreiheit für den Sterbenden und einfache Präsenz im Sinne von jederzeitiger Erreichbarkeit bei unvorhergesehenen Komplikationen. Das wäre, kurz skizziert, der wünschenswerte und ethisch unstrittige ärztlich-menschlich-medizinische Inhalt des Wortes „Sterbehilfe". Hätte das Wort seit der missbräulichen Verwendung während der NS-Zeit nicht einen höchst anrüchigen Beigeschmack, könnte man dafür den Begriff „Euthanasie" verwenden. Denn das bedeutet, aus dem Griechischen übersetzt, einfach „guter Tod", und den sollte eine humane Medizin jedem Schmerzpatienten bieten können und wollen – als Gegenstück zur Eugenik: Dieser griechische Terminus bedeutet schlicht „gute Geburt" und hat semantisch nichts mit der Lehre von den Genen zu tun.

Der 87-jährige Bäckermeister B. will unbedingt sterben. Ein Autounfall vor zwei Jahren hat etliche Rippenbrüche und eine nicht mehr ausreichend funktionierende Lunge hinterlassen. Trotz permanenter Sauerstoffzufuhr und intensivster medizinischer Anstrengungen kann sich der gebrochene alte Mann nur noch zwischen Rollstuhl und Bett hin und her bewegen. Jede Bewegung kostet so viel Kraft und damit auch Sauerstoff, dass die Lippen blau werden und der Patient wie wild zu atmen beginnt. Selbst das Essen strengt ihn dermaßen an, dass er sich schon seit geraumer Zeit den Tod wünscht.

Hausärztin, Pflegedienst, Kinder und Enkelkinder geben ihr Bestes. Organisieren Ergo- und Physiotherapie, erledigen Amtswege, bringen Medikamente aus der Apotheke, veranlassen Rettungstransporte zum Katheterwechsel, versuchen die 24-Stunden-Pflege zu Hause so gut wie möglich zu gewährleisten. Aber immer wieder wünscht sich der alte Bäckermeister eine Spritze zum Sterben. Dabei röchelt er jedes Mal nach Luft. Zwei Sätze, hintereinander gesprochen, bringen ihn der totalen Erschöpfung nahe.

Die Hausärztin hat dieses Ansinnen schon öfters strikt von sich gewiesen. „Herr B., ich werde keinen Menschen töten. Ich bin Ärztin." Der Bäckermeister nickt nach diesen Worten jedes Mal resignierend und sagt „Ich versteh." „Aber ich werde Ihnen jeden Schmerz nehmen und Sie nicht leiden lassen", sagt dann die Ärztin, und der Patient antwortet knapp: „Ist gut."

Ansonsten läuft jede Visite nach demselben Schema ab. Ein kurzer Gruß, dann die Bitte an die Pflegerin, den Oberkörper des Patienten frei zu machen. Das Abhören der Lunge. Ein neues Antibiotikum. Die Frage: „Haben Sie eh keine Schmerzen?" Die immer gleiche Antwort des Bäckers, indem er einfach den Kopf schüttelt. Und die zweite Frage: „Kriegen Sie genug Luft?", und auch da immer die gleiche Antwort: „Es geht grad so." Und zum Schluss sagt die Ärztin: „Also, bis zum nächsten Mal."

Nur einmal, ein einziges Mal verändert sich das Ritual.

Eine Famulantin begleitet die Ärztin. Unvermittelt unterbricht diese die festgefahrene Untersuchungsabfolge. „Sagen Sie einmal, wie war das so, früher, als Bäcker?"

Und zum Erstaunen der Ärztin beginnt der alte Bäckermeister zu erzählen. Einen Satz nach dem anderen.

Dabei wendet er den Blick nicht vom Gesicht der Famulantin. Er spricht langsam. Über das Aufstehen um ein Uhr nachts, über die Handsemmeln. Seine Stimme ist schwach und leise. Die Ärztin wartet geduldig. Denn lange würde die Luft nicht reichen. Aber die Luft wird nicht weniger, wird nicht zu wenig. Eine halbe Stunde lang. Dann unterbricht sie den Erzählfluss: „Herr B., ich muss noch andere Hausbesuche machen, aber ich kann Ihnen die junge Frau Doktor dalassen", und an die Famulantin gerichtet: „Ich hole Sie dann einfach am Rückweg ab, O.K.?"

Die Famulantin bleibt noch eineinhalb Stunden. Über den Weltkrieg, den frühen Verlust der Mutter, die viel zu frühe Verantwortung für Geschäft und Geschwister, die Ehelosigkeit, über die Trauer in seinem Leben erzählt der alte Mann. Im Rollstuhl. Fast flüsternd. Aber einen Satz nach dem anderen. Wie eine Maschine bringt er einen Satz nach dem anderen hervor.

Die ganze Zeit über sitzt die Famulantin fast regungslos auf einem Hocker neben dem alten Bäckermeister. Dann fragt sie: „Und warum wollen Sie unbedingt sterben?"

Der alte Mann schweigt. Eine kleine Ewigkeit.

Dann sagt er leise: „Weil sich noch nie jemand für mein Leben interessiert hat." Er macht wieder eine nachdenkliche Pause. „Das wäre so schön, wenn man jemanden zum Reden hätte."

Auch nach der Beendigung ihrer Lehrfamulatur bei der Hausärztin besucht die Famulantin den Bäckermeister in mehr oder weniger regelmäßigen Abständen. Manchmal bringt sie auch ihren Freund mit. Bis zu seinem Lebensende aufgrund einer Lungenentzündung zwei Jahre nach der besagten Visite verlangt Herr B. nie mehr nach einer Spritze zum Sterben.

Der Wunsch zu sterben ist immer legal. Er kann im Laufe des Lebens aus verschiedenen Situationen heraus entstehen und auch geäußert werden. Er kann Ausdruck der Verzweiflung, überschäumender Freude, aber auch einfach ein Hilferuf sein. Kopfschmerzpatienten berichten zum Beispiel immer wieder über derart heftige Schmerzattacken, dass sie sich in einem solchen Moment den Tod herbeiwünschten. Dabei wissen sie aber genau, dass der Wunsch nach schnellem Sterben nach dem Ende des Migräneanfalls wieder erloschen sein wird.

Nicht jeder Patient, der den Wunsch nach einem künstlichen Tod äußert, will unbedingt sofort sterben. Aber er will gehört, verstanden, ernst genommen werden. Denken wir nur an unglücklich verliebte junge Menschen. Sie sind das Paradebeispiel dafür, dass auch seelische Schmerzen Todessehnsucht auslösen können.

Immer wieder gelingt es feinfühligen Lebensbegleitern und Ärzten, die Umgebungsbedingungen schwerkranker oder seelisch leidender Patienten derart zu verändern, dass sie einem Weiterleben zustimmen. Manchmal als generelle Umorientierung, manchmal wenigstens vorübergehend.

Oft genügt schon das ärztliche Versprechen, in jeder Phase des Sterbens Schmerzfreiheit sicherzustellen. Schmerz und Angst vor Schmerz sind ernstzunehmende Ursachen für den Wunsch nach einem vorzeitigen Lebensende. Und zugegebenermaßen kann die konsequente Einhaltung eines solchen Versprechens auch tatsächlich zu einem vorzeitigen Tod führen.

Ein Postulat einer menschenwürdigen Medizin, die über die tagtäglich wechselnden juridisch-ethischen Umgebungsbedingungen und über alle zeitgeistabhängigen Strömungen hinauswächst, könnte lauten: „Dem

Sterbenden auf seinem Weg ärzliche Begleitung anzubieten, auf Wunsch Schmerzfreiheit zu ermöglichen, auch um den Preis eines verkürzten Lebens." Denn oft genug führt eine entsprechende Schmerztherapie mit Morphinen und anderen Schmerzmitteln zu einer Reduktion der möglichen Lebensdauer. Diese medizinisch hervorgerufene Lebenszeitreduktion hat aber nicht das Geringste mit der Tötung auf Verlangen des Patienten gemeinsam. Im einen Fall ist die Nebenwirkung einer notwendigen Schmerztherapie Grund für die Verkürzung der Gesamtlebenszeit, im anderen Fall wird die Wirkung von toxischen Dosen von Arzneimitteln dazu verwendet, einen Menschen zu töten und ihn dadurch von seinen Leiden zu befreien.

Aber es muss auch erlaubt sein, über solche Formen einer „passiven" Sterbehilfe hinauszudenken: Wenn es schon immer wieder passiert, dass medizinische Therapie zum unbeabsichtigten Tod eines Patienten führt, warum darf sich dann ein Patient nicht den Tod von eben dieser Medizin erbitten? Ist denn der versehentliche Tod als Kollateralschaden moderner Medizin moralisch besser als der gewünschte Tod eines unheilbar kranken Patienten?

Herr P. ist 78 Jahre alt und leidet an einem weit fortgeschrittenen Prostatakarzinom. Er sagt seit Jahren zu seinen Ärzten: „Ich möchte über jede Veränderung meines Befundes offen und schonungslos aufgeklärt werden. Ich ersuche um Offenheit." Meistens lächelt er dabei. Er ist der Inbegriff von Bescheiden- und Zufriedenheit. Im Spital wird er „Herr Dankbar" genannt, bei Ärzten und Pflegepersonal ist er gleichermaßen beliebt. Seiner Gattin gegenüber sagt er seit Beginn der Erkrankung: „Meine Liebe, ich werde dir sicher nicht zur Last fallen."

Bei der letzten Kontrolle wurden bei Herrn P. Skelett-metastasen in der Wirbelsäule, dem Becken- und in beiden Oberschenkelknochen festgestellt. Ein paar Tage nach der Kontrolle bittet er seinen Hausarzt zu sich. „Herr Doktor, bitte schließen Sie die Tür, ich möchte nicht, dass meine Frau etwas von unserem Gespräch mitbekommt." Der verwunderte Arzt schließt die Türe hinter sich, rückt einen Sessel ans Krankenbett und signalisiert seine Bereitschaft zuzuhören, indem er den Kopf zur Seite neigt und Herrn P. aufmerksam ins Gesicht blickt.

„Herr Doktor, Sie haben meinen Befund gelesen und werden mir helfen, oder?"

Ohne jeden Hintergedanken sagt der Arzt: „Ja, natürlich werde ich Ihnen zur Seite stehen." Und nachdem die beiden schon etliche Gespräche über das Sterben geführt haben, fügt er hinzu: „Ich hab Ihnen schon mehrmals gesagt, dass Sie keine Schmerzen werden leiden müssen, und wenn Sie es wünschen, werde ich auch beim Sterben, so gut es zeitlich möglich sein wird, bei Ihnen sein."

Herr P. schweigt eine Weile, dann sagt er unvermittelt: „Herr Doktor, wie viele Schmerztabletten muss ich nehmen, damit ich einfach einschlafe?"

Damit hat der Arzt nicht gerechnet. Auch er schweigt eine Weile und versucht fieberhaft, die richtigen Worte zu finden. „Herr P., ich werde alles für Sie tun, und ich verspreche Ihnen noch einmal, dass Sie nicht leiden werden. Sie müssen Ihr Leben nicht selbst beenden." Und nach einer Unterbrechung, um den folgenden Worten mehr Gewicht zu verleihen: „Mein Berufsethos und die gesetzliche Lage in unserem Land verbieten es mir außerdem, Ihnen Sterbehilfe zu leisten. Auch wenn ich Verständnis für Ihre Situation habe."

Der letzte Satz genügt Herrn P. offensichtlich. Er klammert sich von da an an die Hoffnung, dass das Verständnis des Arztes größer sein würde als sein Respekt vor den gesetzlichen Rahmenbedingungen. „Sie könnten mir ja einfach sagen, wie viele meiner Morphiumtabletten wahrscheinlich tödlich wirken würden." Herr P. lächelt verschmitzt. „Sagen wir 20. Und Sie müssen nur nicken."

Es scheint, als wären seine Schmerzen verflogen, so sehr zieht ihn das Frage- und Antwortspiel in Bann. „Selbstverständlich würde ich niemals von Ihnen verlangen, dass Sie mir die Tabletten beschaffen oder verschreiben, und ich möchte Sie auch nicht in die Sache mit hineinziehen, wenn ich meinen letzten Weg antrete." Dann schweigen beide.

Herr P. unterbricht die nachdenkliche Ruhe als Erster: „Herr Doktor, wenn ich die mir zustehende Ration Morphiumtabletten eine Zeit lang nicht einnehme, sondern die Schmerzen im Körper einfach ertrage, damit ich mir die notwendige Menge der Medizin aufsparen kann, dann kann doch niemand Ihnen einen Strick aus meinem Entschluss drehen. Oder?"

Der Arzt denkt lange nach. Die Ruhe und Ausgeglichenheit, mit der Herr P. seine Krankheit bis jetzt angenommen und ertragen hat, haben ihn stets beeindruckt. Es gab noch nie ein Wort der Wut oder der Verzweiflung. „Das ist mein Schicksal, ich werde es annehmen und dankbar sein." Und Herr P. hat diese Worte in den letzten drei Jahren auch immer gelebt. Ob seiner Frau oder den Töchtern gegenüber, immer war es ihm wichtig, nicht lästig zu sein oder zur Last zu fallen. Keine Wartezeit war ihm zu lang, kein Bestrahlungstermin zu spät. Keine Chemotherapie zu kräfteraubend.

„Und warum jetzt?", fragt der Arzt.

Herr P. lächelt. „Weil ich seit vier Tagen das Bett nicht mehr verlassen kann, weil ich eine Windel brauche und meine Frau mich wickeln muss, weil ich den ganzen Tag Schmerzen habe und weil wir beide wissen, dass mein Zustand auf keinen Fall mehr besser werden kann. Das verstehen Sie doch, oder?"

Der Arzt kämpft, sucht nach einem Ausweg. Herr P. berührt ihn.

Dann sagt er: „Lieber Herr P., sagen Sie mir, was ich tun soll."

Aber der antwortet nur: „Herr Doktor, das werde ich Ihnen überlassen, und ich werde Ihre Entscheidung annehmen."

Nach einer Ewigkeit sagt der Arzt: „Herr P., ich lasse Ihnen jetzt noch ein zusätzliches Rezept für Morphium da. Sie sollen nicht leiden müssen."

Die beiden Männer schauen sich bewegt in die Augen. Herr P. weint.

Drei Tage später wird der Arzt von Herrn P.s Gattin zu einer weiteren Visite gerufen. Ihr Gatte sei seit dem Morgen benommen, verwirrt und nicht mehr richtig ansprechbar. Dem Arzt gelingt es dennoch, Herrn P. aus seinem fast komatösen Zustand aufzuwecken und Blickkontakt herzustellen. Ganz nahe beugt er sich zum Kopf des Patienten und fragt: „Wollen Sie es wirklich so, oder soll ich Ihnen helfen?" Mit allen Sinnen versucht er, die Antwort von Herrn P. richtig zu verstehen. Und der sagt mit leiser Stimme nur ein Wort: „Danke."

Die Art, wie er es sagt, macht den Arzt sicher, dass Herr P. weder den Magen ausgepumpt bekommen noch sonst eine medizinische Intervention über sich ergehen lassen möchte. Selbst den Tränen nahe, sagt der Arzt: „Dann wünsche ich Ihnen alles Gute." Und fügt noch hinzu: „Sie sind ein großartiger Mensch."

Aber auch organisch kerngesunde Menschen können unheilbar krank sein. Nicht nur Krebs, Unfälle und schwere neurologische Erkrankungen führen zur notwendigen Auseinandersetzung mit dem vorzeitigen Tod. Eine vergessene Minderheit von psychisch unheilbar kranken Menschen lebt Tag für Tag unbemerkt unter uns. Sie bluten nicht, haben keinen körperlichen Schmerz, gehen sogar oft noch einer Beschäftigung nach oder ziehen ihre Kinder groß. Und die Bezeichnungen für ihre Erkrankungen klingen nicht so dramatisch wie „Todesurteil Krebs". Ihr Schicksal ist vielleicht besonders tragisch.

Herr H. hat bereits 43 dokumentierte Selbstmordversuche hinter sich. Er ist 62 Jahre alt, seit 15 Jahren krankheitshalber pensioniert und will seit über 20 Jahren nicht mehr leben. Im Durchschnitt hat er seither zwei Selbstmordversuche pro Lebensjahr unternommen. Dabei ist er sieben Mal wiederbelebt worden, hat insgesamt drei Monate auf Intensivstationen und fast drei Jahre in Krankenhäusern verbracht.

Die medizinische Diagnose lautet endogene Depression. Medikamentöse Behandlungen, Elektroschocks und Kältetherapien, Kuraufenthalte und Tiefschlaftherapien haben an diesem Lebensgefühl nichts geändert. Schlicht ausgedrückt: Herr H. ist einfach unglücklich ohne nachvollziehbaren Grund.

Zu keinem Zeitpunkt wollte Herr H. medizinisch behandelt werden. Während eines seiner zwangsweisen Psychiatrieaufenthalte sagt er: „Es gibt ja auch Menschen, die ohne Grund immer glücklich sind, warum werden die nicht psychiatrisch behandelt? Die sind ja auch nicht normal, oder? Und er sagt, dass er der Gesellschaft und sich selbst nicht zur Last fallen wolle, dass er durch seinen

Freitod niemanden belästigen wolle und dass er vollstes Verständnis für seine Gattin habe, weil sie sich von ihm getrennt habe.

Dutzende von Psychiatern versuchen ihn im Laufe der Jahre zum Leben zu überreden und geben ihr Bestes, ihn und seine Gedankengänge zu verstehen. Aber Herr H. hat keine Freude am Leben. Er habe das Gefühl von Lebensfreude einfach noch nie verspürt. Das Leben sei ihm immer eine Last gewesen. Die Verantwortung für die beiden Kinder immer zu viel. Er wolle einfach nur tot sein.

Einmal sagt er: „Ich verstehe nicht, wie ein Mensch so viel Pech haben kann." Eine junge Oberärztin sitzt ihm gegenüber und meint tröstlich: „Herr H., ich kann Sie beruhigen, Sie sind nicht der Einzige hier, der unter dieser schlimmen Krankheit leidet." Darauf Herr H. in ruhigem Ton: „Nein, Frau Doktor, das meine ich nicht, und übrigens, dass ich krank bin, das sagen nur Sie, ich fühle mich durchaus gesund, ich möchte nur nicht mehr weiterleben. Nein, was ich meine, ist, dass ich schon von Bäumen geschnitten, aus Badewannen gefischt worden bin, am Bahnübergang nur schwer verletzt wurde und mir der Magen immer zu früh ausgepumpt worden ist. Das ist mein Pech, verstehen Sie?"

Die junge Fachärztin beginnt nachzudenken. Herr H. stellt manche ihrer Denkweisen über psychiatrische Erkrankungen in Frage. Sie beschließt, den Patienten weiter zu begleiten. Und Herr H. hat das erste Mal das Gefühl, von einem Arzt ernst genommen zu werden. „Wenn Sie mit mir reden möchten, dann nehme ich Ihr Angebot dankbar an. Obwohl ich Ihnen gleich sagen muss, dass ich nie so gesund werden kann, wie Sie das alle möchten", sagt er.

Die Ärztin schlägt Herrn H. ein Geschäft vor: „Wenn Sie mir versprechen, dass Sie mich vor einem neuerlichen Selbstmordversuch anrufen, dann entlasse ich Sie aus dem Krankenhaus." Er willigt ein. Wöchentliche ambulante Gesprächstermine werden vereinbart und Herr H. verlässt die Psychiatrie. Herr H. ist zuversichtlich. Zum ersten Mal fühlt er sich ernst genommen. Aber das angenehme Gefühl ändert nichts an seiner Todessehnsucht.

Letztlich gelingt es ihm im Lauf des folgenden Jahres in unzähligen Gesprächen, der Ärztin klarzumachen, dass er sterben dürfen will. Die engagierte Medizinerin verbucht es zumindest als Teilerfolg ihrer Bemühungen, dass in dieser Zeit keine weiteren Suizidversuche stattgefunden haben. „Aber das ist nur, weil ich es Ihnen versprochen habe", sagt Herr H. Dabei lächelt er sogar.

Irgendwann fragt er: „Glauben Sie jetzt, dass Sie mich verstehen können?" Und auch wenn die Ärztin keine Antwort auf die Frage gibt, fühlt sich Herr H. seinem Ziel näher gekommen.

Eines Abends bekommt die Psychiaterin einen Anruf. „Frau Doktor, ich weiß, dass Sie mir nicht helfen dürfen. Aber ich stelle Ihnen nur eine Frage." Dann zählt Herr H., ohne sich selbst dabei ein einziges Mal zu erwähnen, eine Abfolge verschiedener Medikamente in unterschiedlichen Dosen auf und fragt: „Glauben Sie, dass ein Patient sterben würde, wenn er diese ganzen Medikamente einnimmt?"

Kurz überlegt die Ärztin, wie sie antworten sollte. Sie erinnert sich noch einmal an die vielen Gespräche, deren einziges Ergebnis wachsendes Verständnis für Herrn H.s Situation war. Und dann sagt sie leise: „Ja", macht eine Pause und fährt dann fort: „Ich wünsche Ihnen alles Gute." Und legt auf.

Eine Woche später bekommt sie eine Todesanzeige. „... nach langem und mit größter Geduld ertragenem Leiden ... von uns gegangen ..." Ein handgeschriebenes „Danke" steht über der Unterschrift beider Söhne.

Die Begriffe Gesundheit und Krankheit werden durch den Tod relativiert. In vielen Fällen bedeutet der Tod für schwerkranke Patienten auch die Befreiung von Leid und Schmerz und könnte im Grunde auch als Genesungsprozess gesehen werden. Wenn der griechische Philosoph Sokrates, nachdem er zum Tode verurteilt und ihm der Schierlingsbecher gereicht worden war, gebeten haben soll, man möge Askleipios, dem Gott der Heilkunst, einen Hahn opfern, so hat er damit gemeint, dass er nun vom Leben geheilt sei und den Tod als Zustand vollständiger Gesundheit angenommen habe.

So kann auch der Wunsch nach Sterbehilfe aus zwei Blickwinkeln gesehen werden. Einerseits wollen viele todkranke Menschen ihren Angehörigen nicht zur Last fallen, andererseits kann der Wunsch nach dem baldigen Tod als Erlösung und damit als Wiederherstellung einer besonderen und endgültigen Art der Gesundheit interpretiert werden.

Auch noch so ausgefeilte Gesetzestexte und ethische Gebrauchsanweisungen von noch so hochkarätig besetzten Kommissionen können keine allgemeinen, immer gültigen und immer befriedigenden Antworten auf die vielen Fragen rund um das Lebensende geben. Sie können ärztliche Kompetenz und menschliche Feinfühligkeit nicht ersetzen. Solange Krankheiten in ihrem Verlauf und ihrem Einfluss auf die Psyche der Patienten nicht gesetzlich reglementiert werden können, sollten auch die möglichen ärztlichen Antworten nicht vom Gesetzgeber determiniert werden. Rahmenbedingungen sind sinnvoll. Die letzten Entscheidungen zum Wohl des Patienten sollten aber einer intimen, starken, von Respekt und Demut gekennzeichneten Arzt-Patient-Beziehung überlassen werden. Um das zu ermöglichen, müsste die Politik die Medizin wieder den Patienten und ihren Ärzten zurückgeben.

Eine Utopie?

Nachwort

Gib jedem Tag die Chance,
zum schönsten deines Lebens zu werden.

Mark Twain

Jahrhundertelang, so wollte es der Volksmund, sollte der Hochzeitstag der schönste Tag im Leben sein. Heute dagegen hat es den Anschein, dass wir ein Leben lang nach dem schönsten Tag suchen. Suchen wollen können. Was ja auch abseits der Spaß- und Lustgesellschaft sinnvoll erscheint. Denn wenn der Hochzeitstag wirklich der schönste Tag des Lebens bleiben sollte, würden alle folgenden Tage und Jahre einen wesentlichen Teil ihrer Attraktivität einbüßen. Nämlich die Möglichkeit, theoretisch zum schönsten Tag, zur schönsten Zeit des Lebens werden zu können. Und tatsächlich kann diese hypothetische Freude auf einen neuen schönsten Tag eine Energiequelle sein, auch weniger schöne Tage zufriedenstellend zu meistern. Nichts ist deprimierender, als die Hoffnung auf neue Höhepunkte schon zu Lebzeiten begraben zu müssen.

Und wenn ein Ehepaar nach 20 gemeinsam durchlebten Jahren beteuern kann, sich immer noch „gut leiden" zu können, hat die Sprache einen wunderschönen Aspekt des Leidens trefflich erkannt: Dann und wann auch Leiden im Leben akzeptieren zu können, bedeutet einen Zugewinn an Lebensqualität.

Eine ganz andere Sichtweise wäre es, den Tag als den schönsten eines Lebens zu bewerten, an dem neues Leben entsteht, an dem sich aus zwei zuvor halbierten Chromosomensätzen ein neues Leben bildet. Im Hinblick auf den allen Menschen bevorstehenden Tod hat diese Sichtweise viel für sich. Denn die Weitergabe des Lebens ist die einzige Möglichkeit, den Tod effektiv zu bekämpfen. Und allfällige Veränderungen des neuen Lebens, die sich als umweltverträglicher und damit todesresistenter herauskristallisieren, sind sozusagen noch eine Draufgabe im Sinne Darwins. Denn das Streben nach ständiger Verbesserung ist ein Grundprinzip der Natur.

Andererseits könnte man auch sagen: Wenn man ständig auf einen Höhepunkt des Lebens wartet, muss zwangsläufig der Todestag der schönste Tag des Lebens sein. Und tatsächlich spricht einiges für diese These. Die Todesstunde beendet, was in der Geburtsstunde begonnen worden ist. Die Geburtsstunde ist die Voraussetzung für das Leben mit all seinen Höhen und Tiefen, die Todesstunde ist der Schlusssatz. Das Finale. Der Höhepunkt.

Vielleicht schafft also erst der Tag des Sterbens endlich jene Klarheit und Ruhe, nach der sich Menschen in ihren Wünschen ein Leben lang sehnen. Und vielleicht wird die Todesstunde gerade dadurch zur wertvollsten und schönsten aller Lebensstunden, weil sie befreit. Und weil sie uns im sokratischen Sinn einen Grad von immerwährender Gesundheit gibt, wie ihn die Medizin nicht zu geben vermag.

Ich habe dieses Buch mit der Schilderung einiger sehr persönlicher Begegnungen mit dem Tod eröffnet. An sein Ende möchte ich einen kurzen Text stellen, den ich vor 30 Jahren auf einer alten Underwood-Schreibmaschine geschrieben habe. Er trägt den Titel „Testament" – und hat in seinem Kern bis heute für mich nichts von seiner Gültigkeit verloren:

Testament

Über kurz oder lang,
muss und werde ich,
einmal geboren,
alles, was ich hatte oder erkannte,
im Sterben
dieser Erde wieder anvertrauen
müssen,
ob ich will oder nicht.
Hab und Gut,
so gut wie nichts,
gebe ich ohne Groll dorthin zurück,
von wo ich es entliehen habe.
Alles, was ich nicht hatte oder nicht erkannte,
ist ohnehin,
auf mich wartend,
dort verblieben.
So wird durch mein Ende nur
jenes Gleichgewicht wiederhergestellt werden,
das durch meinen Anfang gestört wurde.

Dr. med. Günther Loewit
Wie viel Medizin überlebt der Mensch?
280 Seiten, € 12.95
HAYMONtaschenbuch 117
ISBN 978-3-85218-917-8

Mehr als 30 Milliarden Euro fließen in Österreich jährlich
in den Gesundheitssektor. Die Ausgaben steigen von Jahr zu
Jahr um 5 % – und doch waren noch nie so viele Menschen
krank wie heute. Scheitert die moderne Medizin an ihren
eigenen Ansprüchen? Macht zu viel Medizin gar krank?
Und wer sind die Nutznießer dieses Systems? Der Arzt und
Schriftsteller Günther Loewit stellt in seinem neuen Buch
unbequeme Fragen. Anhand authentischer Beispiele zeigt er,
wie gefährlich die Spirale von Medikamenten, Operationen,
Diagnosen und Therapien sein kann, warum Tabletten nicht
das Allheilmittel für alle Beschwerden sind – und dass es
manchmal gesünder sein kann, nicht zum Arzt zu gehen.

Dr. med. Günther Loewit
Der ohnmächtige Arzt
Hinter den Kulissen des Gesundheitssystems
208 Seiten, € 9.95
HAYMONtaschenbuch 24
ISBN 978-3-85218-824-9

Mit dem Insiderwissen des erfahrenen Arztes und Kammer-
funktionärs, sensibel, präzise und doch mit polemischer
Schärfe, diagnostiziert Günther Loewit die Krankheiten, an
denen unser Gesundheitssystem leidet, blickt schonungslos
auf die Geschäftemacherei mit der Krankheit, auf die Schika-
nen und Doppelgleisigkeiten des Gesundheitssystems, auf die
zunehmende Wert- und Würdelosigkeit der Ärzte und auf den
verlorengegangenen Respekt des Systems vor der Heilkunst.

www.haymonverlag.at